桂派名老中医·学术卷

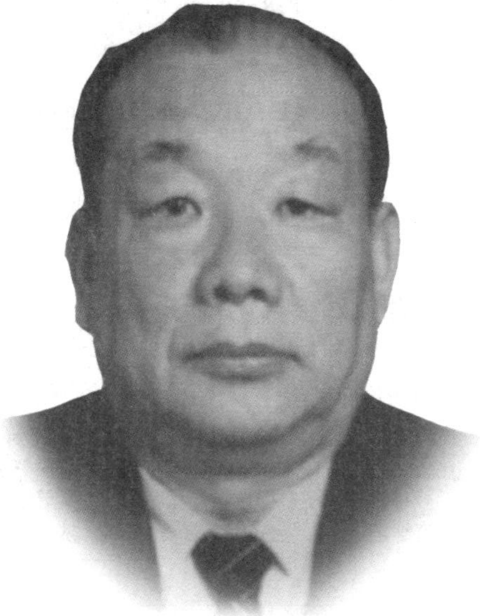

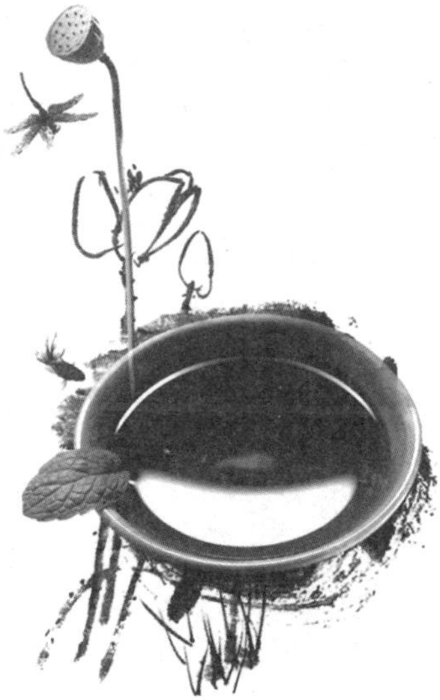

李桂文

李桂文◎主编

中国中医药出版社

·北　京·

图书在版编目（CIP）数据

桂派名老中医．学术卷．李桂文 / 李桂文主编．—北京：
中国中医药出版社，2021.12
ISBN 978 – 7 – 5132 – 5462 – 5

Ⅰ．①桂…　Ⅱ．①李　Ⅲ．①中医临床 – 经验 – 中国 –
现代　Ⅳ．① R2

中国版本图书馆 CIP 数据核字（2018）第 301703 号

融合出版数字化资源服务说明

本书为融合出版物，其增值数字化资源在“医开讲”平台发布。

资源访问说明

扫描右方二维码下载“医开讲 APP”或到“医开讲网站”（网址：www.e-lesson.cn）注册登录，输入封底“序列号”进行账号绑定后即可访问相关数字化资源（注意：序列号只可绑定一个账号，为避免不必要的损失，请您刮开序列号立即进行账号绑定激活）。

中国中医药出版社出版
北京经济技术开发区科创十三街 31 号院二区 8 号楼
邮政编码　100176
传真　010-64405721
保定市西城胶印有限公司印刷
各地新华书店经销

开本 880 × 1230　1/32　印张 10.75　字数 210 千字
2021 年 12 月第 1 版　2021 年 12 月第 1 次印刷
书号　ISBN 978 – 7 – 5132 – 5462 – 5

定价　49.00 元
网址　www.cptcm.com

服务热线　010-64405510　微信服务号　zgzyycbs
购书热线　010-89535836　微商城网址　https://kdt.im/LIdUGr
维权打假　010-64405753　天猫旗舰店网址　https://zgzyycbs.tmall.com

如有印装质量问题请与本社出版部联系（010-64405510）

《桂派名老中医·学术卷》丛书编委会

“广西老中医药民族医药专家宣传工程”
工作委员会

总顾问　李　康

顾　问　李国坚　王　勇　尤剑鹏　梁　远　苏　力
　　　　许亚南

主　任　甘　霖

副主任　朱　华　庞　军

委　员　王　宇　彭跃钢　耿文奎　黎甲文　吕　琳
　　　　吴胜华　项光谋　戴　铭　林　辰　黄贵华
　　　　李敏智　梁　健　周元明　韦浩明　杨嘉珍
　　　　黄　科　陆安权　梁启成　李　方

秘　书　吕　琳　唐红珍　姚　春　唐乾利　刘　畅
　　　　潘　霜　周晓露

桂派名老中医·学术卷

《李桂文》编委会

李　序

广西是我国中医人才辈出、中药资源丰富的省份之一。系统挖掘整理广西地区国家级名老中医经验，是中医药薪火相传、创新发展的源泉，培养后继人才的重要途径，也是中医药教育有广泛现实意义的一项重要工作。

《桂派名老中医·学术卷》是我区自新中国成立以来较为系统的一套汇集所有国家级名老中医学术经验的专辑。这些老一代中医工作者弘扬国医，自信自强，大医精诚，堪为榜样。书中汇集了以“国医大师”班秀文为代表的一批医术精湛、德高望重的名医名家的学术思想与经验，从学术思想、临床经验、医德医风与治学等方面介绍了他们所取得的学术成就，从不同角度反映了他们成长的历程，展现了其对所擅长疾病的真知灼见与临证心得体会。精辟的见解，给人以启迪，足资效法，堪为轨范。本套丛书的出版，有助于激励中医药后继者深入研究和精通中医药学，有助于当代名中医的成长，有利于继承和发扬中医药的特色优势，弘扬广西地方名医学术思想，进一步提高广西中医药地位。我们应当继续深入做好对广西中医药、广西民族医药的发掘和整理提高工作，保存和发扬中医药特色与优势，推动传承与创新，弘扬中医药文化，加强中医药人才队伍的建设，加强中医药科学研究，加快名老中医的经验、学术、技能、文献等抢救工作的步伐，推进中医药理论和实践创新，为促进中医药、民族医药事业作出新的更大的贡献。

广西壮族自治区副主席　李康

2010年12月

王 序

中医药是中华民族的瑰宝，在我国各族人民长期的生产生活实践和与疾病做斗争中逐步形成并不断丰富发展，为中华民族的繁衍昌盛作出了重要贡献，作为中国特色医药卫生体系的重要组成部分，至今仍在维护人民健康中发挥着独特作用。中医药天地一体、天人合一、天地人和、和而不同的思想基础，整体观、系统论、辨证论治的指导原则，以人为本、大医精诚的核心价值，不仅贯穿于中医药对生命、健康和疾病的认知理论与防病治病、养生康复的临床实践，而且深刻地体现了中华民族的认知方式、价值取向和审美情趣，具有超前性和先进性。随着健康观念变化和医学模式转变，中医药越来越显示出其宝贵价值、独特优势和旺盛的生命力。

广西地处岭南，中医药、民族医药资源丰富。历史上，无数医家博极医源，精勤不倦，为中医药和民族医药发展作出了积极贡献。广西广大中医药和民族医药工作者认真继承，加快创新，涌现出一批治学严谨、医德高尚、医术精湛的全国名老中医。为了展示他们的风采，激励后学，广西壮族自治区卫生厅组织编写了《桂派名老中医》丛书，对“国医大师”班秀文等28位全国名老中医做了全面介绍。传记卷记录了名医的成长历程、诊疗实践和医德医风，学术卷展示了他们的学术思想和临证经验。这套丛书的出版，不仅有利于读者学习“桂派名老中医”独到的医技医术和良好的医德医风，也将为促进广西中医药和民族医药的传承创新起到重要作用。

随着党和国家更加重视中医药，广大人民群众更加信赖中医药，国际社会更加关注中医药，中医药事业迎来了良好的发展战略机遇期。衷心希望广大中医药和民族医药工作者抓住机遇，以名老中医为榜样，坚持读经典，跟名师，多临床，有悟性，弘扬大医精诚的医德医风，不断成长进步，为我国中医药事业发展作出新的更大的贡献。

中华人民共和国卫生部副部长
国家中医药管理局局长 王国强

2011 年 1 月

前　言

中医药、民族医药是我国各族人民在几千年生产生活实践和与疾病做斗争中逐步形成并不断丰富发展的医学科学，为中华民族的繁衍昌盛作出了重要贡献，对世界文明进步产生了积极影响。新中国成立特别是改革开放以来，党中央、国务院高度重视中医药工作，中医药事业取得了显著成就。

广西地处祖国南疆，是全国唯一同时沿海、沿边、沿江的省区，是西南地区最便捷的出海大通道。广西中草药资源丰富，中草药品种居全国第二位。广西是壮、汉、瑶、苗、侗、仫佬、毛南、回、京、彝、水、仡佬 12 个民族的世居地，其中壮族是我国人口最多的少数民族。在壮、汉等各民族文化的滋养下，广西独特的区位优势和丰富的药材资源，孕育了“桂派中医”这一独特的中医流派，在全国中医行业独树一帜，在东南亚地区也具有广泛影响。

近年来，在自治区党委、政府的正确领导下，广西中医药、广西民族医药事业蓬勃发展，百家争鸣，百花齐放，名医辈出，涌现了以“国医大师”班秀文为代表的一大批“桂派中医”名家，他们数十年如一日地奋斗在临床、科研、教学一线，以高尚的医德、精湛的医术赢得了广大人民群众的赞誉。“桂派名老中医”是“桂派中医”的代表人物，在长期的医疗实践中，他们逐渐摸索总结出具有广西特色的一整套方法和经验，为广西中医药、民族医药发展作出了独特的贡献。

为弘扬“桂派名老中医”全心全意为人民群众服务的奉献精神，大力营造名医辈出的良好氛围，调动广大中医药、民族医药工作者的积极性，在广西壮族自治区人民政府和国家中医药管理局的大力支持下，广西实施了“国医大师”班秀文等老中医药、民族医药专家宣传工程，《桂派名老中医》丛书就是该工程的成果之一。丛书分为学术卷和传记卷。学术卷在发掘、整理“桂派名老中医”学术思想和临床经验的基础上，筛选出第一批名老专家，将他们数十年的临床体会和经典医案进行系统梳理提炼，旨在全面总结他们的医学成就，为繁荣中医药学术、促进中医药事业发展作出贡献；传记卷由专业作家撰写，主要记录“桂派名老中医”的人生经历和成才轨迹，弘扬他们大医精诚的精神，希望能借此探索中医名家的成长成才规律，为在新形势下构建中医药人才的培养体系提供借鉴。

由于时间紧迫，书中错漏在所难免，恳请读者批评指正。

广西壮族自治区卫生厅

广西壮族自治区中医药管理局

2010 年 12 月

内容提要

本书是《桂派名老中医·学术卷》的一个分册，全面、系统地介绍了国家级名老中医李桂文教授从事中医骨科临床、教学50余年的诊疗经验和学术精华。

全书共分5个部分，第一部分介绍李桂文教授的学术思想；第二部分为专病论治，系统阐述李桂文教授对中医骨科常见疾病的治疗经验；第三部分为诊余漫话，主要介绍李桂文教授在中医骨伤临床、教学过程中的心得体会；第四部分为经验方，介绍李桂文教授治疗骨伤科疾病的经验用方；最后为年谱，简要记述李桂文教授生平重大事件。本书内容丰富，资料翔实，博中有专，有较高的学术研究和收藏价值。

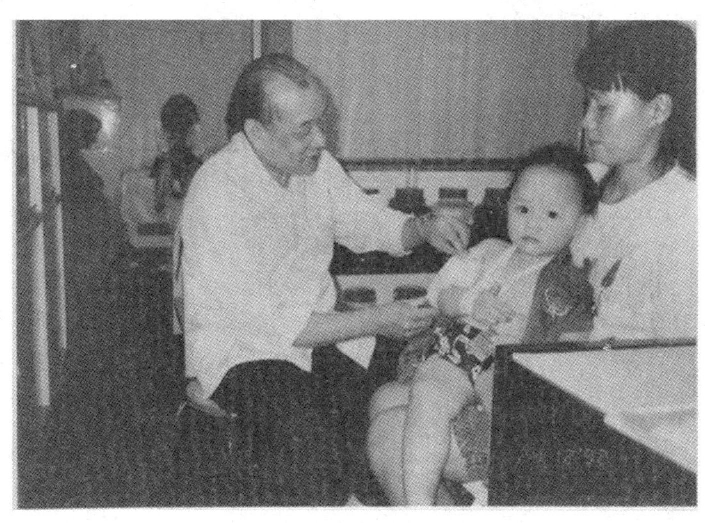

李桂文教授为患儿诊治

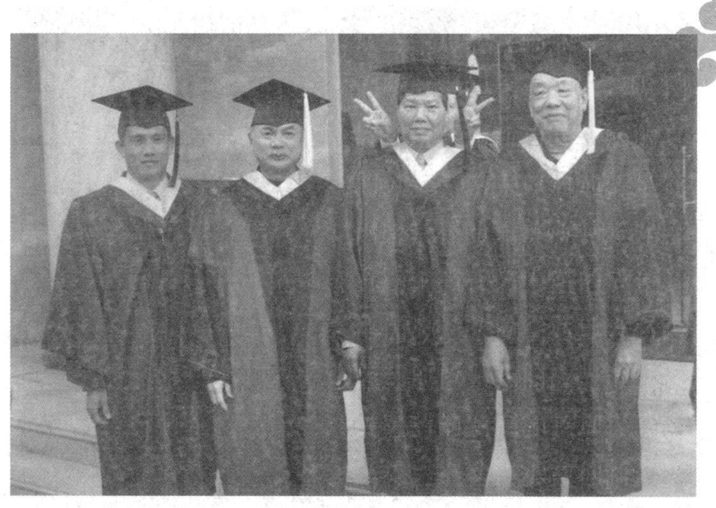

李桂文教授与新加坡硕士毕业生合影

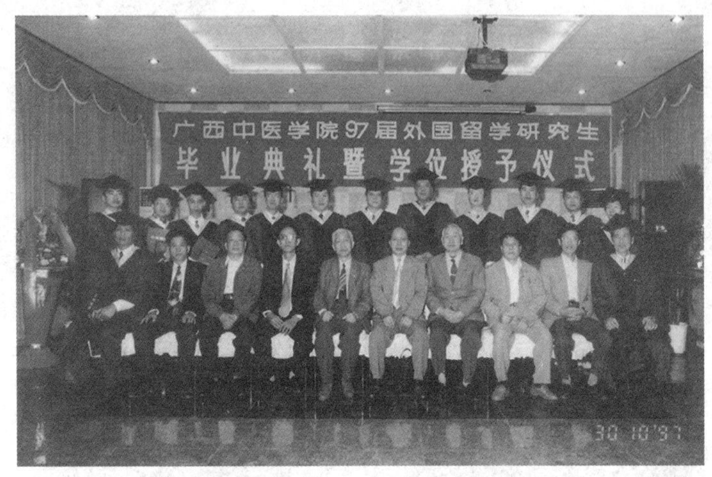

李桂文教授与留学硕士毕业生合影

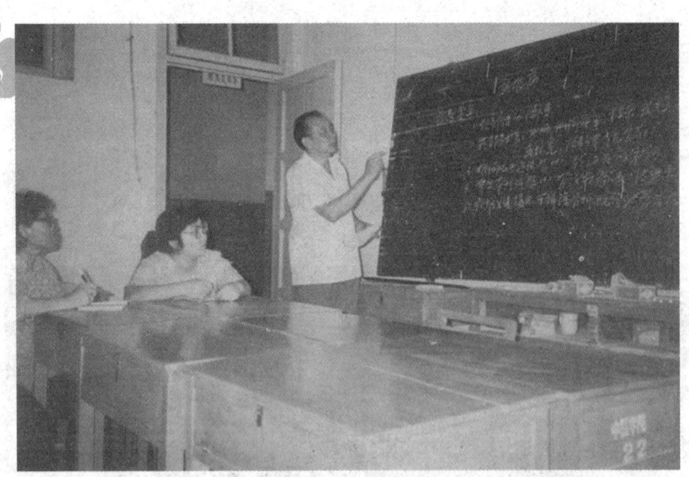

李桂文教授为香港留学生上课

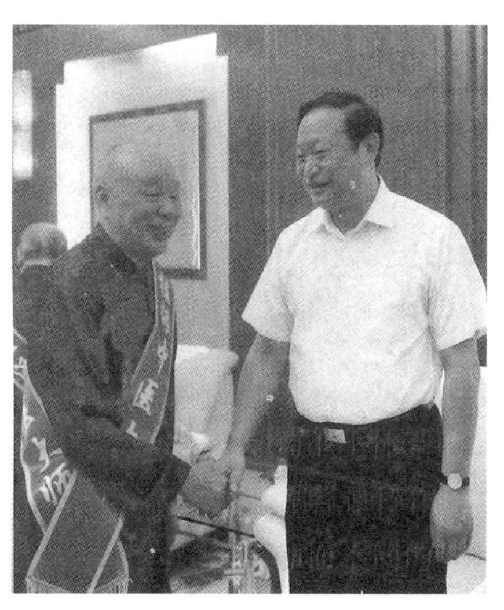

原卫生部副部长、国家中医药管理局局长王国强与李桂文教授合影

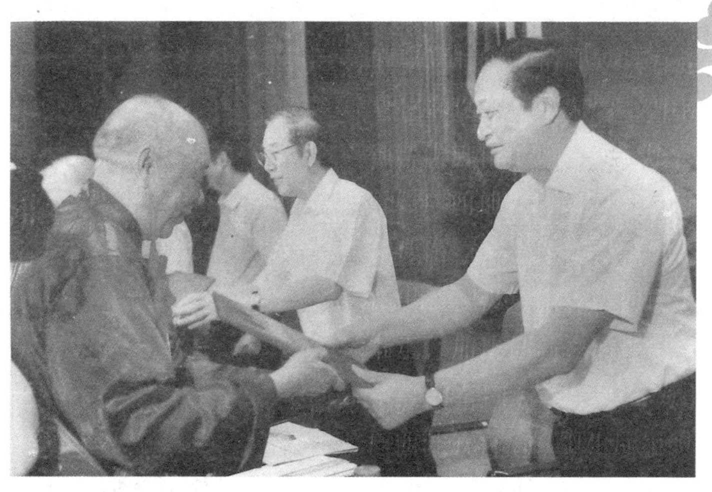

原卫生部副部长、国家中医药管理局局长王国强为李教授颁发“桂派中医大师”证书

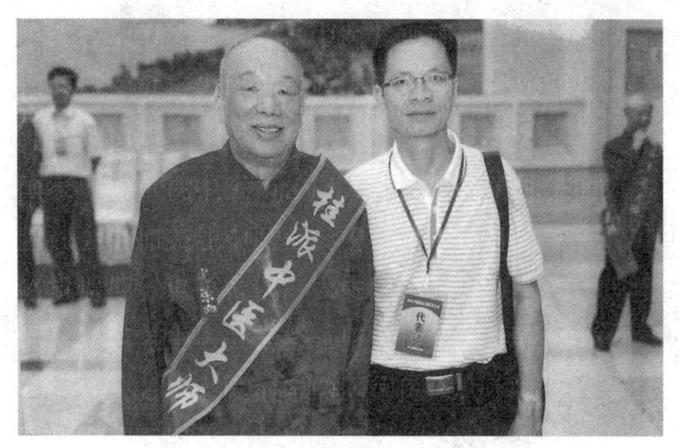

李桂文教授与其学术继承人合影

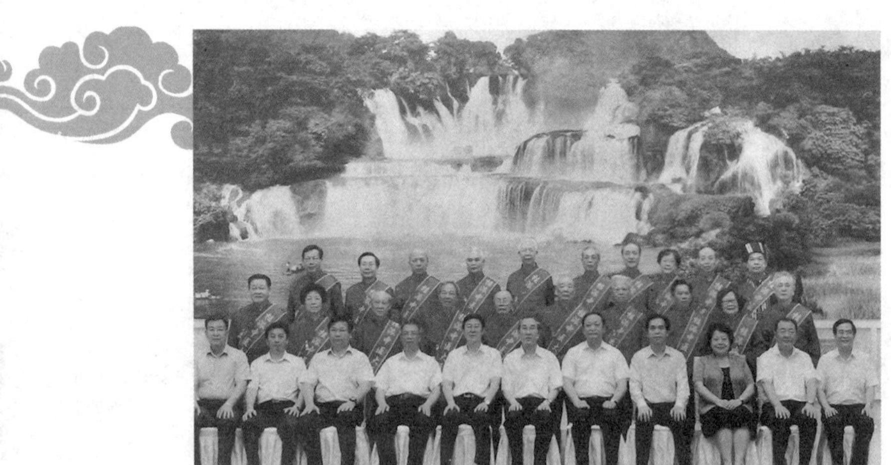

桂派中医大师与广西壮族自治区领导合影

（中间一排右六为李桂文教授）

目 录

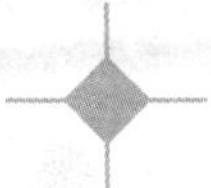

李桂文

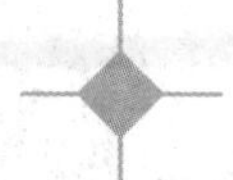

学术思想

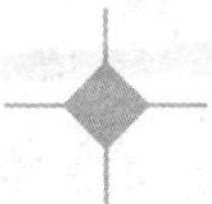

李桂文教授勤于治学，注重实践，学有专长，造诣颇深。他精通典籍，对经典著作及其他临床典籍能融会贯通，对现代各中医门派也相当了解，西医知识亦十分全面。李桂文教授从医50余年，擅长治疗骨科各类疾病，尤为对骨科疑难杂症有深刻研究，并创立了一套有独特疗效的治疗方法。

一、临床多用中西医结合

中医重视整体观念，认为人体是一个有机整体。人体结构互相联系，体内的各个部位亦互相影响。因此，中医在认识疾病的过程中，首先着眼于整体，重视人体某一部位的病变对其他部位的影响，以预测病情的演变及发展。中医诊疗疾病重视“四诊”，经“四诊”合参，进行辨证，再根据“证”进行治疗，则所谓的“辨证论治”。李桂文教授认为，“证”是机体在疾病发展过程中的某一阶段病理变化的本质，因而它比症状更全面，能更深刻、更正确地揭示疾病的本质。但中医对病名的诊断比较抽象、欠清楚，故尚存在一定的局限性。西医诊疗疾病，重视“专科”情况，首先明确诊断，再进行治疗。李桂文教授认为，中医和西医各有长短，中医重视整体观念，西医重视局部病理变化，然而人体结构何等复杂，病种纷纭，病情变化多端，有时单靠中医辨证或西医诊断还远远不够，要把中医辨证和西医诊断有机地结合起来，才可能深化对疾病的认识，使疾病诊断更为全面、准确，治疗更有针对性、全局性。所以，李桂文教授诊疗疾病多用中西医结合方法。确定了病名，则明确诊断，则可抓住辨证纲领，就可以将辨证局限于该病的常见证范围之内。缩小辨证范围，减少辨证盲目性，可使治疗更准确。

二、临床治疗内外并重

内治法主要通过内服药物来调理气血、脏腑、经络等功能以达到治疗目的，外治法是通过局部应用药物、按摩、外固定、手术及功能锻炼来达到治疗目的。李桂文教授认为，骨伤科疾病的病变部位大多在皮肉筋骨，位置表浅局限，常常看得见、摸得着，通过外治法能迅速达到病变部位，故其临床治病内外并重，有时更重视外治法。

三、治病惯用专方专药

中医治病重在辨证论治，而李桂文教授认为，应“从病辨证”，在诊断明确的基础上进行辨证论治，正所谓“欲治病者，必先识病之名……一病必有主方，一病必有主药”。不同疾病有自己的专方专药治疗，这样才能更有针对性、准确性。李桂文教授从医50余载创制的专方专药颇多，如“抗截瘫胶囊”专治截瘫病人，“抗结核胶囊”专治骨关节结核、慢性骨髓炎，“抗风湿酊”专治骨关节痹痛，“跌打膏”专治跌打损伤，“筋骨伤胶囊”及“烫疗药”专治慢性或急性损伤的中后期，“胸骨痹解痛烫”专治肋软骨炎等。这些专方专药均为其所在骨伤科常用的临床协定处方药。

四、治病重在治气治血

李桂文教授认为，骨伤疾病大多以“血瘀”“气滞”为主要病理，急性损伤、慢性劳损均离不开“气滞血瘀”，如

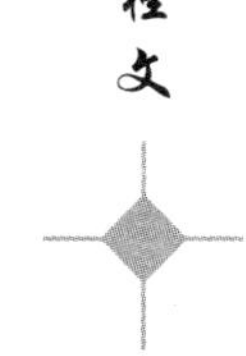

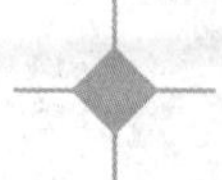

气滞血瘀日久不散，又可造成瘀血凝滞或感风寒湿邪而使筋络粘连挛缩，故其临床治疗多从血从气辨证用药。

五、擅于手法按摩

手法按摩是中医骨伤科治疗的重要组成部分，它应用广泛、效果奇特，常有“立竿见影，手到病除”之效果。目前手法门派颇多，各有特点。李桂文教授从医 50 余年，博取各家之长，结合自己的临床经验，创造出一套包括头、颈、腰及四肢各部位完整的正骨、按摩手法，其手法具有适应证广、步骤分明、方法简单、易于掌握、无创无痛、效果显著等优点。李桂文教授认为，正骨、按摩手法应以无创无痛、无并发症为原则，故其手法按摩主要以理筋为主，以解除痉挛、松解粘连为主要目的。

专病论治

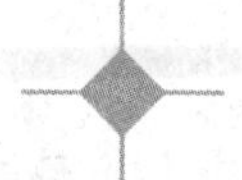

骨伤总论

病　因

损伤的病因就是引起人体损伤发病的原因，或称为损伤的致病因素。损伤的致病因素分为内因和外因。只有对损伤病因了解，才能对损伤的性质和程度做出比较正确的估计，这对损伤的治疗具有重要的指导意义。现将损伤的外因和内因介绍如下。

一、外因

损伤外因是指作用于人体而导致损伤的外界因素，主要指外力伤害，但与外感六淫或邪毒感染等也有着密切的关系。

1. 外力伤害　外力的作用可以引起人体皮肉筋骨的各种损伤，如跌仆、坠堕、撞击、闪挫、扭捩、压轧、负重、刀伤、劳损等所引起的损伤都与外力作用有关。根据外力性质的不同，分为直接暴力、间接暴力、持续劳损和肌肉强烈收缩等4种。

2. 外感六淫或邪毒感染　风、寒、暑、湿、燥、火是自然界六种不同的气候变化，是人体赖以生存的自然条件，但太过或不及则可引起人体发病，称之为“六淫”。外感“六淫”均可致筋骨、关节发生疾患。例如，受风寒湿邪的

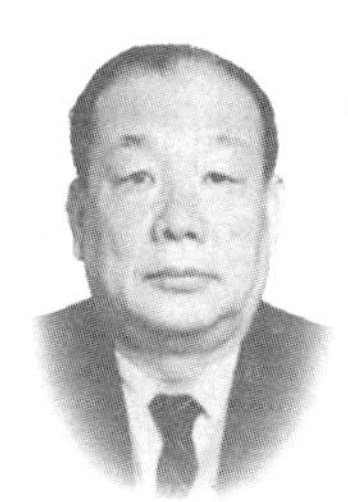

侵袭可出现腰部和四肢关节疼痛或活动不利。《诸病源候论·卒腰痛候》指出："夫劳伤之人，肾气虚损，而肾主腰脚，其经贯肾络脊，风邪乘虚卒入肾经，故卒然而患腰痛。"《仙授理伤续断秘方》说："损后中风，手足痿痹，不能举动，筋骨乖张，挛缩不伸。"说明因风寒湿邪乘虚侵袭，经络阻塞，气机不得宣通，引起肌肉挛缩或松弛无力，而致关节活动不利、肢体功能障碍。外伤后再感染毒邪还可引起局部和全身感染，出现各种变证，如开放性骨折处理不当则可引起化脓性骨髓炎。

二、内因

内因是指人体内部导致损伤的因素。损伤的发生无论是急性损伤还是慢性劳损，内伤还是外伤，主要是由于外力伤害等外在因素所致，但也都与人体不同的内在因素有一定关系。《素问·评热病论》指出："邪之所凑，其气必虚。"而《灵枢·百病始生》说得更为透彻："风雨寒热，不得虚，邪不能独伤人。"又云："此必因虚邪之风，与其身形两虚相得，乃客其形。"一般的外界致病因素是在机体虚弱的情况下才能伤害人体，尤其是外感六淫和邪毒感染病证，或内伤七情病证的发病，而损伤的发病也不例外。因此，我们不仅要重视损伤病证中外因的作用，也要强调内因在发病学上的重要作用。但是，当外来暴力比较大，超越了人体防御力量及耐受力时，外力伤害就成为主要和决定的因素。

伤科疾病的发生，外因是很重要的，但由于内在因素的影响，也使骨伤科病的发病遵循一定的规律，所以内因也与损伤发病直接相关，比如年龄、体质、解剖结构、病

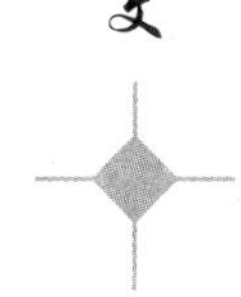

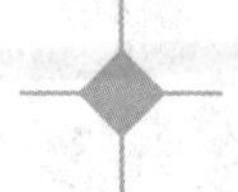

理因素、职业工种等。

损伤的病因比较复杂，往往是内外因素综合的结果。不同的外因，可以引起不同的损伤病患。由于内因的影响，同一外因在不同情况下，损伤的种类、性质与程度又有所不同。损伤疾患的发生，外因固然是重要的，但亦不要忽视机体本身的内因。因此，必须正确理解损伤的外因与内因的辨证关系，才能更深刻地认识损伤疾患的发生和发展，采取相应的防治措施，使损伤的发病率降到最低，并能得到正确的治疗。

病 机

人体是由脏腑、经络、皮肉、筋骨、气血与津液等共同组成的一个整体，人体生命活动主要是脏腑功能的反映，脏腑功能活动的物质基础是气、血、津液。脏腑各有不同的生理功能，通过经络联系全身皮肉筋骨等组织，完成复杂的生命活动。它们之间保持着相对的平衡，互相联系、互相依存、互相制约，在生理活动和病理变化上都有着不可分割的关系。因此，伤病的发生和发展与气血筋骨、脏腑经络都有密切联系。

人体的损伤，有内伤和外损之分。从表面上看，外伤似乎主要是局部皮肉筋骨的损伤，但人体受外力影响而遭受的局部损伤，每能导致脏腑、经络、气血的功能紊乱，从而一系列症状随之而来；亦可由于脏腑不和，由里达表引起经络、气血、津液病变。正如《正体类要·序》说：

"肢体损于外，则气血伤于内，营卫有所不贯，脏腑由之不和。"明确指出外伤与内损、局部与整体之间是相互作用、相互影响的。所以，在整个诊疗过程中，应从整体观点出发，对气血、筋骨、脏腑、经络等之间的病理生理关系综合分析，才能认识损伤本质和病理现象的因果关系。局部与整体的辨证统一是治疗中医骨伤科疾病的原则之一。

损伤用药

整复、固定、功能锻炼、药物治疗是中医骨伤科的4项基本治疗措施。药物治疗分为内服、外用两大类。一般来讲，"外损"偏重于应用手法治疗，辅以药物配合应用，可以减轻疼痛、缩短病程，且避免或减少治疗中各种并发症的发生；"内伤"则以药物治疗为主，特别是内服药，更是不可或缺。

骨伤科主要治疗因外伤而引起的各种"伤筋动骨"疾病，而人体筋骨是靠气血来滋养的。每一种损伤都不是单纯的筋骨损伤，在药物治疗过程中要根据辨证施治的原则，选用适当的方药进行治疗。

一、内服药

一般根据损伤三期辨证用药原则配合"筋骨伤胶囊"（当归25g，苏木25g，乳香8g，没药8g，血竭10g，川续断15g，骨碎补30g，延胡索25g，杜仲30g，陈皮25g，三七30g）内服治疗。

1. 损伤初期（1～2周内）　以"瘀"为主要病机，以"痛"为主要症状，治疗则以"祛瘀止痛"为主，因为

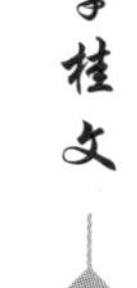

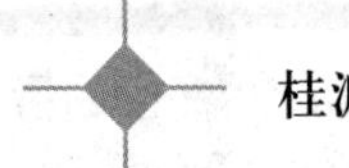

“痛”是由于“瘀”而引起的，故“祛瘀”成为这一阶段的重点。无论是骨折、脱位还是比较严重的软组织损伤，中药内服都是必要的。通过药物治疗能迅速达到祛瘀、消肿、活血、止痛的目的。根据损伤的部位、轻重、伤者的体质等，临床上要灵活应用不同药物。四肢损伤瘀血作痛者，用桃红四物汤，上肢加桂枝、姜黄；下肢加牛膝、五灵脂、独活、杜仲、木香、三七。背部损伤肿痛用桃红四物汤，加木香、五灵脂、桔梗、羌活。胸部损伤用桃红四物汤，加木香、枳壳、五灵脂、桔梗开胸行气，气行则血行；若有咳嗽、胸痛、痰中带血等肺络损伤表现者，应加凉血止血、行气止咳药物，如仙鹤草、枳壳、杏仁等；腹部损伤用桃红四物汤，加木香、枳壳行气止痛；腰部损伤用当归头、牛膝、川续断、杜仲、独活、狗脊。

2. 损伤中期（3~6周）　随着瘀血的消散，疼痛逐渐减轻，瘀血渐去则新血渐生，活血破瘀的药要适当减少，这时当以“活血生新、调营养卫”为治疗方针，在活血化瘀的同时加补益气血的药物，如当归、熟地黄、黄芪、何首乌、鹿角胶等；或加强筋健骨药物，如续断、补骨脂、骨碎补、煅狗骨等。血虚者可配合生血补髓药，气虚者可配合和营养卫汤，气血两虚者可配合补气养血汤，年老体弱者可服用补肾养血。

3. 损伤后期（7周后）　局部肿胀已消退，疼痛明显减轻。由于气血亏虚，损伤的筋骨尚未完全修复，肢体还不能完全恢复活动功能，需养气血、补肝肾、强筋骨的药物治疗。代表方有八珍汤，健步虎潜汤（龟板胶、鹿角胶、狗骨代虎

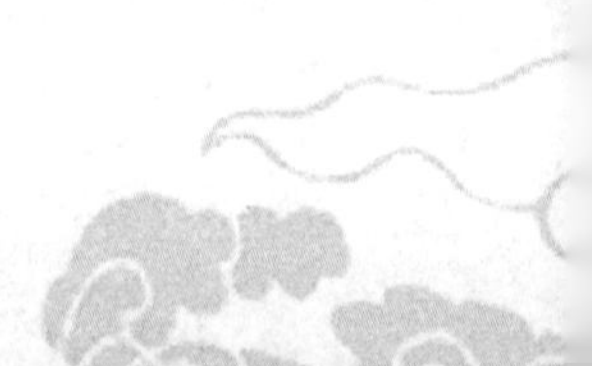

骨、首乌、川牛膝、杜仲、锁阳、当归、熟地黄、威灵仙、黄柏、人参、羌活、白芍、附子），壮筋续骨汤（当归、川芎、白芍、熟地黄、杜仲、川续断、五加皮、骨碎补、桂枝、三七、黄芪、补骨脂、菟丝子、党参、木瓜、刘寄奴、土鳖虫）等。中老年患者在损伤后期多肝肾亏损、气血虚弱，血不荣筋则易并发肩关节周围炎，内服可选用六味地黄汤加减。对于婴幼儿骨折，因其骨折愈合迅速，一般不需服用药物。

总之，损伤内服药，早期活血祛瘀止痛为主，中期和营止痛为主，早中期可以配合“筋骨伤胶囊”内服，后期以补气血、补肝肾为主，临床当灵活应用。

二、外用药

损伤早期瘀、肿、痛明显，应活血消肿止痛，比较轻的外伤或比较表浅的部位用十一方酒外擦；损伤比较深、比较重，用跌打膏外敷；中后期肿痛消退，关节强硬，活动不利，用舒筋活络、祛风散寒的汤疗药热敷，中药熏洗或抗风湿酊外擦。

骨　折

锁骨骨折

锁骨为两个弯曲的长骨，位于胸部前上方，内侧端接胸骨柄，构成胸锁关节。外侧端连接肩峰，构成肩锁关节。

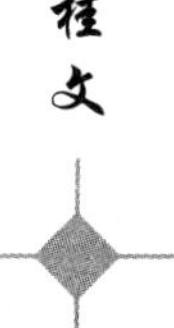

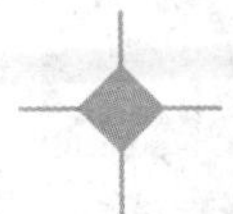

它是肩胛带与躯干的唯一骨性联系，为肩部活动结构的重要组成部分。锁骨呈横“S”形状，位于皮下，外侧端1/3突出向背侧，且有三角肌和斜方肌附着；内侧端突出向前侧，有胸锁乳突肌和胸大肌附着。由于其解剖上的弯曲形态，以及各部位横切面的不同形态，故中、外1/3交接处就形成应力上的弱点而容易发生骨折。

【病因病机】

锁骨骨折多为间接暴力所致，直接暴力损伤较少见。患者跌倒时，手掌或肩部外侧着地，向上传导的间接暴力经肩锁关节传至锁骨，并与身体向下的重力交会于锁骨的应力点，形成剪力而造成锁骨骨折。成人以斜形或粉碎性骨折为多，骨折端除有重叠移位外，内侧端因胸锁乳突肌的牵拉向后上方移位，外侧段则由于胸大肌的牵拉而向前下方移位。幼儿骨质柔嫩而富有韧性，多发生青枝骨折，骨折后骨膜仍保持联系，骨折端往往向上成角。直接暴力损伤多发生在成人，骨折呈横断形或粉碎性。骨折有严重移位者可合并锁骨下动静脉及臂丛神经损伤。

【诊断要点】

1. 病史　有明显的外伤史。

2. 临床表现　局部肿胀疼痛，肩关节活动受限。锁骨上下窝变浅或消失，甚至有皮下瘀斑，若有骨折移位时，断端部位常有隆起。由于骨折重叠移位，患者肩部变窄，肩内收向下倾斜。为缓解疼痛，患者常以健手托起患肢肘

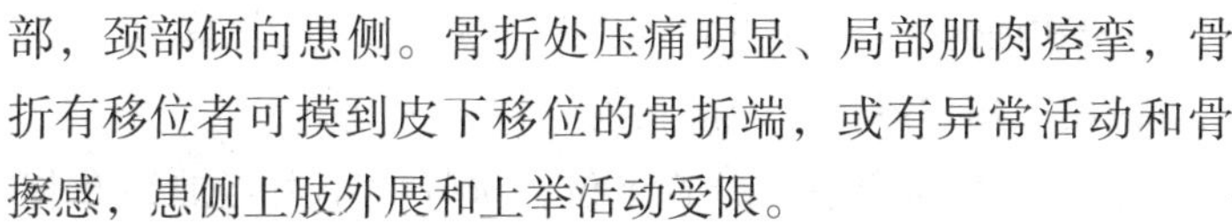

部，颈部倾向患侧。骨折处压痛明显、局部肌肉痉挛，骨折有移位者可摸到皮下移位的骨折端，或有异常活动和骨擦感，患侧上肢外展和上举活动受限。

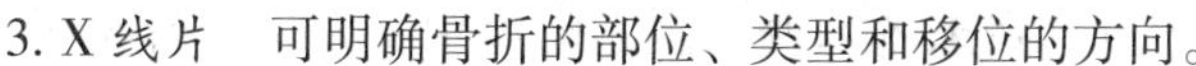

3. X线片　可明确骨折的部位、类型和移位的方向。

【治疗】

锁骨骨折的治疗方法较多，应根据骨折类型、年龄、体质等具体情况采取不同的治疗方法。

一、三角巾悬吊固定

适用于儿童青枝骨折、无明显移位骨折或年老体弱的患者，固定时间一般为3～5周。

二、手法整复外固定

适用于有移位骨折的患者。

1. 整复方法　患者坐于凳上，挺胸，双肩臂外展，双手叉腰。助手站于患者背后，膝部顶住患者背部两肩胛骨之间，双手握患者两肩外侧，向背后徐徐牵拉，使患者肩部极度后伸，以矫正骨折端重叠移位。术者以两手分别捏住骨折近、远端，用捺正手法矫正侧方移位。

在整复过程中应注意：①切忌使用粗暴手法；②切忌反复手法推按，无需强调解剖对位；③对粉碎性骨折严禁反复手法整复；④整复时，注意观察患者情况，防止发生意外，尤其是老年体弱患者。

2. 固定方法

（1）8字绷带固定法：患者坐位，两腋下各置棉垫，用绷带从患侧肩后经腋下绕过肩前上方，横过背部，绕对侧

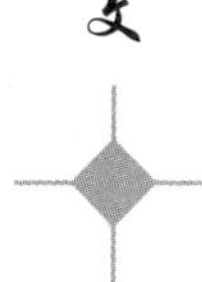

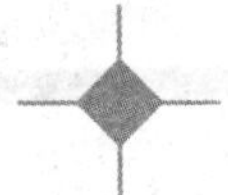

腋下，经肩前上方，绕过背部至患侧腋下，包绕12层。包扎后，用三角巾悬吊患肢于胸前。

（2）双圈固定法：患者坐位，选择大小适当的纱布棉圈，分别套在患者的两肩上，胸前用布条平锁骨系于双圈上，然后在背后拉紧双圈，迫使两肩后伸，用布条分别在两圈的上下方系牢，最后在患侧腋窝部的圈外再加缠棉垫1~2个，加大肩外展，利用肩下垂之力维持骨折对位。

固定后应注意：①观察有无血管、神经压迫症状，如出现桡动脉搏动减弱、手麻、疼痛加剧，均说明固定过紧，应适当放松至解除症状为止。②对有重叠移位的骨折，经整复固定4周，达临床愈合后方可解除固定。

三、药物治疗

早期局部肿痛明显，治以活血祛瘀、消肿止痛，用桃红四物汤加桂枝、姜黄，水煎内服，每日1剂；筋骨伤胶囊，2粒口服，每日3次。

中期随着瘀血的消散，疼痛逐渐减轻，瘀血渐去则新血渐生，活血破瘀的药物要适当减少，在活血化瘀的同时加补益气血的药物，药用桃红四物汤去桃仁，加当归、熟地黄、黄芪、何首乌、鹿角胶等；或加强筋健骨药物，如续断、补骨脂、骨碎补、煅狗骨等。血虚者可配合生血补髓药，气虚者可配合和营养卫汤，气血两虚者可配合补气养血汤，年老体弱者可服用补肾养血汤。中药水煎内服，每日1剂；筋骨伤胶囊，2粒口服，每日3次。

损伤后期局部肿胀已消退，疼痛明显减轻。由于气血亏虚，损伤的筋骨尚未完全修复，肢体还不能完全恢复活动功能，需养气血、补肝肾、强筋骨的药物治疗。中年以上患者，后期多气血虚弱，血不荣筋，肝肾亏损，且易并发肩关节周围炎，内服可选用六味地黄汤加减；对于儿童骨折，因其骨折愈合迅速，一般不需服用药物。

中药外用：早中期局部跌打膏外敷，每两天更换 1 次，如局部皮肤过敏则停止外用药。解除固定后可用烫疗药敷肩部，用十一方药酒或抗风湿酊外擦肩部以舒筋骨活动、通络止痛。

四、功能锻炼

初期可做手指、腕、肘关节的屈伸活动和用力握拳活动，以促进气血运行、消肿止痛。中期逐渐做肩部功能锻炼活动，如耸肩活动和肩部后伸的扩胸活动。后期拆除固定之后，可逐渐做肩关节的各方向活动，重点是肩外展和旋转活动，防止肩关节因固定时间过长而并发肩关节周围炎。

【体会】

锁骨骨折一般不难诊断，但对于婴幼儿患者，由于病史陈述不清或皮下脂肪丰厚，局部很难发现有明显畸形，特别是青枝骨折，临床容易漏诊。所以，对婴幼儿患者应仔细观察上肢的活动情况，若某一上肢不敢活动，或者被动活动某一上肢而引起患儿哭闹时，应考虑是否有锁骨骨折的可能，同时还应详细了解患儿是否有外伤史。除此之外，锁骨外 1/3 骨折，常被局部挫伤的症状所掩盖，容易发生误诊。所以，肩部明显外伤的患者应常规做 X 线片检查。

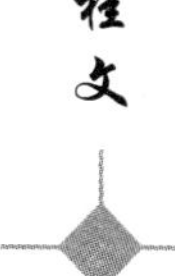

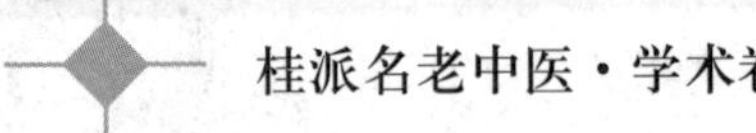

锁骨骨折合并锁骨下动、静脉及神经损伤临床极少见，但手法复位过程中易造成此类损伤，特别是粉碎性骨折，建议不做手法复位。

锁骨骨折绝大多数可用非手术方法治疗。幼儿无移位骨折或青枝骨折，均不需要手法复位，给予适当固定以限制活动即可达到治疗目的。对于儿童或成人骨折有重叠移位或成角畸形者，则应予手法整复及固定。又因骨折端轻度移位，以后对上肢功能妨碍不大，故不必强求解剖复位。对于粉碎性骨折，若用力按压骨折片，不但难以将垂直的骨折碎片复平，反而有可能造成锁骨下动、静脉或臂丛神经的损伤，故忌用按压手法。垂直的骨碎片一般不会影响量折愈合，在骨折愈合过程中，随着骨痂的生长，这些骨碎片可逐渐被新生骨痂所包裹，愈合后骨折局部仅形成一隆起，一般不会引起骨折部位疼痛或不适，更不会影响肩部及上肢功能。但是，也有少数患者可因垂直骨碎片未能被骨痂包裹而形成骨刺，或骨折畸形愈合导致骨折端突出，可采用手术修正。李桂文教授从事多年临床，治疗锁骨骨折患者无数，未曾有骨不愈合及功能障碍者。

只有极少数的病例需要早期手术治疗，当尖锐的骨折碎片刺伤锁骨下动、静脉或臂丛神经，或有穿破皮肤的危险时，可考虑手术治疗。

目前对于锁骨骨折的治疗，多数学者主张手法整复，力争解决重叠移位，寻求可靠固定。手法复位不难，但目前没有可靠的外固定方法，传统的双圈固定、8 字固定或石膏外固定容易松动，患者较难以接受。手术切开复位内固定的对位良好可靠，但易发生骨延迟愈合或骨不愈合。所以，寻找一种简单可靠的外定方法是锁骨骨治疗中的一个难题。为了防止外固定松动发生骨折端再移位，李桂文教授认为，除了经常检查固定外，患者夜间要平睡板床，垫高背部使肩部后伸，如此坚持2～3周效果较好。

【典型病例】

案1：黄某，男，26岁，住南宁市友爱路76号，1986年5月6日下午6点就诊。

主诉：跌伤致左肩部肿痛关节活动明显受限1小时。

患者因从自行车上跌下，左肩部着地即觉左肩部疼痛、活动障碍而来我院急诊。无左手手指麻木及其他部位疼痛等症状。

体检：一般情况好，以右手扶左肘部，左侧锁骨处肿胀、皮下瘀血，局部压痛明显，左肩关节活动明显受限。左手活动、血运、皮肤感觉正常。

X线片：左锁骨中外1/3骨折，近端向上移位，远端向下移位，骨折端重叠移位。

诊断：左锁骨骨折。

治疗过程：患者取坐位，血肿内麻醉。然后，患者坐于凳上，挺胸，双肩臂外展，双手叉腰。助手站于患者背后，膝部顶住患者背部两肩胛骨之间，双手握患者两肩外侧，向背后徐徐牵拉，使患者肩部极度后伸，以矫正骨折端重叠移位。术者以两手分别捏住骨折近、远端，用捺正手法矫正侧方移位。手法整复后，双圈固定，左前臂用三

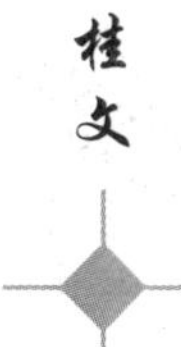

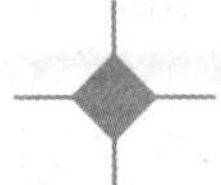

角巾胸前悬吊固定，局部外敷跌打膏。整复后当天复查X线片示骨折重叠移位纠正，骨折端基本对位。之后3天、7天、2周、1个月定期复X线片，骨折无明显再移位；6周后骨折临床愈合，拆除外固定，逐步进行肩关节活动；2个月后肩关节活动正常；3个月后骨折骨性愈合。

药物治疗：损伤早期左肩肿痛明显，用桃仁、红花、当归、赤芍、桂枝、姜黄，水煎内服，每日1剂；筋骨伤胶囊2粒，口服，每日3次。1周后，局部肿痛明显减轻，用桃红四物汤去桃仁，加桂枝、姜黄、续断、补骨脂、黄芪，水煎服，每日1剂；筋骨伤胶囊2粒，口服，每日3次。6周后，骨折临床愈合，停止药物内服。骨折整复固定后，跌打膏外敷，每2天换药1次。2周后局部肿痛消失，停止外敷药，骨折临床愈合后用烫疗药热敷左肩部。2个月后左肩关节活动功能正常，停用外用药。

按语：本病人年轻，骨组织坚硬，无粉碎性骨折，故骨折整复后相对稳定，外固定比较牢靠，配合中药内服外用，使局部肿痛较快消失，骨折愈合良好。

案2：李某，男，3岁，住南宁市中华路35号，1996年6月12日下午3点就诊。

主诉：跌伤后右肩疼痛、功能障碍5小时。

患儿母代诉，今天上午10点患儿奔跑中跌倒，后哭闹诉右肩部疼痛，不敢活动右肩关节。一直无昏迷、呕吐。

体检：一般情况好，患儿哭闹，右肩内侧锁骨处肿胀、压痛明显，右肩关节活动障碍。

X线片：右侧锁骨青枝骨折，骨折端向上成角移位。

诊断：右锁骨青枝骨折。

治疗过程：骨折处按压复位，三角巾悬吊。2 周后患儿自行拆除三角巾，自由活动。1 个月后复查 X 线片骨折线消失。

按语：患儿年幼，骨质松软，多为青枝骨折，复位不难，复位亦不易再移位，故用三角巾悬吊固定即可。儿童锁骨骨折，因其骨质塑型能力强，故复位要求不高，骨折愈合后外观、功能影响不大。

肱骨外科颈骨折

肱骨外科颈为肱骨上端松质骨与肱骨干的交界处，无肌肉附着，是力学上的薄弱点，易发生骨折。肱骨外科颈内侧有腋神经向后进入三角肌内，臂丛神经、腋动脉、腋静脉经过腋窝，故骨折移位严重时可合并神经血管损伤。肱骨外科颈骨折是肩部常见骨折之一，好发于老年人。若处理不当，可直接影响肩关节功能。

【病因病机】

肱骨外科颈骨折多为间接暴力所致，直接暴力损伤者较少见。多为患者跌伤后，由上臂外展、内收或直接撞击而造成的。根据损伤机理和骨折移位情况，临床上分为以下 4 种类型。

1. 无移位骨折　包括裂缝骨折、无移位嵌插骨折。外伤暴力较轻时多见。

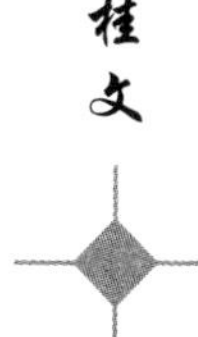

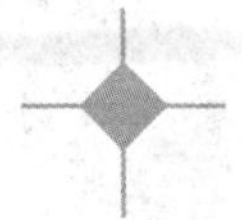

2. 外展型骨折　上臂在外展位受伤，骨折处形成向内成角畸形或向内、向前成角畸形，常伴有大结节撕脱骨折。

3. 内收型骨折　跌倒时，患肢处于内收位，躯干向外侧倾斜，手掌或肘部着地。暴力沿上肢纵轴向肩部冲击，加以肌肉的牵拉，致骨折呈内收型骨折。骨折处形成向外成角畸形，或向外、向前成角畸形。

4. 合并肩关节脱位　一般为外展外旋传达暴力所致。患肢在外展外旋位受的暴力严重，除引起外展型嵌插骨折外，若外力继续作用于肱骨头，可使肱骨头冲破关节囊向前下方移位而造成肩关节前脱位。

【诊断要点】

1. 病史　有明显的外伤史。

2. 临床表现　伤后肩部剧烈疼痛，肩关节活动障碍，注意有无上肢麻痛及肢端血运障碍；肩部肿胀明显，上臂内侧可见瘀斑，局部有形压痛和纵向叩击痛。非嵌插骨折可出现畸形、骨擦音和异常活动。

3. X 线片　X 线正位片可明确骨折类型及移位情况。

【治疗】

无移位的裂缝骨折或嵌插骨折不需整复，仅用三角巾悬吊伤肢于胸前 2 周即可。骨折移位较大的则行骨折手法整复、固定。

一、手法整复

患者坐位或仰卧位，一助手用布带绕过患侧腋窝向上

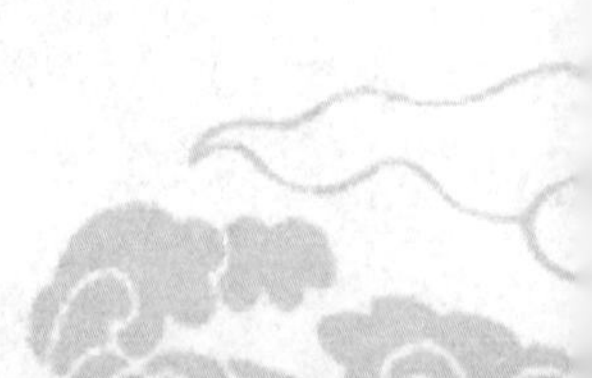

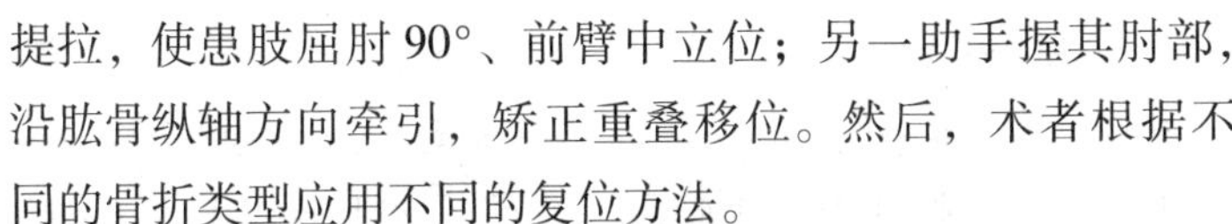

提拉，使患肢屈肘90°、前臂中立位；另一助手握其肘部，沿肱骨纵轴方向牵引，矫正重叠移位。然后，术者根据不同的骨折类型应用不同的复位方法。

1. 外展型骨折　术者双手握骨折部，两拇指按于骨折近端的外侧，其余各指抱骨折远端的内侧向外捺正，助手同时在牵引下内收上臂即可复位。

2. 内收型骨折　术者两拇指按压骨折部向内侧推，其余各指使骨折远端外展，助手在牵引下使上臂外展即可复位。若有向前成角畸形，应做进一步矫正：术者双手拇指置于骨折部的前侧向后按压，其余各指环抱骨折远端后侧略向前移，助手在牵引下徐徐向上抬举上臂，以矫正向前成角畸形。

3. 合并肩关节脱位　助手轻力拔伸，术者两拇指分别从患者腋部的前、后侧伸向腋窝，向上、向后、向外顶住肱骨头的前、下缘，其余各指按住肩峰处作为支点，或由另一助手按压固定肩峰。术者两拇指用力推顶肱骨头的同时，助手在原外展位上将患肢做顺、逆方向捻转法加摇晃法等活动，并逐渐内收患肢，术者可感觉到有肱骨头进入关节盂的复位感。术者再从腋下确认骨折对位情况，用捺正法整复侧方移位。因为在拔伸时，位于骨折端之间的肱二头肌短头、喙肱肌及破裂的关节囊呈紧张状态，闭合了脱位的通路，使脱位的肱骨头无法纳入关节内，故拔伸力量需适度。

二、固定方法

采用上臂超关节夹板固定，夹板共4块。其中长夹板3

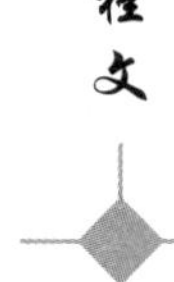

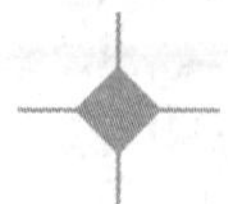

块，放置于上臂前、后、外侧，下达肘部，上端超过肩部，夹板可在上端钻小孔系一布带（一般有现成夹板）；短夹板1块，放于上臂内侧，由腋窝下达肱骨内上髁以上，上端呈蘑菇头状。固定时，在助手维持牵引下，术者捏住骨折部保持复位后位置，并将棉垫放于骨折部的周围。夹板固定时间4～5周，骨折临床愈合后拆除。如内收型骨折比较严重可用外展支架固定，将肩关节固定于外展前屈位。

三、术后处理及功能锻炼

复位固定后定期复查X线片保证骨折复位满意；早期做手指抓伸活动，腕关节背伸掌屈、内收外展活动，肘关节伸屈活动。早期运动力量较小，中期随着肿胀消退，疼痛减轻，可继续做上述各式动作，但运动量应逐渐加大。骨折临床愈合后，练习肩肘屈伸，健患两侧上肢同时做肩关节前屈、肘关节伸直运动，或用健手托起患手，同时上举。但骨折后2～3周内，外展型应限制肩关节的外展活动，内收型应限制肩关节内收活动。

四、药物治疗

早期局部肿痛明显，治以活血祛瘀、消肿止痛，用桃红四物汤加桂枝、姜黄，水煎内服，每日1剂；筋骨伤胶囊，2粒口服，每日3次。

中期随着瘀血的消散，疼痛逐渐减轻，瘀血渐去则新血渐生，活血破瘀的药物要适当减少，在活血化瘀的同时加补益气血的药物，药用桃红四物汤去桃仁，加当归、熟地黄、黄芪、何首乌、鹿角胶等；或加强筋健骨药物，如续断、补骨脂、骨碎补、煅狗骨等。血虚者可配合生血补

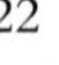

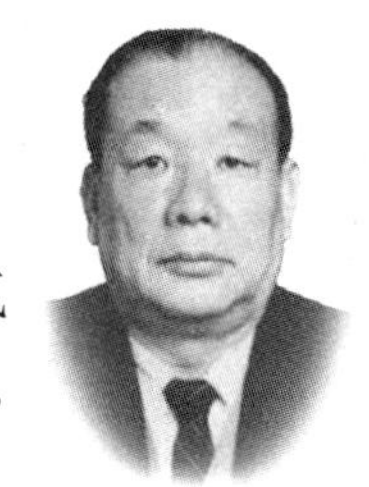

髓药，气虚者可配合和营养卫汤，气血两虚者可配合补气养血汤，年老体弱者可服用补肾养血汤。中药水煎内服，每日 1 剂；筋骨伤胶囊，2 粒口服，每日 3 次。

损伤后期局部肿胀已消退，疼痛明显减轻。由于气血亏虚，损伤的筋骨尚未完全修复，肢体还不能完全恢复活动功能，需养气血、补肝肾、强筋骨的药物治疗。中年以上患者，后期多气血虚弱，血不荣筋，肝肾亏损，且易并发肩关节周围炎，内服可选用六味地黄汤加减。对于儿童骨折，因其骨折愈合迅速，一般不需服用药物。

中药外用：早中期局部跌打膏外敷，每两天更换 1 次，如局部皮肤过敏则停止外用药。解除固定后可用烫疗药敷肩部，用十一方药酒或抗风湿酊外擦肩部以舒筋骨活动、通络止痛。

【体会】

肱骨外科颈骨折的诊断不难，但要注意早期是否合并有神经或血管损伤或合并肩关节脱位，这两种合并症治疗难度大。

肱骨外科颈骨折是接近关节的骨折，关节周围肌肉比较发达，加之肿胀明显，较难触摸到骨折近端，骨折近端的骨肱骨头活动性较大，故复位侧方移位较困难，一般用远端移向近端复位成功机会较大。合并肩关节脱位的肱骨外科颈骨折，必须先整复脱位，而且不能用单人手牵足蹬法，不然容易造成肱骨头游离脱位而不能复位。

绝大多数肱骨外科颈骨折都可以经手法复位、上臂超

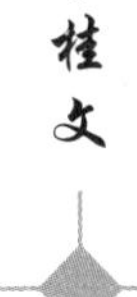

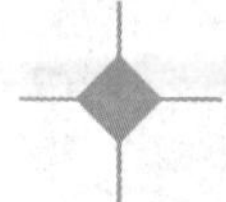

肩小夹板固定等非手术方法治愈。即使骨折复位不够满意，尤其是老年人，不要强求复位效果，因肩关节活动范围大、代偿能力强，若能注意早期恰当进行功能锻炼，效果亦满意。但青壮年陈旧性骨折，或未经手法复位，或手法复位不成功，严重影响肩关节活动功能者，应考虑手术治疗。

【典型病例】

案1：祁某，男，76岁，住新阳路21号，1984年9月5日就诊。

主诉：平地滑跌后右肩部疼痛、功能障碍3小时。

患者不慎平地滑倒，右手着地即觉右肩部剧痛、活动障碍，由家人陪送到我院急诊，以右肱骨外科颈骨折收住我科。一直无昏迷、头痛、呕吐等症状。

查体：扶入院，神志清楚，痛苦面容。右肩部肿胀、压痛明显，右肩关节活动障碍。患肢端血运、皮肤感觉、活动正常。

X线片：右肱骨外科颈骨折，骨折远端向内向后移位、成角。

诊断：右肱骨外科颈骨折外展型。

治疗过程：入院后在臂丛麻醉下行肱骨骨折复位。患者取仰卧位，一助手用布带绕过患侧腋窝向上提拉，使患肢屈肘90°、前臂中立位。另一助手握其肘部，沿肱骨纵轴方向牵引，矫正重叠移位。术者双手握骨折部，两拇指按于骨折近端的外侧，其余各指抱骨折远端的内侧向外扶正，助手同时在牵引下内收上臂复位。C臂X光机透视下复位满意后，夹板外固定（超肩关节夹板）、前臂三角巾胸前悬吊。整复后当天复查X线片示骨折重叠移位纠正，骨折端基本对位。之后3天、7天、2周、1个月定期复查X线片，骨折无明显再移位。6周后骨折临床愈合，拆除外固定，逐步进行肩关节活动。2个月后肩关节活动正常，3个月后骨折骨性愈合。

药物治疗：损伤早期左肩肿痛明显，药用桃仁、红花、当归、赤芍、桂枝、姜黄，水煎内服，每日1剂；筋骨伤胶囊2粒，每日3次，口服。1周后局部肿痛明显减轻，用桃红四物汤去桃仁，加桂枝、姜黄、续断、补骨脂，水煎服，每日1剂；筋骨伤胶囊2粒口服，每日3次。6周后，骨折临床愈合，停止药物内服。骨折整复固定后，跌打膏外敷，每2天换药1次。2周后局部肿痛消失，停止外敷药，骨折临床愈合后用烫疗药热敷左肩部。3个月后左肩关节活动功能正常，停用外用药。

按语：患者年老体弱，骨质疏松，极易发生肱骨外科颈骨折。本病例骨折对位虽然欠佳，但考虑到肩关节活动度较大，重复整复会加重肩部损伤，而不强求骨折复位，治疗效果亦较满意。说明对于肱骨外科颈骨折，主要对线可即对治疗效果影响不大，特别是老年人并不一定强求复位以免加重损伤反而影响治疗效果。

案2：滕某，女，38岁，住南宁市郊区五塘镇，1992年4月5日下午7点就诊。

主诉：跌伤后左肩关节肿痛、功能障碍12小时。

患者今上午7点不慎从自行车上跌下，左肩膀部着地即

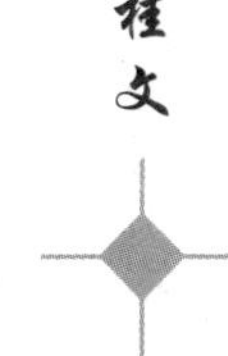

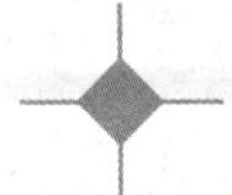

觉剧痛、活动功能障碍，到五塘卫生院就诊。经X线片等检查诊断为“左肱骨外科颈骨折”，给予三角巾悬吊、止痛等处理后转我院治疗。

体检：一般情况好，痛苦面容，左上肢三角巾悬吊，左肩部肿胀、皮下瘀血，压痛明显，左肩关节活动功能障碍。左手活动、皮肤感觉、血运正常。

X线片：左肱骨外科颈骨折，骨折远端向前内侧移位。

诊断：左肱骨外科颈骨折。

治疗过程：入院后常规检查等处理后，在臂丛麻醉下行手法整复。患者取仰卧位，一助手用布带绕过腋窝向上提拉，使患肢屈肘90°、前臂中立位；另一助手握其肘部，沿肱骨纵轴方向牵引，矫正重叠移位。术者双手握骨折部，两拇指按于骨折近端的外侧，即肩峰下方，其余各指抱骨折远端的内侧向外端挤、向后推拉，助手同时在牵引下内收上臂复位。C臂X光机透视下复位满意后，夹板外固定（超肩关节夹板）、前臂三角巾胸前悬吊。

药物治疗：损伤早期左肩肿痛明显，药用桃仁、红花、当归、赤芍、桂枝、姜黄，水煎内服，每日1剂；筋骨伤胶囊2粒，每日3次，口服。1周后局部肿痛明显减轻，用桃红四物汤去桃仁，加桂枝、姜黄、续断、补骨脂、黄芪，水煎服，每日1剂；筋骨伤胶囊2粒口服，每日3次。6周后，骨折临床愈合，停止药物内服。骨折整复固定后，跌打膏外敷，每2天换药1次；3周后局部肿痛消失，停止外敷。骨折临床愈合后，用烫疗药热敷左肩部，3个月后左肩关节活动功能正常，停用外用药。

整复后当天复查 X 线片示骨折重叠移位纠正，骨折端基本对位。之后 3 天、7 天、2 周、1 个月定期复 X 线片，骨折无明显再移位。6 周后骨折临床愈合，拆除外固定，逐步进行肩关节活动。2 个月后肩关节活动正常，3 个月后骨折骨性愈合。

按语：该患者较年轻，骨组织坚硬，造成骨折的暴力比较强大，周围软组织损伤比较严重，骨折复位要较高，故手法复位在麻醉无痛下进行难度较小。同时固定期间注意肩部肌肉活动，使肩关节活动功能尽快恢复。

肱骨干骨折

肱骨古称臑骨、胳膊骨、肱膊，故肱骨干骨折又名臑骨骨折、胳膊骨伤折。肱骨干是一长管状骨，上段较粗，轻度向前外侧突出，横切面为圆形；自中上 1/3 以下逐渐变细，骨质坚密但弹性较小；至下段稍增粗，渐成扁平状，并稍向前倾，横切面为三角形。桡神经在三角肌粗隆部自肱骨后侧沿桡神经沟分布，紧贴肱骨干，由内后向外前绕行向下，故当肱骨中下 1/3 交界处骨折时，易合并桡神经损伤。肱骨干的营养动脉在中 1/3 段进入骨质后向肘部下行，如骨折发生在其入口以下的部位，即可因营养而影响骨折愈合。

【病因病机】

肱骨干骨折主要由直接暴力所致，多为横断性或粉碎

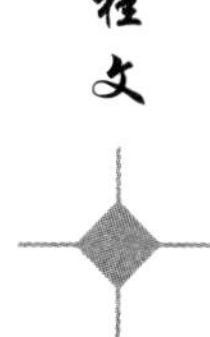

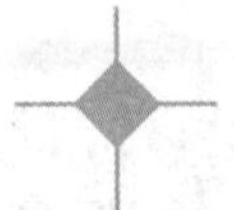

性骨折；而间接暴力引起的骨折多见于肱骨中下段，骨折线多为斜形或螺旋形，此种骨折尖端易刺插于肌肉，影响手法复位。大多数肱骨干骨折均有移位且较典型。由于骨折部位肌肉附着点不同，暴力作用方向及上肢体位也不同，在不同平面的骨折可造成不同方向的移位。

【诊断要点】

1. 病史　有明显外伤史。

2. 临床表现　伤后上臂疼痛，肿胀明显，压痛剧烈，有纵向叩击痛，上肢活动功能障碍，抬举困难。移位骨折的上臂有短缩、成角或旋转畸形，骨折端可有异常活动和触及骨擦音。如骨折合并桡神经损伤者，可出现典型垂腕畸形和伸拇指、掌指关节功能障碍，第 1、2 掌骨间背侧皮肤感觉丧失。

3. X 线片　可以确诊骨折，明确骨折的部位、类型及移位情况以供手法整复参考，并有助于鉴别是否为病理性骨折。

【治疗】

无移位的肱骨干骨折仅用夹板固定 3 ~ 4 周，早期进行功能锻炼活动。有移位的肱骨干骨折宜及时行手法整复和夹板固定。

一、手法整复

患者坐位或平卧位，患肢放于适中位。骨折移位较少者不必麻醉，骨折移位较大者应在臂丛麻醉下进行复位。

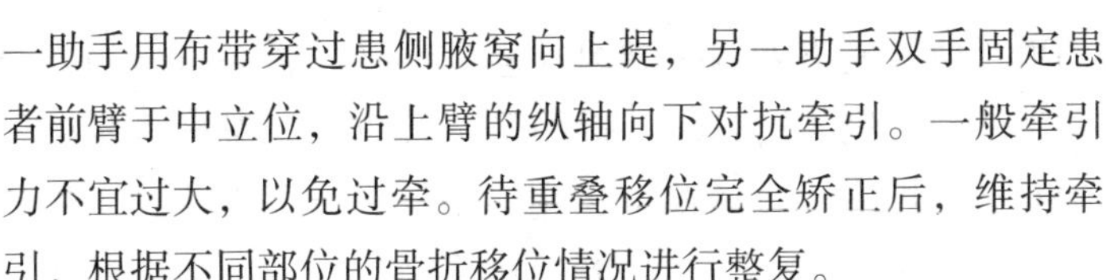

一助手用布带穿过患侧腋窝向上提，另一助手双手固定患者前臂于中立位，沿上臂的纵轴向下对抗牵引。一般牵引力不宜过大，以免过牵。待重叠移位完全矫正后，维持牵引，根据不同部位的骨折移位情况进行整复。

1. 上 1/3 骨折　术者两手握骨折处，两拇指由外向内推挤骨折远端，其余各指环抱向外提托推挤骨折近端，使骨折两断端相对合并向外成角，以达复位。亦可用两手掌分别抵压于近侧骨折端的内侧和远侧骨折端的外侧，两手互相对压，使骨折端复位。

2. 中 1/3 骨折　在维持牵引下，术者以两手拇指抵住骨折近端外侧向内推，其余各指环抱远端内侧提托推挤向外，使之复位。术者亦可用两手掌分别抵压于近侧骨折端的前外侧和远侧骨折端的后内侧，两手互相对压使骨折端复位。纠正移位后，术者捏持住骨折部，助手徐徐放松牵引，使断端互相接触，微微摇摆骨折远端或从前后内外以两手掌相对挤压骨折处，矫正残余侧方移位。若感到断端摩擦音逐渐减小，直至消失，骨折处平直，表示已基本复位。

3. 下 1/3 骨折　多为螺旋形或斜形骨折，复位时仅需轻微力量牵引，骨折断端可留少许重叠。术者用按捺手法矫正成角畸形，再用两手掌将两斜面相对挤紧、捺正。对于螺旋形骨折，应分析是由于内旋暴力还是由于外旋暴力所造成的，复位时可握住骨折远段做与旋转暴力方向相反的、较轻的旋转手法，以矫正旋转畸形。

在骨折复位的过程中，如发现骨折端复位后有弹性样

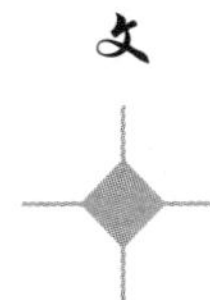

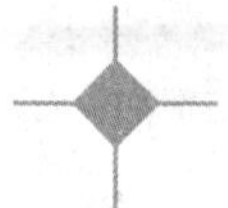

的再移位，或术者两手掌对压整复时，骨折端可以勉强对位，但两手稍放松时，骨折端又会移位，应考虑骨折断端间有软组织嵌入。对此可运用轻柔摇晃或回旋手法，以使嵌入的软组织滑动脱出，若感到有较广泛的、粗糙的骨擦音或无弹性样移位感觉即代表复位成功。

4. 粉碎性骨折　手法整复时，术者可以从断端处的前、后、内、外分别用手掌做相对压挤捏合，使骨碎片向纵轴靠拢并互相接触即可。若游离碎骨片不能一次性靠拢，可加用平垫，夹板固定后通过肌肉舒缩持续复位。肱骨中下1/3处的粉碎性骨折易损伤桡神经，手法复位时要根据骨折片移位情况，在牵引和对抗牵引下进行“稳、准、轻、快”的手法复位。骨折断端如有分离移位，切忌拔伸牵引，可在矫正侧方移位并夹板固定后，用纵向推挤法或肩部、肘部叩击法，使两骨折断端渐次紧密接触。

二、固定方法

肱骨干骨折经手法复位后，必须用夹板加压垫妥善固定，以利于骨折修复愈合。前、后、内、外侧共4块夹板，其长度视骨折部位而定：上1/3骨折夹板要超肩关节，下1/3骨折夹板要超肘关节，中1/3骨折夹板则不超过上、下关节。用带柱托板或三角巾将前臂置于中立位，患肢悬吊于胸前，用以防止因伤肢重量悬垂而致骨折断端分离或移位。

固定时间：成人6～8周，儿童3～5周。肱骨干中下1/3骨折是迟缓愈合和不愈合的好发部位，固定时间可适当延长，必须在临床症状消失，并且X线片复查显示有足够

骨痂生长之后，才能解除固定。

三、复位后处理与功能锻炼

复位后即行X线片复查，以后按照3天、1周、2周、1个月、6周定期复查X线片以及时发现骨折端再移位。固定后即可做患侧手指、掌、腕关节活动和耸肩活动，促进血运以利于消肿。肿胀消退后，做患肢上臂肌肉舒缩活动，以加强两骨折端在纵轴上的挤压力，保持骨折部位相对稳定，防止骨折断端分离。中期除继续初期的功能锻炼活动外，还应逐渐进行肩、肘关节活动。功能锻炼时不应使骨折处感到疼痛，以免引起骨折重新移位或产生剪切、成角及扭转应力而影响骨折愈合。骨折愈合后，应加大肩、肘关节活动范围，如做肩关节外展、内收、抬举活动及肘关节屈伸活动等。还可配合药物熏洗和按摩，使肩、肘关节的活动功能早日恢复，上臂肌肉舒缩功能达到正常。

四、药物治疗

早期局部肿痛明显，治以活血祛瘀、消肿止痛，用桃红四物汤加桂枝、姜黄，水煎内服，每日1剂；筋骨伤胶囊，2粒口服，每日3次。

中期随着瘀血的消散，疼痛逐渐减轻，瘀血渐去则新血渐生，活血破瘀的药物要适当减少，在活血化瘀的同时加补益气血的药物，药用桃红四物汤去桃仁，加当归、熟地黄、黄芪、何首乌、鹿角胶等；或加强筋健骨药物，如续断、补骨脂、骨碎补、煅狗骨等。血虚者可配合生血补髓药，气虚者可配合和营养卫汤，气血两虚者可配合补气养血汤，年老体弱者可服用补肾养血汤。中药水煎内服，

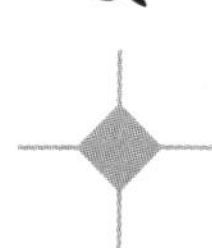

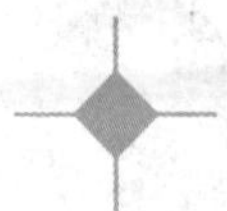

每日1剂；筋骨伤胶囊，2粒口服，每日3次。

损伤后期局部肿胀已消退，疼痛明显减轻。由于气血亏虚，损伤的筋骨尚未完全修复，肢体还不能完全恢复活动功能，需养气血、补肝肾、强筋骨的药物治疗。中年以上患者，后期多气血虚弱，血不荣筋，肝肾亏损，且易并发肩关节周围炎，内服可选用六味地黄汤加减；对于儿童骨折，因其骨折愈合迅速，一般不需服用药物。

中药外用：早中期局部跌打膏外敷，每两天更换1次，如局部皮肤过敏则停止外用药。解除固定后可用烫疗药敷肩部，用十一方药酒或抗风湿酊外擦肩部以舒筋骨活动、通络止痛。

【体会】

诊断肱骨干骨折不难，但要注意是否有桡神经或肱动脉损伤。

肱骨干骨折的手法整复比较容易，但夹板或石膏外固定后容易再移位，故夹板固定时往往在骨折断端处加放压垫。由于骨折远端的重力作用，在外固定的过程中常出现骨折端分离，尤其是体质较虚弱的患者，易出现骨不连或骨延迟愈合。所以，固定期间应定期做X线检查，及时查看骨折断端是否有分离移位；一旦发生，应在夹板外面加用弹性绷带缠绕肩、肘部，以使骨折断端受到纵向挤压而逐渐接触。

肱骨干属于非负重骨，手法复位要求并不很高，尤其是儿童或老年，只要没有明显的旋转移位，愈合后对上肢

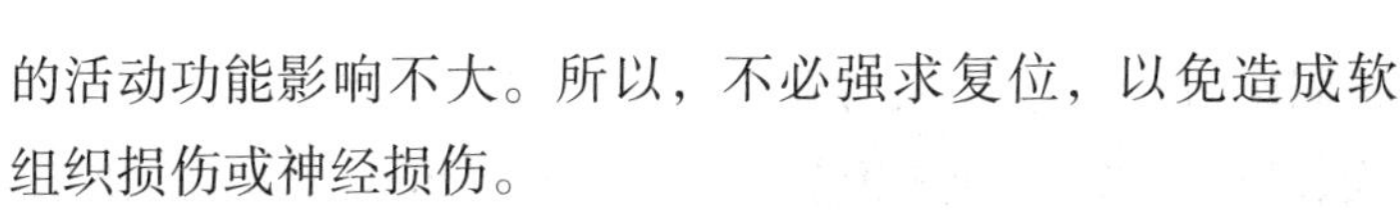

的活动功能影响不大。所以，不必强求复位，以免造成软组织损伤或神经损伤。

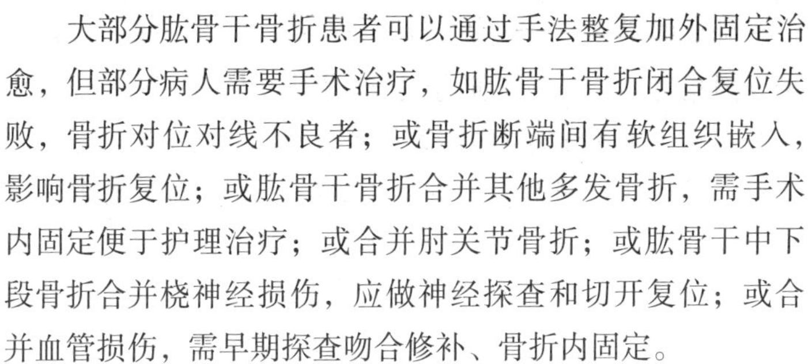

大部分肱骨干骨折患者可以通过手法整复加外固定治愈，但部分病人需要手术治疗，如肱骨干骨折闭合复位失败，骨折对位对线不良者；或骨折断端间有软组织嵌入，影响骨折复位；或肱骨干骨折合并其他多发骨折，需手术内固定便于护理治疗；或合并肘关节骨折；或肱骨干中下段骨折合并桡神经损伤，应做神经探查和切开复位；或合并血管损伤，需早期探查吻合修补、骨折内固定。

【典型病例】

姚某，男，35 岁，住南宁市桃源路。1995 年 7 月 3 日 9 点就诊。

主诉：跌伤后右上臂肿痛 1 天。

患者昨天上午不慎从摩托车上跌下，右肘着地，即觉右上臂剧痛、活动障碍。外院诊断为“右肱骨干骨折”，给予手法整复、石膏外固定。现觉右上臂疼痛，右手拇、食指感觉麻木而来我院复诊。

体检：一般情况好，右上肢超肘关节石膏外固定，右手稍肿，拇、食指背部皮肤感觉减弱，拇指背伸力、腕关节背伸力明显减弱。

X 线片：右肱骨干中下 1/3 骨折，骨折对位对线尚可。

诊断：右肱骨干中下 1/3 骨折合并桡神经损伤。

治疗过程：入院后维持骨折复位下拆除除石膏外固定，改用肱骨干小夹板外固定，右上肢三角巾胸前悬吊。小夹

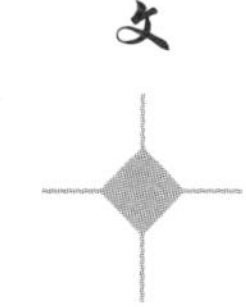

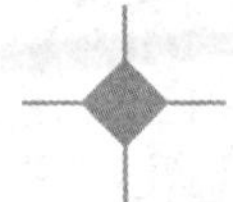

板固定后，复查X线片示骨折复位满意。固定后3天、7天、14天、21天定期复查X线片，骨折复位良好。1周后，局部肿痛明显减轻，右手拇指、食指皮肤感觉减弱逐步改善，拇指背伸力、腕背伸力逐步改善。6周后，右手皮肤感觉及手指、手腕活动正常，X线片复查示骨折线有连续骨痂通过，骨折达临床愈合，拆除小夹板，加强右上肢各关节主动功能活动。12周后，右上肢功能恢复正常。

药物治疗：损伤早期局部肿痛明显，用桃仁、红花、当归、赤芍、桂枝、姜黄、延胡索、茯苓、泽泻，水煎内服，每日1剂；筋骨伤胶囊2粒，口服，每日3次。1周后局部肿痛明显减轻，用桃红四物汤去桃仁，加桂枝、姜黄、续断、补骨脂、黄芪，水煎服，每日1剂；筋骨伤胶囊2粒，口服，每日3次。6周后，骨折临床愈合，停止药物内服。骨折整复固定后，用跌打膏外敷，每天用十一方酒50mL浸润骨折断端处的棉垫，每7天在严格维持骨折稳定下更换跌打膏1次。3周后，局部肿痛消失，停止外敷药。6周后，骨折临床愈合，拆除小夹板，用烫疗药热肩部、肘部及腕关节。12周后，右上肢各关节活动功能正常，停用外用药。

按语：该患者肱骨干中下1/3骨折，较易损伤桡神经，且骨折远端的重力作用容易造成骨折端分离而导致骨不连。外院骨折复位后，石膏外固定加重了骨折远端的重量，对骨折愈合极为不利。李桂文教授认为，肱骨干中下1/3骨折不宜用石膏固定，而应当用小夹板固定，既能牢靠固定骨折、随时调整松紧度防止骨折再移位，又能预防因重力引

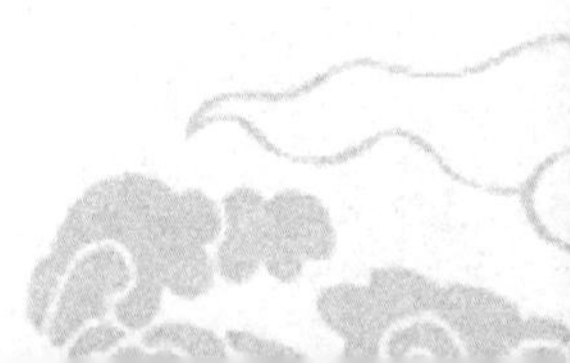

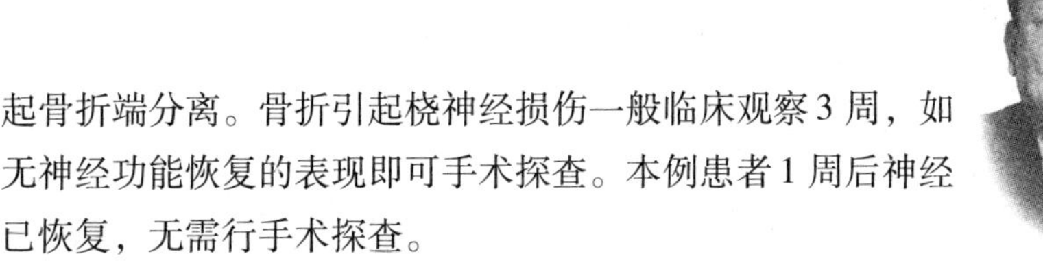

起骨折端分离。骨折引起桡神经损伤一般临床观察3周，如无神经功能恢复的表现即可手术探查。本例患者1周后神经已恢复，无需行手术探查。

肱骨髁上骨折

肱骨髁上部处于松质骨和密质骨交界处，后有鹰嘴窝，前有冠状窝，两窝之间仅为一层极薄的骨片；且该处又是肱骨自圆柱形转变为三棱状的形状改变部位，为应力上的弱点，故易发生骨折。肱骨内、外两髁稍前屈，并与肱骨纵轴形成向前30～50°的前倾角，骨折移位可使此角发生改变；上臂与前臂纵轴呈10°～15°外翻携带角，骨折移位可使携带角改变而成肘内翻或肘外翻畸形。肱骨髁上部为接近松质骨的部位，血液供较丰富，骨折后容易愈合。

肱骨髁上骨折多见于3～12岁儿童，尤多见于5～8岁；成年人和老年人亦可发生，但较少见。

【病因病机】

肱骨髁上骨折多为间接暴力所致，根据损伤的机制和骨折移位的方向，可将肱骨髁上骨折分为伸直型和屈曲型两种，其中伸直型最多见，占髁上骨折的90%以上；屈曲型较少见。

1. 伸直型　跌倒时，肘关节在半屈曲位或过伸位，掌心触地，地面反作用力经前臂传达至肱骨下端，将肱骨髁推向后方；而由上向下的身体重量将肱骨上段推向前方，

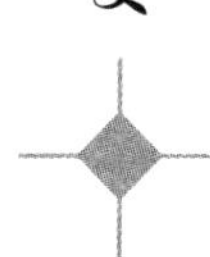

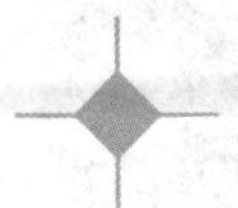

此种剪力使肱骨下端骨质薄弱处发生骨折。骨折线多从前下方斜行到后上方，亦有横形或粉碎形者，骨折远端移向后方，骨折近段移向前方，骨折处向前成角畸形。骨折严重移位时，向前移位的骨折近端常穿通肱肌，甚至损伤正中神经和肱动脉。患者在跌倒时，肱骨下端除接受前后暴力外，还伴有来自尺侧或桡侧的侧方暴力。因此，根据骨折远端侧方移位的方向，又分为尺偏型和桡偏型。

2. 屈曲型　较少见，多为直接外力所引起。跌倒时，肘关节在屈曲位，肘尖先着地，暴力经过尺骨鹰嘴把肱骨髁由后下方推向前上方，造成肱骨髁上屈曲型骨折。骨折线由后下方斜向前上方，骨折远端向前、向上移位，骨折处向后成角畸形，很少并发血管或神经损伤。

【诊断要点】

1. 病史　有明显的外伤史。

2. 临床表现　肘部疼痛、肿胀，肘关节活动功能障碍，局部肿胀明显，皮下有瘀斑甚至张力性水泡。伸直型骨折肘部呈靴形畸形，在肘前可扪及突出的骨折近端，肱骨髁上有异常活动和骨擦音。此外，还应注意桡动脉的搏动，腕和手指的感觉、活动、温度、颜色，以便确定是否合并神经或血管损伤。

3. X 线片　肘关节正、侧位 X 线片可显示骨折类型和移位方向。

【治疗】

一、单纯外固定

无移位的青枝骨折、裂纹骨折或有轻度前后成角移位而无侧方移位的骨折不必整复，将患肢屈肘90°，颈腕带悬吊，或用硬纸板制成的直角托板加肘部“8”字绷带固定，或直角石膏托固定，固定时间为2～3周。

二、整复及固定

新鲜的肱骨髁上骨折有移位者，在肿胀不严重、无血管或神经损伤时，均可采用手法整复及小夹板或石膏固定。局部肿胀严重、水泡较多而暂时不能进行手法复位者，以及复位后固定不稳定者，可将肘关节置于45°～90°位置进行尺骨鹰嘴牵引或皮肤牵引，重量1～2kg，一般牵引3～7天后再进行复位。

1. 伸直型骨折　患者仰卧，两助手分别握住患侧上臂和前臂，做顺势拔伸牵引，矫正重叠移位。若骨折远端旋前（或旋后），先矫正旋转移位，使前臂旋后（或旋前）。然后，术者一手握骨折近段，另一手握骨折远段，相对横向挤压，矫正侧方移位；再以两拇指从肘后尺骨鹰嘴处向前推骨折远端，两手其余手指重叠环抱骨折近端向后挤压，同时令远端助手在牵引下徐徐屈曲肘关节，常可感到骨折复位的骨擦音。尺偏型骨折复位后，术者一手固定骨折部，另一手握住患侧前臂，使肘关节略伸直，并将前臂向桡侧伸展，使骨折端桡侧骨皮质嵌插并稍有桡倾，以防肘内翻发生。桡偏型骨折的远端桡偏移位则无须尺倾，轻度桡偏

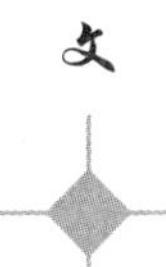

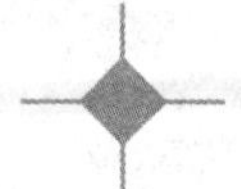

可不予整复，以免发生肘内翻。

2. *屈曲型骨折* 患者仰卧，患肢外展，肘关节屈曲90°，助手握上臂上段，术者双手拇指按压于前臂远段背侧，其余手指环抱前臂中段，沿肱骨纵轴方向进行拔伸牵引，以矫正重叠移位。然后，术者改用一手握住前臂中段维持牵引，另一手拇指按于骨折近端桡侧，其余四指将骨折远端由尺侧向桡侧扳拉，以矫正尺偏移位。之后，术者矫正尺偏移位的手固定患肢上臂中段，握前臂的手将肘关节屈曲成锐角并用力向后推，以矫正向前移位。

3. *固定方法* 复位后，伸直型骨折将肘关节固定于屈曲90°~110°的位置3周。夹板长度应上达三角肌中部，内、外侧夹板下达（或超过）肘关节，前侧夹板下至肘横纹，后侧夹板至鹰嘴下。为防止骨折远端后移，可在鹰嘴后方加一梯形垫；为防止发生肘内翻畸形，尺偏型骨折可在骨折近端外侧及骨折远端内侧分别加垫塔形垫。桡偏型骨折的内、外侧一般不放置固定垫，移位严重者可在骨折近端内侧及骨折远端外侧分别加垫薄平垫，但此平垫不可过厚，防止矫枉过正而引起肘内翻畸形。夹缚后，用颈腕带悬吊患肢。屈曲型骨折应固定肘关节于屈曲40°~60°的位置2周，前后垫放置与伸直型相反，之后逐渐将肘关节屈曲至90°位置1~2周。如外固定后患肢出现血循环障碍，应立即松解全部外固定，肘关节屈曲45°进行观察。

三、复位后处理与功能锻炼

复位固定后定期行X线复查，随时调整外固定。肱骨髁上骨折经整复与小夹板固定后，即可进行功能活动；中

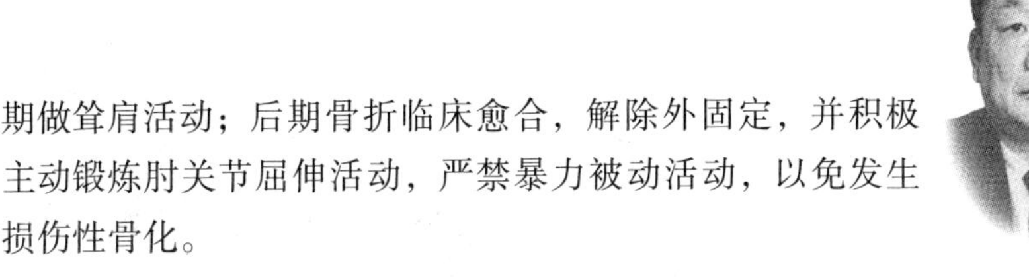

期做耸肩活动；后期骨折临床愈合，解除外固定，并积极主动锻炼肘关节屈伸活动，严禁暴力被动活动，以免发生损伤性骨化。

四、药物治疗

早期局部肿痛明显，治以活血祛瘀、消肿止痛，用桃红四物汤加桂枝、姜黄，水煎内服，每日1剂；筋骨伤胶囊，2粒口服，每日3次。

中期随着瘀血的消散，疼痛逐渐减轻，瘀血渐去则新血渐生，活血破瘀的药物要适当减少，在活血化瘀的同时加补益气血的药物，药用桃红四物汤去桃仁，加当归、熟地黄、黄芪、何首乌、鹿角胶等；或加强筋健骨药物，如续断、补骨脂、骨碎补、煅狗骨等。血虚者可配合生血补髓药，气虚者可配合和营养卫汤，气血两虚者可配合补气养血汤，年老体弱者可服用补肾养血汤。中药水煎内服，每日1剂；筋骨伤胶囊，2粒口服，每日3次。

损伤后期局部肿胀已消退，疼痛明显减轻。由于气血亏虚，损伤的筋骨尚未完全修复，肢体还不能完全恢复活动功能，需养气血、补肝肾、强筋骨的药物治疗。中年以上患者，后期多气血虚弱，血不荣筋，肝肾亏损，且易并发肩关节周围炎，内服可选用六味地黄汤加减；对于儿童骨折，因其骨折愈合迅速，一般不需服用药物。

中药外用：早中期局部跌打膏外敷，每两天更换1次，如局部皮肤过敏则停止外用药。解除固定后可用烫疗药敷肩部，用十一方药酒或抗风湿酊外擦肩部以舒筋骨活动、通络止痛。

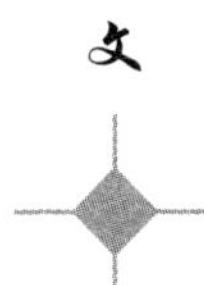

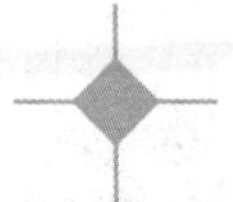

【体会】

一般诊断肱骨髁上骨折不难，但幼童无移位骨折或青枝骨折的临床表现和X线片征象不明显，必须仔细观察。X线片有时仅见肱骨髁上部一侧骨皮质有轻微成角、皱折，或呈小波浪状改变，往往还有较厚脂肪垫的阴影显影，关节囊外脂肪垫向上、向后移位。

肱骨髁上骨折的复位要求较高，必须准确复位。儿童的塑形能力虽然较强，但肱骨髁上骨折的侧方移位和旋转移位不能完全依靠自行塑形来纠正，故侧方移位和旋转移位必须矫正。肘内翻畸形是肱骨髁上骨折最常见的后期并发症，目前机理尚未清楚，以尺偏移位者发生率最高，临床上可采取下列预防措施。

1. 力争一次性复位成功，注意保持骨折两端内外侧骨皮质的完整。

2. 有尺偏移位的伸直型骨折，必须彻底整复尺偏移位，复位后两骨折端可有2mm之内或不超过1/4的桡侧移位，这样可预防迟发性尺偏移位。

3. 复位时，可外展并轻度外旋前臂以挤压外侧骨皮质，使骨折两端外侧嵌插。然后，将前臂置于极度旋前位，利用尺骨半月切迹的外侧缘顶住肱骨滑车的外侧段，使上、下骨折端的外侧面更紧密地嵌插吻合。前臂旋前位可使旋前圆肌松弛，进而旋前圆肌牵拉产生的向外成角因素也随之减除，有防止肘内翻作用。

4. 固定时适当加厚患肢外侧压垫，用三垫加压法产生的杠杆力防止向外成角。

损伤性骨化又称骨化性肌炎，因骨膜破裂，骨膜下血肿流向软组织，经过机化、钙化后，在关节附近软组织内产生广泛的骨化，影响关节活动。早期 X 线片上软组织内呈云雾状阴影，以后骨化逐渐局限。为了防止发生损伤性骨化，骨折早期和中期要牢固固定，在进行功能锻炼时，以主动活动为主，不宜做强力拔拉等被动活动，以免局部再次损伤，加重骨化。早期可内服活血化瘀药物，如七厘散、舒筋活血汤等，外用舒筋汤熏洗；晚期内服透骨丹，外用舒筋汤熏洗。若严重影响肘关节活动功能，且骨化范围局限，可考虑手术切除。

肱骨髁上骨折外固定不当极易造成前臂缺血性挛缩，故固定早期必须注意观察。固定后如出现局部肿胀明显，手指端血运差，出现肿胀、疼痛、麻木，特别是患肢有牵拉痛，必须警惕是否存在前臂筋膜间隔综合征。

对于肱骨髁上骨折合并神经血管伤是否需要手术进行探查，目前临床上尚有争议。李桂文教授认为，造成此类损伤的暴力较大，骨折移位明显，不宜手法复位，应手术探查，同时做骨折复位内固定，以免延误病情。

【典型病例】

案 1：刘某，女，36 岁，住南宁民族印刷厂宿舍。1992 年 7 月 3 日下午 7 点就诊。

主诉：跌伤后左肘部肿痛、活动障碍 1 小时。

患者今天下午 6 点从自行车上跌下，左肘着地即觉左肘

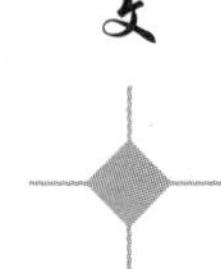

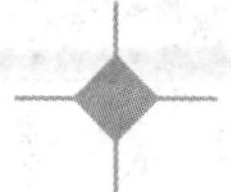

部剧痛、活动功能障碍。送我院急诊，经X线片等检查后，拟诊断为“左肱骨髁上骨折”而收住院。一直未出现头痛、昏迷、呕吐等症。

查体：一般情况好，痛苦面容，左肘明显肿胀、畸形、皮下瘀血，左肘活动功能障碍。患肢端血运、皮肤感觉、手指活动正常。

X线片：左肱骨髁上骨折，远端向背侧移位、向掌侧成角。

诊断：左肱骨髁上骨折。

治疗过程：入院后常规检查，在臂丛麻醉下行骨折手法整复。患者仰卧，两助手分别握住其上臂和前臂，做顺势拔伸牵引以矫正重叠移位。然后，术者一手握骨折近端，另一手握骨折远端，相对横向挤压以矫正侧方移位，再以两拇指从肘后尺骨鹰嘴处向前推骨折远端，两手其余手指重叠环抱骨折近端向后挤压，同时令远端助手在牵引下徐徐屈曲患侧肘关节，至感到骨折复位的骨擦音。X线片示复位满意后局部外敷跌打膏，缠绕3~4层纱布，小夹板外固定，三角巾胸前悬吊固定。术后定期行X线片复查，骨折位置满意，不定期调整夹板松紧度。小夹板固定后，嘱患者行患肢腕关节及握拳活动；6周后骨折临床愈合，拆除外固定，嘱患者加强患肢肩、肘关节功能锻炼。

药物治疗：损伤早期局部肿痛明显，用桃仁、红花、当归、赤芍、桂枝、姜黄、延胡索、茯苓、泽泻，水煎内服，每日1剂；筋骨伤胶囊2粒，口服，每日3次。1周后，局部肿痛明显减轻，用桃红四物汤去桃仁，加桂枝、

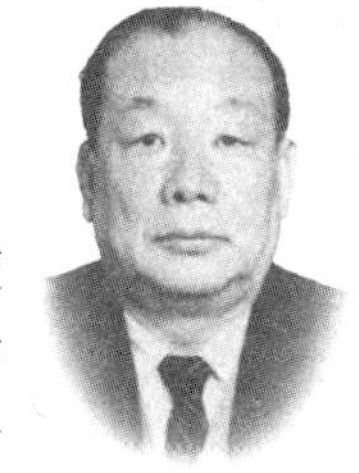

姜黄、续断、补骨脂、黄芪，水煎服，每日1剂；筋骨伤胶囊2粒，口服，每日3次。6周后，骨折临床愈合，停止药物内服。骨折整复固定后，跌打膏外敷，每天用十一方酒50mL浸润骨折端处的棉垫，每7天在严格维持骨折稳定前提下更换跌打膏1次。3周后，局部肿痛消失，停止外敷药。6周后，骨折临床愈合，拆除小夹板，用烫疗药热敷肩部、肘部及腕关节。12周后，左上肢各关节活动功能正常，停用外用药。

治疗结果：治疗后肿痛明显减轻，3周肿痛消失；6周后骨折临床愈合，拆除小夹板；12周后左上肢各关节活动功能正常。

按语：该患者的诊断明确，就诊比较及时，早期手法整复难度较小。小夹板外固定可以随时调整夹板松紧，避免骨折端再移位，配合中药内服外用，使肿痛尽快消失，加快骨折愈合，关节功能恢复满意。

案2：潘某，女，2岁，住南宁市中华路上73号。就诊时间：1996年3月5日上午11点。

主诉：跌伤后右肘肿痛30分钟。

患儿母代诉，患儿今天上午10点从自行车座位上跌下，哭闹并诉右肘疼痛、不敢活动右上肢。我院急诊X线片示“右肱骨髁上青枝骨折，无明显移位”，转病房处理。

查体：患儿哭闹，右肘稍肿，拒绝触摸，不敢活动右上肢，手指活动好。身体余部位无外伤。

X线片：右肱骨髁上青枝骨折，骨折端无明显移位。

治疗过程：硬纸板将肘关节固定于90°功能位，胸前绷

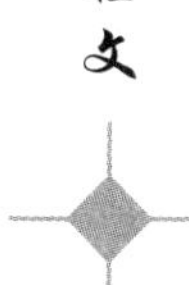

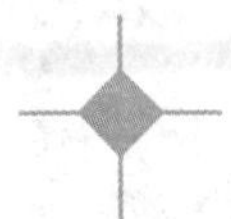

带悬吊。3 天后肿痛消退，1 周后患儿不配合治疗而拆除外固定，2 周后复查 X 线片示骨折线消失，患儿上肢活动功能正常。

按语：患儿年幼，骨组织松软、韧性好，易发生青枝骨折。青枝骨折一般无明显移位或仅轻度成角，不需复位，采用硬纸板或石膏托固定即可。患儿年幼，骨组织愈合快，1～2 周就能达到临床愈合，无需配合药物治疗。

尺骨上 1/3 骨折合并桡骨头脱位

尺骨上 1/3 骨折合并桡骨头脱位又称孟特吉亚骨折，简称孟氏骨折，是上肢最常见、最复杂的骨折合并脱位。这种特殊类型的损伤是指尺骨半月切迹以下部分的上 1/3 骨折，桡骨头同时自肱桡关节、上桡尺关节脱位，而肱尺关节无脱位。尺骨上 1/3 骨折合并桡骨头脱位可发生于各年龄段，但多发生于儿童。

【病因病机】

直接暴力和间接暴力均可造成尺骨上 1/3 骨折合并桡骨头脱位，但以间接暴力所致者居多。根据暴力作用的方向、骨折移位的情况及桡骨头脱位的方向，临床上可分为伸直型、屈曲型、内收型和特殊型 4 种类型。

1. 伸直型　比较常见，多发生于儿童。跌倒时患者肘关节处于伸直位或过伸位，前臂旋后，手掌先着地，传达暴力由掌心通过尺桡骨传向上前方，先造成尺骨上 1/3 骨

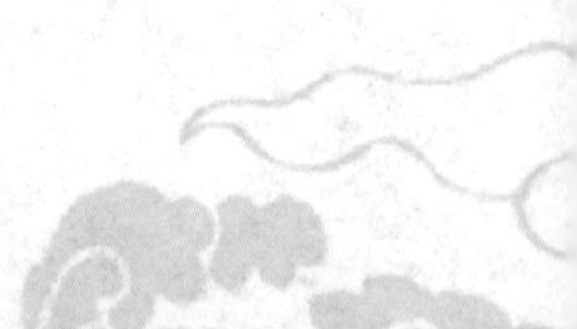

折，骨折端向掌侧及桡侧成角移位；由于暴力继续作用和尺骨骨折的推挤，迫使桡骨头冲破或滑出环状韧带，向前外方脱位。在成人，外力直接打击前臂上段背侧，也可造成伸直型骨折，骨折多为横断或粉碎性。

2. 屈曲型　多发生于成人。跌倒时患者肘关节处于微屈位，前臂旋前，手掌着地，传达暴力由掌心传向外上方，先造成尺骨上1/3骨折，骨折端向背侧、桡侧成角移位；由于暴力继续作用、尺骨骨折端的推挤和骨间膜的牵拉，使桡骨头向后外方脱位。

3. 内收型　多发生于幼儿，亦可见于年龄较大的儿童。跌倒时，患者前臂旋前，手掌着地，身体倾斜向患侧，肘关节处于伸直内收位，传达暴力由掌心传向外上方，造成尺骨冠状突下方骨折，骨折端仅向桡侧成角或移位较少，暴力继续作用和尺骨骨折端的推挤，使桡骨头向外侧脱位。

4. 特殊型　多发生于成人，临床上少见。高处跌下或平地跌倒时，患者肘关节伸直，手掌先着地，自掌心向上的较大传达暴力，先造成桡、尺骨干中上1/3双骨折，并迫使桡骨头向前方脱出。或与伸直型的机理大致相同，但又合并了桡骨骨折，可能是桡骨头脱位后，桡骨又受到二次创伤所致。机器绞轧或重物击伤亦可造成此类型损伤。

【诊断要点】

1. 病史　上肢明显外伤史。

2. 临床表现　伤后肘部和前臂疼痛、肿胀，前臂旋转功能及肘关节功能障碍，移位明显者前臂背侧可见尺骨成

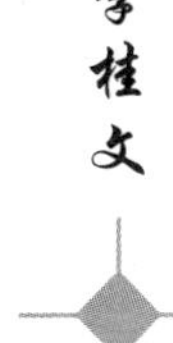

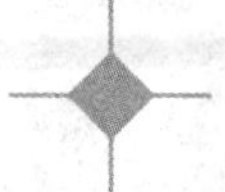

角畸形。检查时，在肘关节外、后外或外侧可扪及脱出的桡骨头，骨折和脱位处压痛明显。注意腕和手指感觉及运动功能情况，以便确定是否因桡骨头向外脱出而合并桡神经损伤。

3. X 线片　可以明确骨折的类型和移位的方向。拍摄 X 线片时应包括肘、腕关节，注意有无合并上、下桡尺关节脱位。

【治疗】

新鲜尺骨上 1/3 骨折合并桡骨头脱位大多数可采用手法复位加前臂超肘夹板固定；合并桡神经挫伤者，亦可采用手法复位加前臂超肘夹板固定。桡骨头脱位整复后，桡神经多在 3 个月内自行恢复。陈旧性骨折时间在 1 个月以内且尺骨骨折移位不大者，可先试行手法复位。

一、复位方法

复位时，应根据具体情况决定先整复脱位还是先整复骨折。一般原则是先整复桡骨头脱位，再整复尺骨骨折。

患者平卧，患侧肩部外展 70°～90°，前臂中立位。一助手握持上臂下段，另一助手握持腕部，两助手拔伸牵引，持续 3～5 分钟，矫正重叠移位。然后，根据不同的骨折类型采取不同的复位方法。

1. 伸直型　术者立于患者外侧，两拇指放在桡骨头外侧和前侧，向尺侧、背侧按捺，同时嘱牵引远段的助手将肘关节徐徐屈曲 90°，使桡骨头复位。复位后，嘱牵引近段的助手用拇指固定桡骨头，以维持复位。然后，术者两手

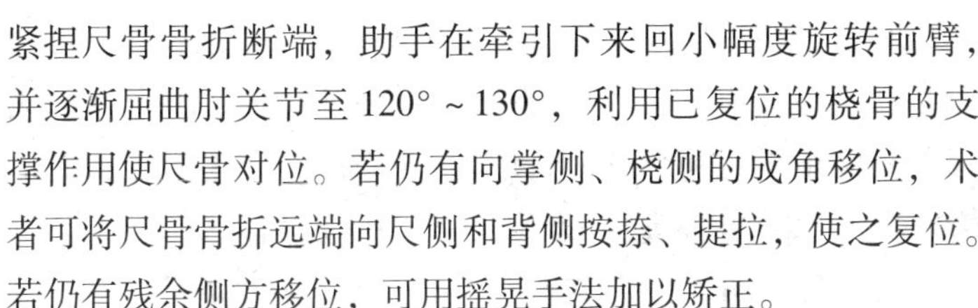

紧捏尺骨骨折断端，助手在牵引下来回小幅度旋转前臂，并逐渐屈曲肘关节至120°～130°，利用已复位的桡骨的支撑作用使尺骨对位。若仍有向掌侧、桡侧的成角移位，术者可将尺骨骨折远端向尺侧和背侧按捺、提拉，使之复位。若仍有残余侧方移位，可用摇晃手法加以矫正。

2. 屈曲型　术者两拇指在桡骨头的背侧、桡侧按住桡骨头并向掌侧和尺侧按压，同时助手将肘关节徐徐伸直，使桡骨头复位，有时可听到或感觉到桡骨头复位的滑动声。然后，术者在尺、桡骨间隙挤捏分骨，并将尺骨骨折远端向掌侧、尺侧按捺，使尺骨复位。

3. 内收型　术者站于患肢外侧，两拇指放在桡骨头外侧，同时助手在维持牵引下将患者肘关节外展，向内侧推按脱出的桡骨头，使之还纳。与此同时，尺骨向桡侧成角畸形亦随之矫正。

4. 特殊型　先做桡骨头脱位的整复手法，操作同内收型。桡骨头复位后，术者用手捏住复位的桡骨头做临时固定，再按照桡尺骨干双骨折处理，应用牵引、分骨、反折、按捺等手法使之复位。此类型的复位难度相对较大。

二、固定方法

复位后，在维持牵引下，先以尺骨骨折平面为中心，在骨折的掌侧（伸直型）或背侧（屈曲型）置一平垫，在桡骨头的前外侧（伸直型、特殊型），或后侧（屈曲型），或外侧（内收型）放置葫芦垫；在尺骨内侧的上、下端分别放一平垫，胶布固定。然后，在前臂掌、背侧与桡、尺侧分别放置长度适宜的夹板，用4道布带捆绑。伸直型、内

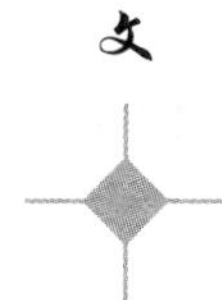

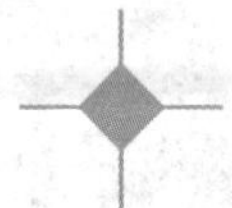

收型和特殊型骨折脱位应固定于肘关节极度屈曲位 2～3 周，骨折初步稳定后，改为肘关节屈曲 90°位固定 2～3 周；屈曲型宜固定于肘关节近伸直位 2～3 周后，改为肘关节屈曲 90°位固定 2 周。X 线片显示尺骨骨折线模糊，有连续性骨痂生长，即骨折临床愈合后，可拆除固定。

三、药物治疗

早期局部肿痛明显，治以活血祛瘀、消肿止痛，用桃红四物汤加牛膝 15g、五灵脂 12g、独活 15g、杜仲 20g、木香 12g、三七 12g，水煎内服，每日 1 剂；筋骨伤胶囊，2 粒口服，每日 3 次。

中期随着瘀血的消散，疼痛逐渐减轻，瘀血渐去则新血渐生，活血破瘀药物要适当减少，在活血化瘀的同时加补益气血的药物，药用桃红四物汤去桃仁，加当归、熟地黄、黄芪、何首乌、鹿角胶等；或加强筋健骨药物，如续断、补骨脂、骨碎补、煅狗骨等。血虚者可配合生血补髓药，气虚者可配合和营养卫汤，气血两虚者可配合补气养血汤，年老体弱者可服用补肾养血汤。中药水煎内服，每日 1 剂；筋骨伤胶囊，2 粒口服，每日 3 次。

损伤后期局部肿胀已消退，疼痛明显减轻。由于气血亏虚，损伤的筋骨尚未完全修复，肢体还不能完全恢复活动功能，需养气血、补肝肾、强筋骨的药物治疗。中年以上患者，后期多气血虚弱，血不荣筋，肝肾亏损，且易并发骨质疏松及肌肉萎缩，内服可选用六味地黄汤加减。对于儿童骨折，因其骨折愈合迅速，一般不需要服用药物。

中药外用：早中期局部跌打膏外敷，每两天更换 1 次。

3 周后可用烫疗药热敷髋部、膝部，外擦十一方药酒或抗风湿酊以舒筋活络、通络止痛。

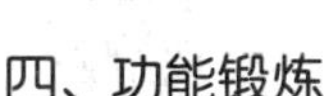

四、功能锻炼

复位固定后，应做指掌关节的屈伸、握拳活动和肩关节的功能锻炼。肘关节不要过早活动，禁止做前臂旋转活动。当骨折临床愈合并拆除夹板固定后，可加强肘关节伸屈活动，并开始进行前臂旋转活动。

【体会】

孟氏骨折属于比较特殊的损伤，临床上易漏诊、误诊或处理不当，尤其是临床经验不足的年轻医生，可能只注意到尺骨骨折而忽略肱桡关节脱位，造成关节功能障碍或畸形。所以，接诊病人时要认真阅读 X 线片，以做出正确诊断。凡有明显重叠或成角移位的尺骨上、中段骨折，X 线片必须包括肘、腕关节，以免遗漏桡骨头脱位的诊断。正常桡骨头与肱骨头相对，桡骨干纵轴线向上延长一定通过肱骨小头的中心。肱骨小头骨骺一般在 1～2 岁时出现，故 1 岁以内的患儿需同时拍摄健侧 X 线片以便对照。凡尺骨上 1/3 骨折，即便 X 线片上无桡骨头脱位，在治疗时亦应按此种骨折处理。因为，桡骨头脱位后可能自动还纳，如忽略对桡骨头的固定，有可能发生再脱位。

孟氏骨折属关节内损伤，必须解剖复位。传统手法整复是先整复脱位再整复骨折，但如果尺骨骨折为单纯成角移位或轻度侧方移位而无重叠移位，先整复骨折纠正成角及侧方移位后，桡骨小头脱位更容易复位；如有重叠成角

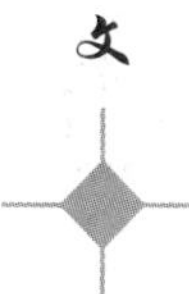

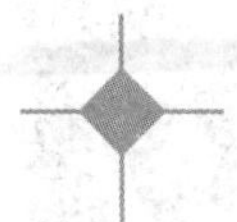

移位，则应先整复桡骨头脱位，再整复尺骨骨折，比较容易成功复位。不管是先整复骨折还是先整复脱位，主要目的是首先恢复前臂的正常长度。复位前，先评估哪个部位的损伤比较稳定，予优先整复。

新鲜骨折若经手法复位失败或固定不稳及陈旧骨折者，则应考虑手术治疗以保证桡骨小头解剖复位。

【典型病例】

案1：周某，男，7岁，住贵港市市格镇。就诊时间：1998年11月2日下午4点。

主诉：跌伤后左肘肿痛畸形、活动障碍3周。

患儿10月10日在运动中跌倒，左肘着地即觉左肘剧痛，不能活动。当地医院诊断为“尺骨上段骨折”，给予手法整复、石膏外固定，1周后患处肿痛明显减轻。昨日患儿在当地医院X线片复查示骨折对位对线欠佳，遂转我院。

查体：一般情况好，左肘无明显肿胀，稍显畸形，局部无明显压痛，肘关节屈伸及前臂旋转活动明显受限。患肢端感觉、活动正常。

X线片：左尺骨中上1/3骨折，骨折端有少许骨痂，骨折端向前成角，远处断端向前外侧移位，桡骨小头向前外脱位。

诊断：左尺骨中上1/3陈旧性骨折合并肱桡关节脱位。

治疗过程：入院后常规检查，第3天在臂丛麻醉下行手术切开，尺骨骨折复位、髓内针固定、肱桡关节脱位复位及环状韧带修补，并予石膏托外固定。术后X线片示，骨折复位及关节脱位复位满意。3 周后，拆除石膏外固定，嘱进行肘关节、前臂旋转功能锻炼，并用烫疗药热敷肘关节及前臂。6 周后，拔除尺骨髓内针，并嘱加强肘关节功能活动。3 个月后复诊，骨折愈合，肘关节活动功能基本正常。

按语：患儿尺骨中上 1/3 骨折合并肱桡关节脱位，没有及时发现早期复位后再移位而延误治疗，造成骨折畸形愈合。患者年纪较小，伤后仅 3 周时间骨折已临床愈合，故已不适合手法整复，需手术复位并行环状韧带修补。患者伤后 3 周得到正确复位，预后仍较好。

案 2：王某，女，36 岁，住南宁市解放 24 号。1992 年 8 月 3 日下午 5 点就诊。

主诉：跌伤后左肘肿痛、功能障碍 4 小时。

患者今天下午 1 点不慎从自行车上跌下，前臂着地即觉左肘剧痛、活动功能障碍，由旁人送到附近医院就诊。医院行 X 线片等检查诊断为“尺骨上段骨折并桡骨小头脱位”，为进一步治疗转我院住院。

查体：一般情况好，痛苦面容，左前臂轻度皮肤擦伤，左前臂上段肿胀，畸形明显，左肘关节功能障碍，患肢端血运、皮肤感觉、手指活动正常。

X 线片：左尺骨上段骨折，骨折端向前成角，远处断端向掌侧、桡侧移位，合并桡骨小头前外侧脱位。

诊断：左尺骨中上段骨折合并桡骨头脱位。

治疗过程：入院后在臂丛神经麻醉、X 线透视下行手法整复。患者平卧，肩部外展 70° ~ 90°，前臂中立位。一助手握持上臂下段，另一助手握持腕部，两助手拔伸牵引，

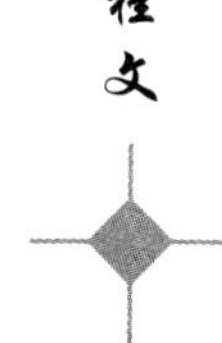

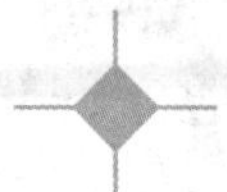

持续3～5分钟，矫正重叠移位。术者立于患者外侧，两拇指放在桡骨头外侧和前侧，向尺侧、背侧按捺，同时嘱牵引远段的助手将肘关节徐徐屈曲90°，使桡骨头复位。复位后，嘱牵引近段的助手用拇指固定桡骨头，以维持复位。然后，术者两手紧捏尺骨骨折断端，助手在牵引下来回小幅度旋转前臂，并逐渐屈曲肘关节至120°～130°，利用已复位桡骨的支撑作用使尺骨对位；术者再将尺骨骨折远端向尺侧和背侧按捺、提拉，使之复位。复位后，在维持牵引下，先以尺骨骨折平面为中心，在骨折的掌侧、在桡骨头的前外侧放置葫芦垫；并在尺骨内侧的上、下端分别放一平垫，胶布固定。然后，在前臂掌、背侧与桡、尺侧分别放置长度适宜的夹板，用4道布带捆绑，固定于肘关节极度屈曲位3周。骨折初步稳定后，改为肘关节屈曲90°位固定3周。6周后，X线片显示尺骨骨折线模糊，有连续性骨痂生长，即骨折临床愈合后，拆除固定。

固定后随时调整松紧度，定期复查X线片以及时发现再移位。固定期间做手部关节活动，但要控制前臂旋转活动及肘关节活动。6周后骨折临床愈合，拆除外固定后加强肘、前臂功能活动。

药物治疗：损伤早期局部肿痛明显，用桃仁、红花、当归、赤芍、桂枝、姜黄、延胡索、茯苓、泽泻，水煎内服，每日1剂；筋骨伤胶囊2粒，口服，每日3次。1周后，局部肿痛明显减轻，用桃红四物汤去桃仁，加桂枝、姜黄、续断、补骨脂、黄芪，水煎服，每日1剂；筋骨伤胶囊2粒，口服，每日3次。6周后，骨折临床愈合，停止药

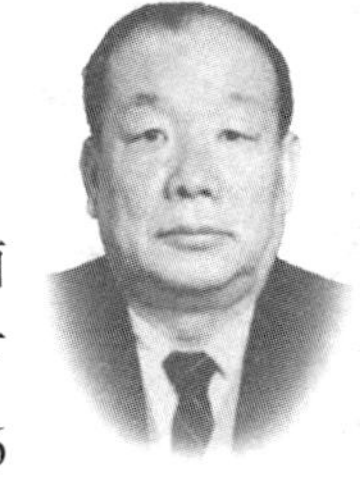

物内服。骨折整复固定后，跌打膏外敷，每天用十一方酒50mL浸润骨折端处的棉垫，每7天在严格维持骨折稳定下更换跌打膏1次。3周后，局部肿痛消失，停止外敷药；6周后，骨折临床愈合，拆除小夹板，用烫疗药热肩部、肘部及腕关节；12周后，右上肢各关节活动功能正常，停用外用药。

治疗结果：3个月后左上肢功能基本恢复正常。

按语：本案为典型的孟氏骨折，损伤时间不长，手法复位难度不大，经过拔伸牵引纠正成角及重叠移位后，先整复脱位，再纠正侧方移位。手法完毕后，外固定很重要，要经常调整小夹板的松紧度，防止肿胀消退后夹板松动而发生骨折再移位。同时，固定期间控制前臂旋转活动，配合中药内服外用，使肿痛消除更快，缩短骨折愈合时间，并使关节功能尽快恢复。

尺桡骨干双骨折

尺骨上端与肱骨构成的肱尺关节是肘关节的主要部分。桡骨远端与腕骨相连，构成桡腕关节，为腕关节的主要部分。正常情况下，尺骨是前臂的轴心，通过上、下尺桡关节及骨间膜与桡骨相连。前臂旋转是以尺骨为轴，桡骨沿尺骨旋转，旋后位至旋前位可达150°。前臂骨间膜是致密的纤维膜，几乎连接尺、桡骨的全长，其松紧度随着前臂的旋转角度不同而发生改变。前臂中立位时，两骨干接近平行，骨间隙最大，骨间膜较紧地平均分布于骨间隙中，

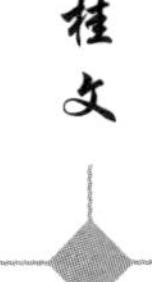

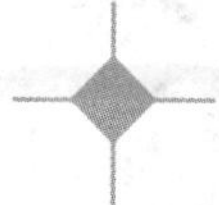

对桡、尺骨起稳定作用；当前臂旋前或旋后时，骨干间隙变小，骨间膜上下松紧不一致，使两骨的稳定性降低，对两骨的稳定不利。因此，在处理桡尺骨干双骨折时，为了保持前臂的旋转功能，应使骨间膜上下松紧一致；为使两骨相对稳定，并预防骨间膜挛缩，应尽可能在骨折复位后将前臂固定在中立位。尺、桡骨的存在不仅使人类的上肢具有一定长度，其旋转功能对手部灵巧功能的发挥也具有重要作用。因此，前臂双骨折后如何最大限度地恢复其功能，是个至关重要的问题。

【病因病机】

肢体遭受直接、间接或旋转暴力均可产生尺桡骨干双骨折。

1. 直接暴力　较多见。多为重物砸伤、撞击伤或压轧伤所致。两骨骨折多在同一水平，呈横断、粉碎骨折或多段骨折。

2. 传达暴力　多为跌倒时手掌着地，暴力沿桡骨纵轴向上传导，在桡骨中、上段发生骨折，多为横断或锯齿状骨折；同时，暴力通过斜行的骨间膜转移到尺骨，造成尺骨低位短斜形骨折。桡、尺两骨的骨折线一般不在同一水平面上，尺骨骨折线往往低于桡骨骨折线。周围软组织损伤一般不严重，若成角移位较大，骨折端可刺破皮肤而形成开放性骨折。

3. 旋转暴力　在遭受传导暴力的同时，前臂又受到一种扭转外力，造成两骨的螺旋形骨折。骨折线的方向是一致的，但往往所在平面不同。

【诊断】

1. 病史　明显的外伤史。

2. 临床表现　伤后前臂肿胀、疼痛，活动功能障碍，局部压痛明显，有纵向叩击痛。有移位骨折者，前臂可有短缩、成角或旋转畸形，有骨擦音和异常活动。儿童青枝骨折则仅有成角畸形。

3. X 线片　拍摄前臂正侧位 X 线片可确定骨折类型、移位方向等。

【治疗】

无移位骨折可仅用夹板固定，外敷药物。有移位的闭合骨折可采用手法整复、夹板固定治疗。

一、手法整复

采用臂丛神经阻滞麻醉或局部麻醉。患者仰卧位，患侧肩部外展 90°，屈肘 90°。一助手握肘上，另一助手握手部的大、小鱼际处，二助手顺势对抗牵引 3 ~ 5 分钟，以矫正骨折的重叠和成角畸形。然后，依据骨折“远端对近端”的原则，将前臂根据骨折近端的旋转方向置于相应的位置，继续进行牵引，以矫正旋转畸形。如为桡、尺骨干上 1/3 骨折，因桡骨骨折近端受肱二头肌和旋后肌的牵拉而呈屈曲旋后位，骨折远端受旋前圆肌和旋前方肌的牵拉而呈旋前位，故前臂远端应置于旋后位，即手掌及前臂掌侧与地面呈 45°倾斜进行拔伸牵引。如为桡、尺骨干中段及下 1/3 骨

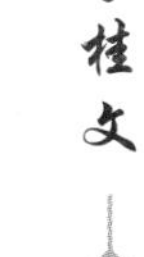

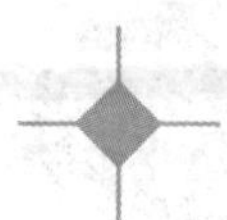

折，前臂中立位牵引，即手掌及前臂掌侧应与地面平行。夹挤分骨是整复前臂骨折的重要手法。桡、尺骨干骨折后，骨间膜松紧不均，骨折端容易向前臂轴心靠拢，影响其旋转功能，故必须使骨间膜恢复正常。术者两手分别置于患臂桡侧和尺侧，两手的拇指及食、中、无名指三指分别置于骨折部的掌、背侧，沿前臂纵轴方向夹挤骨间隙，使向中间靠拢的桡、尺骨断端向桡、尺侧各自分离；悬张于两骨间的骨间膜恢复紧张度，以牵动桡、尺骨的骨间嵴，使之恢复两骨正常对峙位置，并可矫正部分侧方移位。儿童青枝骨折的复位手法比较简单。患儿仰卧位或坐位，患肢前臂旋后。在两助手牵引下，术者两手拇指置于骨折成角凸起处，两手其余手指置于凹侧的骨折远、近端，拇指向凹侧用力按压，其余手指同时向凸侧端推，将成角畸形完全矫正。亦可在助手牵引下，术者两手掌分别置于前臂的掌、背侧，即骨折成角部位，两手掌用力对挤，可将成角畸形完全矫正。

二、固定方法

在助手维持牵引下，局部外敷药物后，用4块前臂夹板固定。

1. 前臂夹板　分掌侧、背侧、尺侧和桡侧夹板共4块，以掌、背侧夹板为主。掌侧夹板长度为肘横纹至腕横纹，背侧夹板由尺骨鹰嘴至腕关节或指掌关节，桡侧夹板由桡骨头至桡骨茎突，尺侧夹板由肱骨内上髁下达第5掌骨基底部。尺侧夹板超过腕关节可克服因手部受重力下垂而致尺骨骨折端向桡侧成角的杠杆力作用。

2. 固定垫

（1）分骨垫：掌、背侧骨间隙各置一分骨垫，若桡、尺骨干的骨折线在同一平面，分骨垫位于骨折线上下各一半；骨折线不在同一平面时，分骨垫放在两骨折线之间。掌侧分骨垫放在掌长肌腱与尺侧屈腕肌腱之间，背侧分骨垫放在尺骨背面的桡侧缘。放妥后，分别用胶布固定。分骨垫不宜卷得太紧，以免皮肤受压坏死。

（2）纸压垫：若骨折原有成角移位或侧方移位，则可按移位的方向，用三点加压法或两点加压法放置纸压垫。

三、药物治疗

早期局部肿痛明显，治以活血祛瘀、消肿止痛，用桃红四物汤加桂枝、姜黄，水煎内服，每日 1 剂；筋骨伤胶囊，2 粒口服，每日 3 次。

中期随着瘀血的消散，疼痛逐渐减轻，瘀血渐去则新血渐生，活血破瘀的药物要适当减少，在活血化瘀的同时加补益气血的药物，药用桃红四物汤去桃仁，加当归、熟地黄、黄芪、何首乌、鹿角胶等；或加强筋健骨药物，如续断、补骨脂、骨碎补、煅狗骨等。血虚者可配合生血补髓药，气虚者可配合和营养卫汤，气血两虚者可配合补气养血汤，年老体弱者可服用补肾养血汤。中药水煎内服，每日 1 剂；筋骨伤胶囊，2 粒口服，每日 3 次。

损伤后期局部肿胀已消退，疼痛明显减轻。由于气血亏虚，损伤的筋骨尚未完全修复，肢体还不能完全恢复活动功能，需养气血、补肝肾、强筋骨的药物治疗。中年以上患者，后期多气血虚弱，血不荣筋，肝肾亏损，且易并

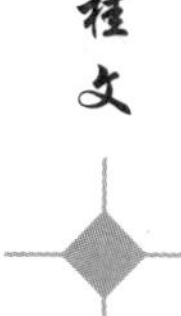

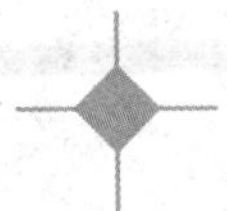

发肩关节周围炎，内服可选用六味地黄汤加减。对于儿童骨折，因其骨折愈合迅速，一般不需服用药物。

中药外用：早中期局部跌打膏外敷，每两大更换1次，如局部皮肤过敏则停止外用药。解除固定后可用烫疗药敷肩部，用十一方药酒或抗风湿酊外擦肩部以舒筋骨活动、通络止痛。

四、功能锻炼

骨折整复固定后，早期即可以做手指的屈伸活动及前臂上臂肌肉舒缩活动，骨折临床愈合并拆除外固定后方可做前臂旋转活动。

【体会】

一般采用手法复位即可将骨折整复，局部夹板外固定可以有效地防止骨折再移位。若骨折整复不够理想，将影响前臂旋转功能。若为同一水平面桡尺骨骨折并呈“X”形交叉移位者，治疗欠佳可形成骨桥，致使前臂旋转功能丧失。若手法整复不成功，不应反复多次进行闭合手法复位，应尽早切开复位并做内固定。桡、尺骨干具有特殊的旋转功能，应把桡尺骨干双骨折视为关节内骨折。此类骨折的治疗要求较高，其治疗原则要求解剖对位或接近解剖对位，以恢复前臂的旋转功能。所以，应根据前臂的解剖、生理特点与骨折的病理变化，进行具体分析，采用手法整复配合夹板固定的方法效果较好。若骨折对位不良，有旋转、成角畸形，多因骨间膜严重损伤，或粗暴手术操作，使两骨间血肿相通，日久血肿机化、骨化而形成骨桥（即交叉愈合)，将影响前臂的旋转功能。儿童的生长塑形能力很强，8 岁以下的儿童塑形能力更强，一般 20°以内的成角畸形，可通过塑形而获得矫正。但对于超过 12 岁的儿童，其塑形机会就大大减少，故对骨折应力求有良好的复位，不能依赖塑形来矫正畸形。

采用手法复位应注意以下几个问题：①若为桡尺骨干上 1/3 骨折者，因尺骨位于皮下，上段较粗，能被触摸清楚，可考虑先整复尺骨骨折的移位；若为下 2/3 部位骨折者，因桡骨较粗，位于皮下，可被触摸清楚，可先整复桡骨骨折的移位。②因肌肉和骨间膜的牵拉，桡尺骨干双骨折的骨折断端移位复杂，其治疗要求解剖或近解剖对位，手法复位较困难。整复前，应根据患者的受伤机理，结合 X 线片所显示的骨折部位、类型及移位特点，认真分析，制定治疗方案，确定手法复位步骤，力争一次性手法复位成功。③整复时，要时刻注意保持肘关节屈曲位。因肘关节伸直时，肱二头肌、旋前圆肌等肌肉紧张，会加重骨折的移位，增加手法整复的难度。肘关节屈曲时，肱二头肌和旋前圆肌松弛，则有利于骨折的整复。④整复时，应先整复稳定性骨折，然后整复不稳定性骨折。如果一骨为横断骨折，另一骨为短斜形骨折，应先整复横断骨折，其整复后相对较稳定，可作为支柱，再整复斜形骨折就比较容易。⑤前臂因有旋转肌群、肱二头肌和骨间膜的存在，具有旋转的独特功能，骨折后的骨折端也会有轻重不同的旋转移位，整复时要充分考虑和应用这一解剖特点。

术后注意事项：①骨折整复固定后，即刻摄正侧位 X

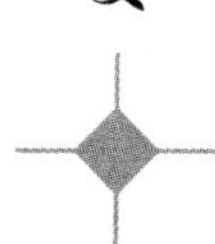

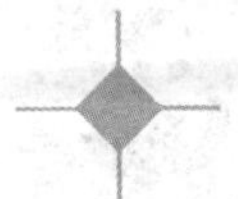

线片复查。固定早期，每3~5天透视1次，发现骨折移位需及时纠正。2周后，每2~4周拍摄X线片复查，以观察骨折断端位置和骨折愈合情况。②抬高患肢，密切观察，及时调整布带的松紧度，以免因肿胀消退后夹板松动而引起骨折重新移位。③儿童青枝骨折固定3~4周，成人骨折固定6~8周，待骨折临床愈合后拆除夹板。若为稳定骨折，固定时间可酌情缩短。尺骨下1/3骨折，由于局部血供差，若固定不良导致断端间有旋转活动，容易造成骨折迟缓愈合或不愈合，故固定必须牢靠，固定时间必须适当延长。④复位固定后，必须严密观察手的血运，注意手部皮肤的温度、颜色、感觉及手指活动情况等。如固定过紧，出现伤肢或手肿胀严重，疼痛剧烈，手部皮肤青紫或苍白，肤温稍高，手指麻木、不能活动，活动则疼痛难忍，桡动脉搏动减弱或消失，这些是前臂筋膜间隔区综合征的表现，应立即拆除外固定，必要时手术探查或做切开减压处理，避免症状的进一步加重或恶化。

【典型病例】

案1：周某，男，9岁，住南宁市五中，1998年8月21日下午7点就诊。

主诉：跌伤后右前臂肿痛、功能障碍1小时。

患者今天下午运动时不慎跌倒，右手掌撑地即觉右前臂剧痛、不能活动，我院急诊经摄片等检查拟诊断为“右尺桡骨干骨折”，转病房治疗。

查体：一般情况好，痛苦面容，右前臂肿胀、畸形明显，右前臂活动功能障碍，右手血运、皮肤感觉、活动正常，余部位无外伤。

X 线片：右前臂尺桡骨干中段青枝骨折，骨折端向掌侧成角。

诊断：右尺桡骨干青枝骨折。

治疗过程：患者平卧位，骨折端局部麻醉，掌心向下，屈肘 90°。一助手握患肢肘部，另一助手握患肢腕部，行骨折端拔伸牵引 1 ~ 2 分钟，可见成角畸形改善。术者握住患肢前臂，拇指置于背侧，余四指置于掌侧，用适当力量向背侧推，以纠正掌侧成角移位。X 线透视见骨折复位满意后，骨折掌侧外敷跌打膏，缠绕 3 ~ 4 层纱布，用前臂小夹板外固定。固定期间行手关节功能活动，定期复查 X 线片保证骨折复位。3 周后，局部肿痛消失，X 线片示骨折线有连续骨痂，拆除小夹板，加强前臂功能活动。2 个月后，前臂恢复正常的活动和运动功能。

药物治疗：固定期间，外敷跌打膏，每 2 天换药 1 次。拆除外固定后，局部热敷烫疗药直到关节功能恢复。

治疗结果：2 个月后，骨折愈合，患肢功能恢复。

按语：患儿前臂尺桡骨干青枝骨折，骨折成角移位，骨折端较稳定，且骨质柔软，一般复位不难，复位后较稳定，且愈合快、功能恢复好。但复位时要注意力量不能过大，以免造成完全骨折或骨折端不稳定。

案 2：伍某，男，27 岁，住南宁市华西路 45 号。就诊时间：1997 年 9 月 8 日下午 6 点。

主诉：跌伤后左前臂肿痛、活动障碍 1 小时。

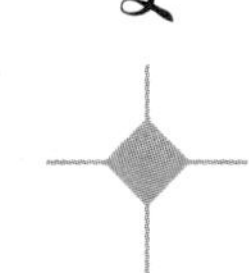

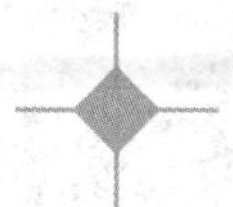

患者今天下午4点骑摩托车时不慎跌倒，左手着地即觉左前臂剧痛，不能活动。我院急诊经X线片等检查诊断为“左尺桡骨干骨折”收我科住院。

查体：一般情况好，痛苦面容，左前臂肿胀、畸形明显，有异常活动，患肢端血运、皮肤感觉、活动正常。

X线片：左桡尺骨干骨折，骨折端重叠移位。

诊断：左尺桡骨干骨折。

治疗过程：患者平卧位，左臂丛麻醉，掌心向下，左肘屈肘90°。一助手握住肘部，另一助手握住腕部，骨折端对抗牵引1~2分钟。电视透视下重叠移位纠正后，术者双手进行夹挤分骨，将桡骨远断端向桡侧夹挤、向掌侧挤压以纠正桡骨远端的尺背侧移位，将尺骨近断端向尺侧夹挤、向背侧挤压以纠正尺骨近断端的桡背侧移位，至X线透视见骨折力线好，桡骨断端对位约2/3，尺骨断端对位约1/2。骨折端放置分骨垫，局部外敷跌打膏，前臂小平板固定于功能位，三角巾胸前悬吊。固定期间行手指功能活动锻炼，但要避免前臂旋转活动，并定期复查X线片保证骨折端的复位良好。6周后，骨折临床愈合，拆除小夹板，进行前臂旋转活动，配合烫疗药热敷。

药物治疗：损伤早期局部肿痛明显，用桃仁、红花、当归、赤芍、桂枝、姜黄、延胡索、茯苓、泽泻，水煎内服，每日1剂；筋骨伤胶囊2粒，口服，每日3次。1周后，局部肿痛明显减轻，用桃红四物汤去桃仁，加桂枝、姜黄、续断、补骨脂、黄芪，水煎服，每日1剂；筋骨伤胶囊2粒，口服，每日3次。6周后，骨折临床愈合，停止药

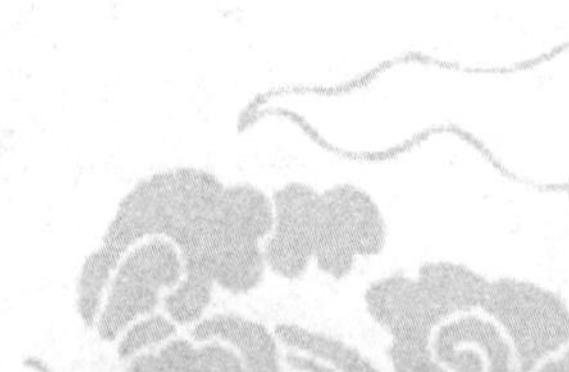

物内服。骨折整复固定后，跌打膏外敷，每天用十一方酒50mL浸润骨折端处的棉垫，每7天在严格维持骨折稳定下更换跌打膏1次。3周后，局部肿痛消失，停止外敷药；6周后，骨折临床愈合，拆除小夹板，用烫疗药热敷肩部、肘部及腕关节；12周后，左上肢各关节活动功能正常，停用外用药。

按语：患者尺桡骨干双骨折，存在重叠移位，骨折端极不稳定，复位难比较大，故拔伸牵引的力量和时间要足够，保证纠正重叠移位。先整复尺骨还是先整复桡骨，主要考虑复位后骨折的稳定性，一般偏上段骨折的尺骨骨折接触面较大、复位较稳定，偏下段骨折的桡骨骨折面较大、复位后较稳定。

桡骨远端骨折

桡骨远端骨折是指桡骨远端3cm范围以内的骨折。桡骨下端以松质骨为主，松质骨外层为一层薄的密质骨，故桡骨远端与桡骨骨干交界处为应力上的弱点，容易发生骨折。桡骨远端与腕舟骨和月骨构成腕关节。正常人桡骨下端关节面向掌侧倾斜（即掌倾角）10°~15°，向尺侧倾斜（即尺倾角）20°~25°。因此，正常人桡骨茎突比尺骨茎突长1cm~1.5cm。当桡骨远端发生骨折时，上述正常解剖关系常发生改变。桡骨下端骨骺在1岁左右出现，在18~20岁与骨干融合。桡骨远端骨折比较常见，多发于老年人，儿童患者则多为桡骨远端骨骺分离。

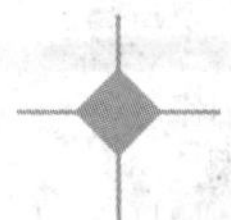

【病因病机】

多为间接暴力所致。根据所遭受暴力作用的方向、受伤时患者的体位和骨折移位类型的不同，可分为伸直型和屈曲型。

1. 伸直型　伸直型桡骨远端骨折又称科雷（Colles）骨折，最为常见。跌倒时，腕关节呈背伸位，小鱼际部着地，躯干向下的重力与地面向上的反作用力共同作用在桡骨下端，造成骨折。暴力轻时，骨折嵌插而无明显移位。暴力较大时，腕关节的正常解剖关系会发生改变，骨折远端向桡侧和背侧移位，桡骨下端关节面改向背侧倾斜或成为负角，向尺侧倾斜减少或完全消失，甚至向桡侧倾斜而成为负角，腕及手部形成“餐叉样”畸形。

2. 屈曲型　屈曲型桡骨远端骨折又称史密斯（Smith）骨折，较少见。多因跌倒时，腕关节呈掌屈位，手背先着地，身体重力沿桡骨向下冲击，地面的反作用力沿手背向上作用于桡骨下端而造成骨折。骨折远端向桡侧和掌侧移位，桡骨下端关节面向掌侧倾斜，手腕部呈“锅铲样”畸形，亦称垂状畸形。

【诊断要点】

1. 病史　患者均有明显的外伤史。

2. 临床表现　伤后腕关节上方疼痛肿胀，桡骨下端压痛明显，有纵轴叩击痛，手腕关节活动功能障碍。典型的伸直型骨折呈“餐叉样”畸形，屈曲型骨折可见“锅铲样”

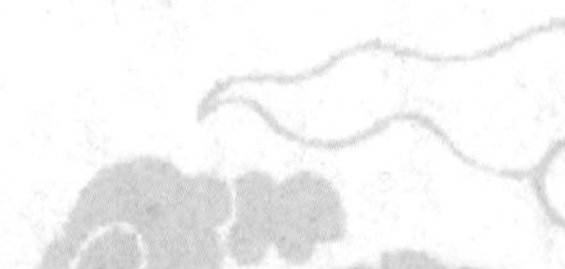

畸形。

3. X 线片　一般应常规拍摄腕关节正侧位 X 线片，可明确诊断和鉴别诊断，并可了解骨折类型和移位方向，以及是否合并尺骨茎突骨折、下桡尺关节脱位。

【治疗】

无移位的桡骨远端骨折不需整复，仅用小夹板固定 4 ~ 5 周即可，有移位的骨折则要手法整复后再外固定。

一、手法整复方法

患者坐位或仰卧位（老人仰卧位为佳），骨折端内局部麻醉，患肢前臂旋前位（手掌向下）。一助手握住患肢前臂上段，术者两手握紧手掌，两拇指并列放于骨折远端背侧，两手其余四指置于手腕掌侧，扣紧大、小鱼际，先拔伸牵引2 ~ 3 分钟。重叠移位完全矫正后，如为伸直型骨折则将前臂远段旋前，在维持牵引情况下，术者两手食、中、无名指重叠，置于骨折近端的掌侧，向上端提，两手拇指并列置于骨折远端的背侧，向掌侧按压，以矫正掌、背侧移位。待骨折移位完全矫正后，腕部畸形消失。术后，术者一手托住手腕，另一手拇指沿屈、伸肌腱由近端向远端顺骨捋筋，理顺肌腱，使之恢复正常位置。亦可先整复掌、背侧移位，再矫正骨折桡侧移位，同时迅速将腕关节尺偏掌屈，或两拇指将骨折远端向掌侧挤压，骨折即可复位并维持固定。屈曲型骨折时，两拇指移至骨折近端背侧，两手其他四指扣紧腕部，同时将腕关节背伸，骨折即可复位并维持固定。如为关节骨折或粉碎性骨折等不稳定骨折，

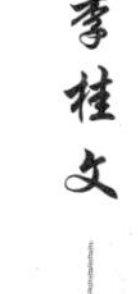

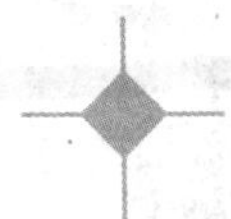

则在维持牵引下用推挤捺正法将移位的骨块复位。术者用两手拇指由掌侧将骨折远端向背侧推挤，同时用食、中、无名三指将骨折近端由背侧向掌侧按压，并嘱牵引手部的助手缓缓将腕关节背伸、尺偏，骨折即可复位。

二、固定方法

在骨折远端的掌侧和背侧各放置一平垫。伸直型或背侧缘劈裂骨折需将背侧垫放置于骨折远端，掌侧垫放置于骨折近端，背侧及桡侧夹板下端应超过腕关节，掌侧及尺侧夹板下端不超过腕关节，并将腕关节固定于轻度掌屈位，限制腕部的背伸活动。屈曲型或掌侧缘劈裂骨折在骨折远端的掌侧和背侧各放置一平垫，掌侧夹板下端应超过腕关节，限制手腕掌屈活动，并将腕关节固定于轻度背伸位。固定垫、夹板放妥后，用3条布带捆扎。最后将前臂置中立位，屈肘90°，悬吊于胸前。对于伸直型骨折，成人患者保持固定4周，儿童患者固定3周。骨折固定后，随时调整布带的松紧度，并注意手指端的感觉及血运情况，并定期门诊复查。

三、药物治疗

早期局部肿痛明显，治以活血祛瘀、消肿止痛，用桃红四物汤加桂枝、姜黄，水煎内服，每日1剂；筋骨伤胶囊，2粒口服，每日3次。

中期随着瘀血的消散，疼痛逐渐减轻，瘀血渐去则新血渐生，活血破瘀的药物要适当减少，在活血化瘀的同时加补益气血的药物，药用桃红四物汤去桃仁，加当归、熟地黄、黄芪、何首乌、鹿角胶等；或加强筋健骨药物，如

续断、补骨脂、骨碎补、煅狗骨等。血虚者可配合生血补髓药，气虚者可配合和营养卫汤，气血两虚者可配合补气养血汤，年老体弱者可服用补肾养血汤。中药水煎内服，每日 1 剂；筋骨伤胶囊，2 粒口服，每日 3 次。

损伤后期局部肿胀已消退，疼痛明显减轻。由于气血亏虚，损伤的筋骨尚未完全修复，肢体还不能完全恢复活动功能，需养气血、补肝肾、强筋骨的药物治疗。中年以上患者，后期多气血虚弱，血不荣筋，肝肾亏损，且易并发肩关节周围炎，内服可选用六味地黄汤加减。对于儿童骨折，因其骨折愈合迅速，一般不需服用药物。

中药外用：早中期局部跌打膏外敷，每两天更换 1 次，如局部皮肤过敏则停止外用药。解除固定后可用烫疗药敷肩部，用十一方药酒或抗风湿酊外擦肩部以舒筋骨活动、通络止痛。

四、功能锻炼

骨折复位固定后，鼓励患者开始积极进行指间关节、掌指关节的屈伸锻炼及肩、肘关节的各向活动。

【体会】

对于新鲜桡骨远端骨折，有人主张除开放性骨折和背侧移位严重者，均应在伤后 24 小时后整复，以免加重骨折处的血肿。但李桂文教授主张尽早复位，等待肿胀消退再复位是错误的。因为伤后时间越长，整复时患者越痛苦，整复的难度越大。

此类骨折属近关节骨折，亦有部分骨折属关节内骨折，

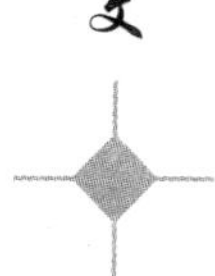

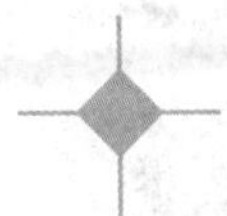

故要求骨折对位对线好，才不致影响关节活动功能以及周围肌腱的正常滑动。对无移位骨折或不全骨折则不需要整复，仅用掌、背侧夹板固定2～3周即可。对有移位骨折应根据骨折类型采用不同的整复方法。

桡骨远端骨折手法整复并不难，但如不掌握复位技巧，则会增加损伤及病人痛苦。复位成功的关键是要首先纠正重叠移位，只有重叠移位纠正后，侧方成角等移位才能纠正，这就要求需在无痛下进行，以及拔伸牵引的力量和时间要足够。

老年桡骨远端骨折患者固定后常见肩关节僵硬等合并症，应注意肩关节活动，加强锻炼，预防合并症发生。粉碎性骨折的骨折线通过关节面，使关节面遭到破坏，后期易继发创伤性关节炎，应尽早做腕关节的功能锻炼，使关节面得到再造，改善关节功能，预防后遗创伤性关节炎。解除固定后，应做腕关节屈伸、旋转及前臂旋转活动。一些医师往往忽视尽早进行功能锻炼的原则，造成患者上肢各关节僵硬，故应及时指导和鼓励病人进行积极的功能锻炼。

桡骨远端骨折需要切开复位者甚少，尤其对于粉碎性骨折，手法复位位困难，而切开复位内固定的难度更大。但若桡骨远端背侧缘及掌侧缘骨折，骨折块较大，复位后不稳定或夹板固定困难者，麻醉下行闭合穿针固定或切开复位内固定则效果较好。若为桡骨远端陈旧性骨折畸形愈合的青壮年患者，或有神经刺激或压迫症状，或肌腱功能受限，或前臂旋转功能障碍者，可考虑行切骨矫形术。

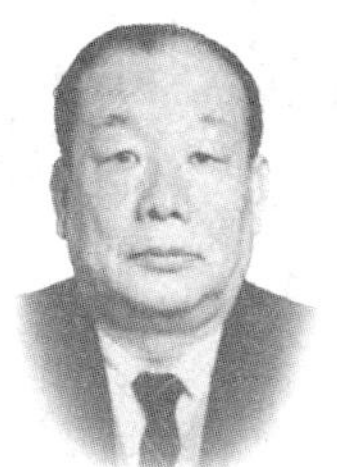

【典型病例】

黄某，60 岁，住南宁市衡阳路 32 号。就诊时间：1991 年 5 月 4 日上午 10 点。

主诉：跌倒后右腕部肿痛、活动障碍 1 小时。

患者今天上午 9 点不慎平地滑倒，右手掌着地即觉右腕剧痛、活动障碍。我院急诊经 X 线等检查拟诊断为“右桡骨远骨折”，转我科处理。

查体：一般情况好，痛苦面容，右腕肿胀、餐叉样畸形，右腕关节活动障碍。

X 线片：右桡骨远端骨折，骨折远端向桡、背侧移位。

诊断：右桡骨远端骨折。

治疗过程：患者平卧位，骨折端血肿内麻醉，掌心向下，屈肘 90°。助手握住前臂上段，术者握住腕部，对抗拔伸牵引 1 ~2 分钟。重叠移位纠正后，术者拇指放置于骨折远端背侧，余四指放置于骨折近端掌侧，在维持牵引下将腕关节掌屈、尺偏以纠正桡侧移位，恢复正常掌倾角。然后，术者维持腕关节于掌屈尺偏位，助手于腕桡背侧、骨折远断端放置压垫，骨折端外敷跌打膏，小夹板外固定（桡侧及背侧板超腕关节，尺侧、掌侧板不超腕关节）。固定后定期复查 X 线片，调整夹板松紧度，并进行手部、肘部、肩部等关节功能活动。5 周后，X 线片复查示骨折线模糊，局部疼痛消失，达到临床愈合。拆除小夹板，嘱患者加强腕关节、手关节、肩关节的功能锻炼，配合烫疗药热敷、十一方酒熏洗。锻炼早期腕部、肩部比较疼痛，3 个月

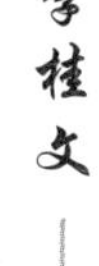

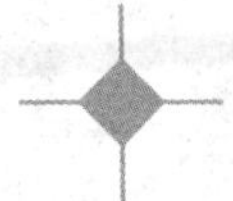

后腕关节疼痛消失，活动功能基本正常。

药物治疗：损伤早期局部肿痛明显，用桃仁、红花、当归、赤芍、桂枝、姜黄、延胡索、茯苓、泽泻，水煎内服，每日 1 剂；筋骨伤胶囊 2 粒，口服，每日 3 次。1 周后，局部肿痛明显减轻，用桃红四物汤去桃仁，加桂枝、姜黄、续断、补骨脂、黄芪，水煎服，每日 1 剂；筋骨伤胶囊 2 粒，口服，每日 3 次。6 周后，骨折临床愈合，停止药物内服。骨折整复固定后，跌打膏外敷，每天用十一方酒 50mL 浸润骨折断端处的棉垫，每 7 天在严格维持骨折稳定下更换跌打膏 1 次。3 周后局部肿痛消失，停止外敷药。6 周后，骨折临床愈合，拆除小夹板，用烫疗药热肩部、肘部及腕关节。12 周后，右上肢各关节活动功能正常，停用外用药。

按语：桡骨远端骨折常见于老年女性。该患者诊断明确，为伸直型骨折，临床复位较容易。但由于是近关节骨折，极易造成创伤性关节炎而致长时间腕关节疼痛，故骨折复位尽量达到解剖复位。同时，早期行握拳活动，使肿胀尽早消除。拆除外固定后配合中药外用，加强功能锻炼。

股骨颈骨折

【病因病机】

股骨颈骨折多因间接暴力引起。老年人平地滑倒，或由低处跌下时臀部着地、下肢扭转，甚至无明显外伤史都

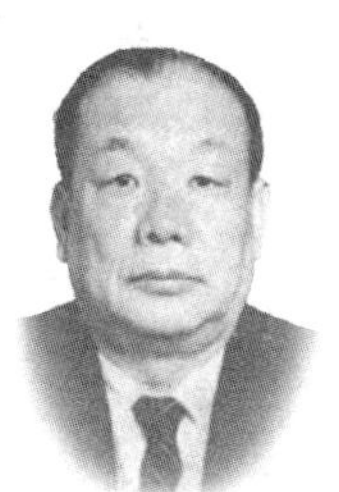

可引起骨折。青壮年股骨近端骨质较坚强，需要较大的暴力才能发生股骨颈骨折，如车祸、高处跌落，亦偶有因过度疲劳骨折。一般青壮年股骨颈骨折移位明显，血运损伤较重。

临床分型：按骨折线位置可为头下骨折、颈中骨折和基底骨折。骨折线的位置越高，骨折不愈合、股骨头缺血性坏死和创伤性关节炎的发生率就越高，骨折预后越差。按受伤的机制和骨折线的方向分为外展型和内收型骨折。外展型骨折较稳定，预后较好；内收型骨折较不稳定，预后较差。

【诊断】

1. 病史　有外伤史，如平地滑倒或较轻的外伤。

2. 临床表现　老年人跌倒后，髋部疼痛，不能活动及站立行走，应首先考虑有股骨颈骨折可能。还会出现患肢短缩、外旋畸形，患侧髋部肿胀不明显，关节活动障碍，腹股沟压痛，纵轴叩痛明显。骨折移位不明显或稳定型骨折者体征不一定明显，但一定有纵轴叩痛。

3. X 线片　拍摄髋关节正侧位 X 线片可明确骨折部位、类型和移位情况，对决定治疗方案及估计预后均有帮助。

【治疗】

根据骨折的时间、类型、患者的年龄和全身情况等制定治疗方案。

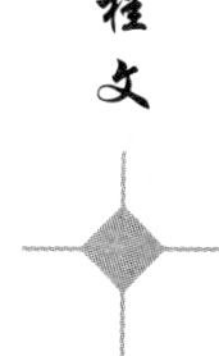

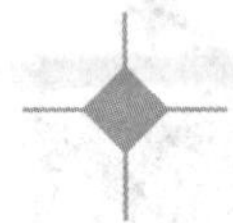

一、新鲜无移位骨折

无移位骨折属稳定型骨折，一般不需要复位，仅需做患肢制动，嘱患者卧床休息，患足穿“丁”字鞋，患肢置于外展中立位防止患肢外旋，或采用皮肤牵引固定，以对抗髋部肌群的收缩并适当外旋。病人要做到“三不”，即“不盘腿，不侧卧，不下地”。6~8周后X线片复查若无异常，可扶双拐下床活动。以后每1~2个月需X线片复查1次，直到骨折愈合。一般需要4~6个月可弃拐负重行走。对不能充分合作的儿童，则可采用单髋人字石膏固定2~3个月。

二、新鲜有移位骨折

入院后即行胫骨结或股骨髁上牵引，置患肢于外展中立位，一般牵引重量为4~8kg。1~3天后，X线片复查，若骨折向上移位矫正，且无特殊禁忌证，可采用闭合手法整复，或经皮螺纹钉或三翼钉内固定（此法简便易行，安全可靠，治疗效果好）。

1. *徒手整复方法*　主要是纠正成角移位和前后移位。在维持骨牵引下，一助手固定骨盆，另一助手牵引患肢以加大牵引力量。术者反复将患肢轻轻内旋外旋，使前后移位骨折端对位，最后使下肢轻度内旋位以纠正向前成角或外旋畸形，并维持牵引固定。

2. *固定方法*

（1）持续牵引：可用于稳定型股骨颈骨折、不稳定型股骨颈骨折、三翼钉内固定术后，或人工股骨头置换术前的准备性治疗。肌肉不发达的老年人或儿童可选用下肢海绵带皮肤牵引，骨折复位后用4～5kg重量维持牵引；肌肉发达的青壮年人选用胫骨结节骨牵引，一般重量为4～8kg，保持患肢外展、中立位或稍内旋位。

（2）多枚钢针内固定：适用于各个年龄组股骨颈骨折的各种类型。此法操作简单，固定牢固，骨折愈合率较高。

三、药物治疗

早期局部肿痛明显，治以活血祛瘀、消肿止痛，用桃红四物汤加牛膝15g、五灵脂12g、独活15g、杜仲20g、木香12g、三七12g，水煎内服，每日1剂；筋骨伤胶囊，2粒口服，每日3次。

中期随着瘀血的消散，疼痛逐渐减轻，瘀血渐去则新血渐生，活血破瘀药物要适当减少，在活血化瘀的同时加补益气血的药物，药用桃红四物汤去桃仁，加当归、熟地黄、黄芪、何首乌、鹿角胶等；或加强筋健骨药物，如续断、补骨脂、骨碎补、煅狗骨等。血虚者可配合生血补髓药，气虚者可配合和营养卫汤，气血两虚者可配合补气养血汤，年老体弱者可服用补肾养血汤。中药水煎内服，每日1剂；筋骨伤胶囊，2粒口服，每日3次。

损伤后期局部肿胀已消退，疼痛明显减轻。由于气血亏虚，损伤的筋骨尚未完全修复，肢体还不能完全恢复活动功能，需养气血、补肝肾、强筋骨的药物治疗。中年以上患者，后期多气血虚弱，血不荣筋，肝肾亏损，且易并发骨质疏松及肌肉萎缩，内服可选用六味地黄汤加减。对于儿童骨折，因其骨折愈合迅速，一般不需要服用药物。

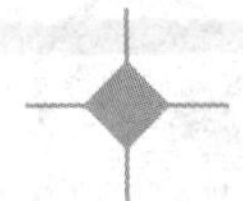

中药外用：早中期局部跌打膏外敷，每两天更换 1 次。3 周后可用烫疗药热敷髋部、膝部，外擦十一方药酒或抗风湿酊以舒筋活络、通络止痛。

四、功能锻炼

一般固定后或牵引期间，即可进行股四头肌的舒缩锻炼及足踝关节的屈伸活动，并鼓励患者有计划、有规律地做深呼吸或扩胸运动，以利排痰。

【体会】

股骨颈骨折常见于老年人，主要是因为骨质疏松，有时轻微外伤就可以引起骨折。一般临床诊断不难，但有少数稳定性骨折的患者体征不一定明显，容易漏诊漏治。所以，对平地滑倒的老年人，如果出现髋部疼痛首先要考虑股骨颈骨折可能。部分无移位的裂隙骨折或嵌插型骨折的病人，伤后仍能站立、行走或骑自行车，对这类病人要特别注意，以免因漏诊而使无移位的稳定骨折变为有移位的不稳定骨折。无移位骨折的畸形可能不明显，但是也应注意。股骨颈不完全性骨折或嵌插骨折，受伤后立即拍的 X 线片上骨折线不太明显而易被忽略，等 2 ~ 3 周后骨折端骨质吸收，再拍片检查，骨折线才能清楚地显示出来。因此，凡是在临床上怀疑有股骨颈骨折的，虽 X 线片上暂时未见骨折线，仍应按嵌插骨折处理，3 周后再拍片复查或立即行股骨颈 CT 检查。

股骨颈骨折位置较深，难以触摸骨折端，仅靠徒手整复难度较大，必须先骨牵引，待向上移位纠正后，骨折端

的前后及成角移位基本纠正，再配合轻手法就较容易达到满意复位。尽量不采用大角度屈伸复位方法，以免进一步损伤骨折近端的血运，而影响骨折愈合及股骨头的血运。

由于解剖特点，股骨颈骨折愈合时间比较长，平均为5～6个月，且后期骨不连、股骨头缺血性坏死的发生率较高，一旦发生长期卧床，诸多并发症即会出现，对老年人的危害极大，甚至会危及生命。所以，老年人股骨颈骨折后，关键要尽早下床活动才能避免发生并发症。我们发现，对于股骨颈骨折并发生移位的老年人，单纯采用骨牵引虽然能使骨折复位，但要维持骨折稳定较困难，往往造成后期骨不连，且牵引时间长易出现并发症。所以，李桂文教授主张年老体弱患者，尤其是头下型或明显移位的股骨颈骨折患者，早期可做内固定或行人工髋关节置换手术。

【典型病例】

李某，女，68岁，住南宁市中华路上73号。就诊时间：1995年11月3日下午8点。

主诉：跌倒后左髋部疼痛3小时。

患者今天下午不慎平地滑倒，即觉左髋部剧痛，不能站立行走。我院急诊经X线片等检查后诊断为“左股骨颈骨折”而收住院治疗。患者一直无头晕、头痛、呕吐等症状。

查体：一般情况好，平车入院，下肢无明显短缩、外旋、内收等畸形，左侧腹股沟压痛明显，有纵轴叩击痛，左髋活动障碍。左足血运、皮肤感觉、活动正常。

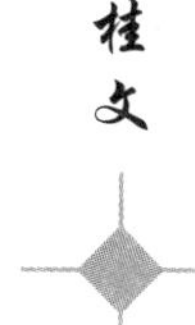

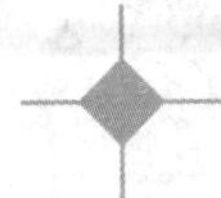

X线片：左侧股骨颈骨折，骨折端嵌插，无明显移位。

诊断：左股骨颈骨折（颈中嵌插型）。

治疗过程：入院后予左下肢皮套牵引6周，之后左足穿“丁”鞋固定。

药物治疗：早期局部肿痛明显，治以活血祛瘀、消肿止痛，用桃红四物汤加牛膝15g、五灵脂12g、独活15g、杜仲20g、木香12g、三七12g，水煎内服，每日1剂；筋骨伤胶囊2粒，口服，每日3次。中期随着瘀血的消散，疼痛逐渐减轻，瘀血渐去则新血渐生，故活血破瘀的药要适当减少，并在活血化瘀的同时加补益气血的药物。药用桃红四物汤去桃仁，加当归、熟地黄、黄芪、何首乌、鹿角胶、补骨脂、骨碎补、煅狗骨，水煎内服，每日1剂；筋骨伤胶囊2粒，口服，每日3次。损伤后期局部肿胀已消退，疼痛明显减轻。由于气血亏虚，损伤的筋骨尚未完全修复，肢体还不能完全恢复活动功能，需养气血、补肝肾、强筋骨，药用八珍汤加牛膝、杜仲、川续断、何首乌、牛骨，水煎服，每日1剂，连服4周。早中期局部用跌打膏外敷，每2天更换1次。3周后用烫疗药热敷髋部、膝部，十一方药酒或抗风湿酊外擦以舒筋活络、通络止痛。

术后处理与功能锻炼：牵引固定期间即可做下肢肌肉舒缩活动，特别是活动股四头肌。拆除骨牵引固定后，加强左髋及膝、踝关节的功能锻炼。

治疗结果：12周后摄片示骨折线消失，半年后去拐行走，随访5年无股骨头坏死。

按语：患者年龄较大，但其骨折属稳定型骨折，治疗

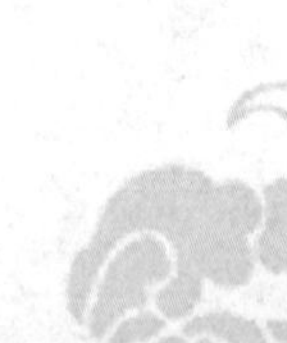

较简单，预后较好。但需注意不能过早负重活动，以免后期股骨头发生无菌性坏死。

股骨粗隆间骨折

股骨粗隆间骨折又称股骨转子间骨折，指股骨颈基底至小粗隆水平以上部位的骨折。多见于老年人，平均发病年龄比股骨颈骨折大，男女比例约为1.5∶1，左右侧发生率几乎相等。

【病因病机】

股骨粗隆间骨折的病因与发病机制与股骨颈骨折相似，可由直接暴力或间接暴力导致，亦可由两种暴力同时作用引起。骨折多为粉碎型，根据受伤机制、骨折线方向及骨折端位置，临床上可分为3个类型：顺粗隆间型、反粗隆间型及粗隆下型骨折。

【诊断】

1. 病史　患者多有明显外伤史。

2. 临床表现　伤后髋部疼痛、肿胀，瘀斑明显，下肢短缩、内收、外旋畸形明显，可见患侧大粗隆升高，局部压痛、叩击痛明显。无移位骨折或嵌插骨折的上述症状较轻。

3. X线片　可明确诊断骨折类型。

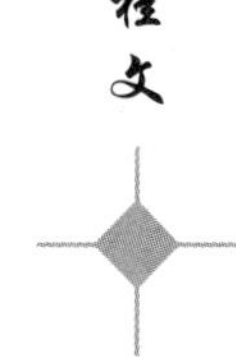

【治疗】

应根据骨折类型、移位情况、患者的年龄和全身状况等，选用不同的方法治疗。

一、不全骨折、无移位骨折或嵌插骨折

此类骨折需卧床休息，患足穿“丁”字鞋，用沙袋保持患肢外展位 30°～40°，稍内旋或中立位；亦可做皮肤持续牵引，时间需 6～7 周。骨折临床愈合后，扶双拐负重行走，直至 X 线片显示骨折愈合再开始患肢负重行走。

二、骨牵引疗法

适用于各种类型的股骨粗隆间骨折，如无移位的稳定型骨折、有严重内科疾患不适于手术或不接受手术的患者。一般选用股骨髁上或胫骨结节骨牵引。牵引重量根据患者肌力强弱及体重大小而定，一般占体重 1/8～1/7，患肢置于外展 30°～40°位，足尖向上。牵引 2～3 天后复查床边 X 线片，视骨折对位情况调整牵引重量及外展角度。

三、药物治疗

早期局部肿痛明显，治以活血祛瘀、消肿止痛，用桃红四物汤加牛膝 15g、五灵脂 12g、独活 15g、杜仲 20g、木香 12g、三七 12g，水煎内服，每日 1 剂；筋骨伤胶囊，2 粒口服，每日 3 次。

中期随着瘀血的消散，疼痛逐渐减轻，瘀血渐去则新血渐生，活血破瘀药物要适当减少，在活血化瘀的同时加补益气血的药物，药用桃红四物汤去桃仁，加当归、熟地

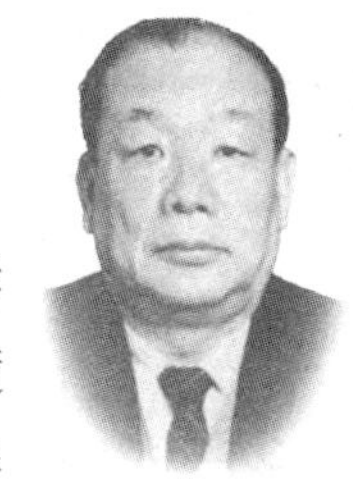

黄、黄芪、何首乌、鹿角胶等；或加强筋健骨药物，如续断、补骨脂、骨碎补、煅狗骨等。血虚者可配合生血补髓药，气虚者可配合和营养卫汤，气血两虚者可配合补气养血汤，年老体弱者可服用补肾养血汤。中药水煎内服，每日 1 剂；筋骨伤胶囊，2 粒口服，每日 3 次。

损伤后期局部肿胀已消退，疼痛明显减轻。由于气血亏虚，损伤的筋骨尚未完全修复，肢体还不能完全恢复活动功能，需养气血、补肝肾、强筋骨的药物治疗。中年以上患者，后期多气血虚弱，血不荣筋，肝肾亏损，且易并发骨质疏松及肌肉萎缩，内服可选用六味地黄汤加减。对于儿童骨折，因其骨折愈合迅速，一般不需要服用药物。

中药外用：早中期局部跌打膏外敷，每两天更换 1 次。3 周后可用烫疗药热敷髋部、膝部，外擦十一方药酒或抗风湿酊以舒筋活络、通络止痛。

四、功能锻炼

应根据骨折类型、选用的固定方法及固定的牢固程度决定功能锻炼方式。一般来说，复位固定后即可积极做锻炼股四头肌及踝关节的跖屈背伸活动。无移位骨折患者离床持拐行走时间比移位骨折患者早些，但负重行走时间应根据 X 线片显示的骨折愈合情况决定。

【体会】

股骨粗隆部主要是松质骨，周围有丰厚的肌肉，血运丰富，骨骼的营养较股骨头好得多。所以，临床上股骨粗隆间骨折大多可通过非手术治疗而获得骨性愈合，骨折不

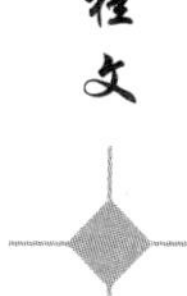

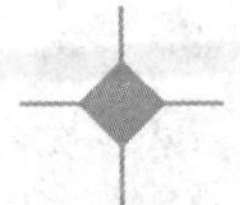

愈合及股骨头缺血性坏死极少发生，预后远比股骨颈骨折好。但若治疗不当，如牵引的力量过轻或牵引时间过短，亦极易导致骨折畸形愈合，遗留髋内翻、下肢外旋或短缩等畸形。

对于股骨粗隆间骨折的治疗，无论是骨折的复位，还是骨折的愈合并不困难，关键如何降低死亡率和髋内翻畸形的发生率。患者多为高龄老人，伤后因长期卧床容易发生危及生命的各种并发症，如肺炎、心衰、脑血管意外及肺栓塞等，有相当高的死亡率。有人统计，保守治疗组的死亡率为41%，而手术治疗组为13%。所以，对于年老体弱的股骨粗隆间骨折患者，我们主张采用经皮穿针固定疗法，或手术做内固定治疗，并尽量让患者早期起坐及下床活动。如非手术治疗，最好采取骨牵引才能有足够的牵引力量。在牵引期间，为了让患者做到动静结合，患者可随时起坐，但须注意做到三不，即“不盘腿、不侧卧、不下地”。为防止或减少髋内翻，应保持患肢外展位牵引，注意患肢与躯干轴线及骨盆的关系，勿过早去除牵引。

【典型病例】

案1：江某，男，36岁，住广西贵县桥圩镇，1991年12月3日下午6点就诊。

主诉：车祸后右髋部疼痛功能障碍2小时。

患者今天下午4点因车祸导致右髋部、胸部、腰部等多处疼痛，不能活动，由急救车现场处理后送我院急诊。急诊经X线片等检查拟诊断为“右股骨粗隆间骨折，右侧第

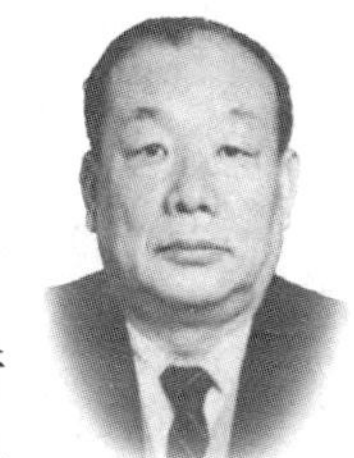

5、6、7、8 肋骨骨折，多处软组织挫伤”而收住院治疗。

查体：患者由平车送入院，生命体征正常，急性痛苦面容，全身多处软组织挫擦伤，胸廓无明显畸形，呼吸平稳，右侧胸壁皮肤挫伤、瘀血，局部压痛，胸廓挤压征阳性，右侧肺部呼吸音稍弱，右侧下肢外旋、短缩畸形，右大腿上端肿胀瘀血，右股骨大粗隆处压痛明显，右下肢活动功能障碍，右下肢端血运、皮肤感觉好，足趾活动好，头部、腹部无明显压痛。

X 线片：右股骨粗隆间骨折，骨折线从大粗隆向内下到小粗隆，骨折端向上移位；右侧第 5、6、7、8 肋骨骨折，右侧胸腔少量积液。颈椎、腰椎未见骨折征。

诊断：右股骨粗隆间骨折，右侧第 5、6、7、8 肋骨骨折，全身多处软组织挫伤。

治疗过程：入院后给予补充血容量、止痛等防休克治疗，右侧胸壁外敷跌打膏、用宽胶布外固定，右股骨髁上牵引，大腿上端外敷跌打膏。3 天后，床边 X 线片复查右股骨粗隆骨折端基本复位，继续维持骨牵引并定期行床边 X 线片复查。7 周后，骨折临床愈合拆除骨牵引。牵引固定期间指导患者做股四头肌舒缩活动及小腿三头肌功能活动，拆除骨牵引后加强髋、膝、踝关节功能锻炼，配合烫疗药热敷、中药外洗等。

损伤早期病情较重，在防休克治疗的同时加强支持疗法，配合中药活血化瘀、消肿止痛，用桃红四物汤加牛膝 15g、五灵脂 12g、独活 15g、杜仲 20g、木香 12g、三七 12g，水煎内服，每日 1 剂；筋骨伤胶囊 2 粒，口服，每日

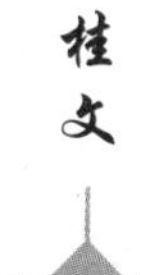

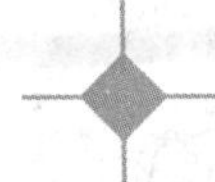

3 次。中期随着瘀血的消散，疼痛逐渐减轻，瘀血渐去则新血渐生，在活血化瘀的同时加补益气血的药物。药用桃红四物汤去桃仁，加当归、熟地黄、党参、黄芪、何首乌、鹿角胶，水煎内服，每日 1 剂；筋骨伤胶囊 2 粒，口服，每日 3 次。损伤后期局部肿胀已消退，疼痛明显减轻。由于气血亏虚，损伤的筋骨尚未完全修复，肢体还不能完全恢复活动功能，需养气血、补肝肾、强筋骨的药物治疗。药用八珍汤加牛膝、杜仲、川续断、何首乌、牛骨，水煎服，每日 1 剂，连服 4 周。早、中期局部跌打膏外敷，每 2 天更换 1 次。3 周后，可用烫疗药热敷髋部、膝部，十一方药酒或抗风湿酊外擦肩部以舒筋活络、通络止痛。

治疗结果：4 个月后患者完全康复。

按语：患者属复合损伤，早期病情较重，要注意创伤性休克的防治。肋骨骨折早期应注意大量胸腔积液的并发症，骨折的处理较简单，用宽胶布固定或限制活动即可。股骨粗隆间骨折属于稳定型骨折，股骨髁上牵引这一方法简单、安全、疗效确切，配合中药内服外用，效果更好。

案 2：许某，男，66 岁，住友爱南路 12 号，1996 年 6 月 7 日上午 9 点就诊。

主诉：跌伤后左髋部疼痛、不能行走 2 小时。

患者今天早上 7 点不慎平地滑倒，左髋屈曲着地即觉左髋部剧痛，不能站立行走。我院急诊经 X 线片等检查后拟诊断为“左股骨粗隆间骨折”，转我科住院治疗。一直无头晕、头痛、恶心、呕吐等症。

查体：平车入院，一般情况好，急性痛苦面容，左下肢外旋、短缩畸形，左大腿上段肿胀、皮下瘀血，局部压痛，有纵轴叩痛，左髋活动功能障碍。左足趾血运、皮肤感觉、活动功能正常。

X 线片：左股骨粗隆间骨折，骨折线由大粗隆向下到小粗隆，骨折远端向上移位。

诊断：左股骨粗隆间骨折。

治疗过程：入院后行左股骨髁上牵引，牵引重量为 6kg。次日行床边 X 线片复查见骨折端重叠移位未完全复位，将牵引重量加大到 8kg。第 3 天复查 X 线片见骨折重叠移位完全纠正，轻度内收畸形，加大牵引外展角度。1 周后复查 X 线片见骨折对位对线好，维持 8kg 牵引重量，并定期复查 X 线片保证骨折对位对线良好。6 周后骨折临床愈合，拆除骨牵引；8 周后扶拐行走。

药物治疗：早期局部肿痛明显，治以活血祛瘀、消肿止痛。药用桃红四物汤加牛膝 15g、五灵脂 12g、独活 15g、杜仲 20g、木香 12g、三七 12g，水煎内服，每日 1 剂；筋骨伤胶囊 2 粒，口服，每日 3 次。中期随着瘀血的消散，疼痛逐渐减轻，瘀血渐去则新血渐生，活血破瘀的药要适当减少，在活血化瘀的同时加补益气血的药物。药用桃红四物汤去桃仁，加当归、熟地黄、黄芪、何首乌、鹿角胶、补骨脂、骨碎补、煅狗骨，水煎内服，每日 1 剂；筋骨伤胶囊 2 粒，口服，每日 3 次。损伤后期局部肿胀已消退，疼痛明显减轻。由于气血亏虚，损伤的筋骨尚未完全修复，肢体还不能完全恢复活动功能，需养气血、补肝肾、强筋骨。药用八珍汤加牛膝、杜仲、川续断、何首乌、牛骨，水煎服，每日1剂，连服4周。早中期局部跌打膏外敷，每2天更换1次。3周后可用烫疗药热敷髋部、膝部，十一方药酒或抗风湿酊外擦以舒筋活络、通络止痛。

治疗结果：3个月后左下肢功能基本恢复正常。

按语：患者年老体弱，平地滑跌亦可引起粗隆间骨折。但骨折属于稳定型骨折，牵引复位比较容易，也比较容易维持复位。股骨粗隆血运丰富，故骨折愈合比较快，且配合中药内服外用效果更佳。

股骨干骨折

股骨干是人体最长的管状骨，骨皮质厚而致密，有股外侧肌、股四头肌、股后侧肌等包围，后侧有坐骨神经，内侧有股动静脉通过。股骨干骨折多见于青壮年及儿童。

【病因病机】

股骨干骨折多因强大暴力引起，暴力分为直接暴力、间接暴力和开放性暴力。骨折后周围软组织损伤重，容易损伤神经或血管。由于肌肉的牵拉，骨折移位明显，骨折移位方向主要与肌肉的牵拉方向有关。

【诊断要点】

1. 病史　有明显外伤史。

2. 临床表现　伤后局部疼痛、肿胀明显，肢体功能障碍，肢体短缩、成角或旋转畸形，有异常活动，可触及骨

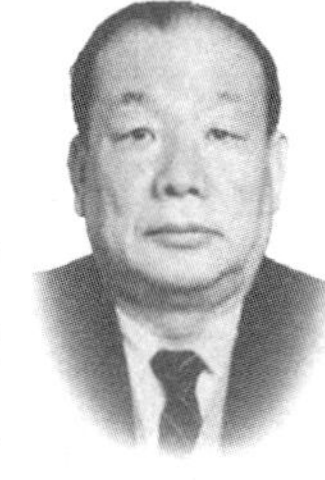

擦音，儿童股骨干骨折可有青枝骨折。若出现小腿感觉和运动障碍，或足背、胫后动脉搏动减弱或消失，末梢循环障碍，则考虑神经、血管损伤的可能。损伤严重的，由于疼痛、出血较多，早期可合并创伤性休克，还可合并脂肪栓塞。

3. X 线片　可了解骨折部位、类型及移位情况。

【治疗】

一、休克防治

注意生命体征变化，必要时给予补液、输血等补充血容量的急救治疗，并注意骨折的临时固定及其他合并伤的处理。

二、股骨干骨折治疗

1. 儿童股骨干青枝骨折、婴幼儿股骨干骨折多采用皮肤牵引、小夹板固定等，并定期摄片复查了解对位对线情况。

2. 青壮年股骨干骨折因肌肉力量强大而移位明显，需要行骨牵引下手法复位、小夹板固定。必要时须切开复位内固定。

3. 开放性、多发性、粉碎性或老年股骨干骨折的手法复位、固定困难，建议手术切开复位内固定。

三、股骨干骨折手法复位方法

患者取仰卧位，维持皮肤牵引或骨牵引下进行。一助手固定骨盆，另一助手双手握患肢小腿上段，如果床边 X

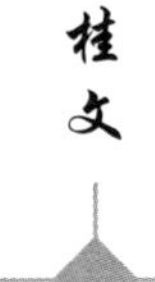

线片显示骨折重叠移位已纠正，则两助手稍做对抗牵引；如果床边 X 线片示骨折重叠移位尚未纠正，则两助手用力徐徐做对抗拔伸牵引，透视下重叠移位纠正后，术者再根据骨折移位的方向进行手法整复。如为上 1/3 骨折，骨折近端受髂腰肌、臀中肌、臀小肌等牵拉产生屈曲、外展、外旋移位，骨折远端由于内收肌群牵拉而向后、向上、向内移位，复位时将伤肢外展，轻度外旋，再用端提挤按的方法将骨折端复位；如为中 1/3 骨折，骨折远端受内收肌的牵拉多向内上后方移位，骨折复位时将患肢外展，术者根据骨折移位的方向用挟挤推按的方法将骨折端复位；如为下 1/3 骨折，由于膝关节后方关节囊和腓肠肌的牵拉，骨折远端多向后移位，骨折整复时应在维持牵引下将关节缓慢屈曲，以松弛膝后方关节囊及腓肠肌使复位容易，同时用推挤方法将骨折远端推向近端。股骨干骨折由于强大肌肉的牵拉，手法整后极易重新移位，为了对抗肌肉力量最好采取皮肤牵引或骨牵引配合小夹板外固定，这样比较容易维持骨折复位。牵引要一直持续到骨折临床愈合。

四、药物治疗

早期局部肿痛明显，治以活血祛瘀、消肿止痛，用桃红四物汤加牛膝 15g、五灵脂 12g、独活 15g、杜仲 20g、木香 12g、三七 12g，水煎内服，每日 1 剂；筋骨伤胶囊，2 粒口服，每日 3 次。

中期随着瘀血的消散，疼痛逐渐减轻，瘀血渐去则新血渐生，活血破瘀药物要适当减少，在活血化瘀的同时加补益气血的药物，药用桃红四物汤去桃仁，加当归、熟地

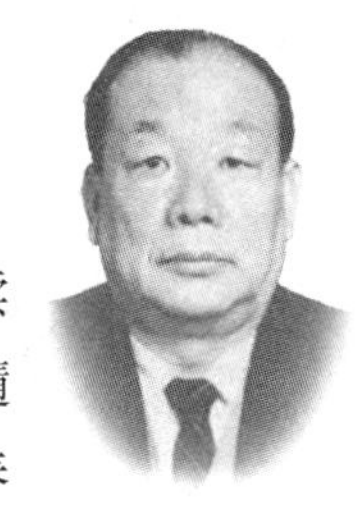

黄、黄芪、何首乌、鹿角胶等；或加强筋健骨药物，如续断、补骨脂、骨碎补、煅狗骨等。血虚者可配合生血补髓药，气虚者可配合和营养卫汤，气血两虚者可配合补气养血汤，年老体弱者可服用补肾养血汤。中药水煎内服，每日 1 剂；筋骨伤胶囊，2 粒口服，每日 3 次。

损伤后期局部肿胀已消退，疼痛明显减轻。由于气血亏虚，损伤的筋骨尚未完全修复，肢体还不能完全恢复活动功能，需养气血、补肝肾、强筋骨的药物治疗。中年以上患者，后期多气血虚弱，血不荣筋，肝肾亏损，且易并发骨质疏松及肌肉萎缩，内服可选用六味地黄汤加减。对于婴幼儿骨折，因其骨折愈合迅速，一般不需要服用药物。

五、功能锻炼

复位固定的次日就可以做股四头肌舒张活动及足、踝关节功能活动，3 周后做足部蹬床锻炼。

【体会】

股骨干是人体最长、最坚硬的骨组织，周围肌肉丰厚强大，承担下肢主要的负重功能，骨折后对位对线要求较高。目前对骨股干骨折的治疗，有用夹板固定、石膏固定、牵引固定（皮肤牵引与骨牵引）、内固定等不同的方法，目的都是要求对位对线好、功能恢复快、缩短疗程。为此，很多骨科医师都趋向采用中西医结合办法治疗。而手法复位及外固定难度比较大，尤其是青壮年骨折、粉碎性骨折、多发骨折，牵引、手法或外固定很难达到治疗目的，常常虽经手法整复对位对线很好，但固定不够牢靠（患者转动

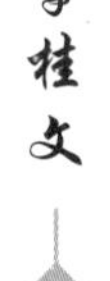

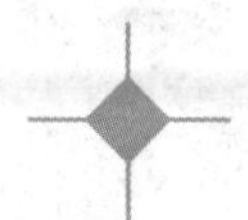

和肌肉本身的牵拉）而再度移位。所以，固定是重要的一环，此类骨折大多手术治疗。儿童骨折、婴幼儿骨折因患者肌肉力量较弱，另外这个年龄段患者骨组织塑形能力强，即便骨折有一定的重叠或成角移位，通过以后的塑形，对下肢功能没什么影响，故绝大多数这类骨折患者是通过非手术治疗。李桂文教授工作几十年来运用小夹板配合皮牵引固定治疗儿童股骨干骨折，观察其对位对线、骨折愈合及下肢功能情况，效果显著优于单纯小夹板或单纯皮肤牵引治疗。儿童大腿肌肉的力量比成人的小，皮肤牵引已足够纠正骨折重叠移位，但侧方移位要经小夹板外固定才能纠正。老年性股骨干骨折由于保守治疗需要较长时间的卧床，并发症较多，不利于护理，如果没有明显的手术禁忌证，我们主张早期手术治疗。

【典型病例】

案1：滕某，男，14岁，住南宁市五塘镇。就诊时间：1992年9月4日晚10点。

主诉：跌伤后右大腿肿胀疼痛4小时。

患者今天下午6点从手扶拖拉机上跌下，右大腿被撞击后剧痛，功能障碍，由家人送我院急诊，经X线片等检查，拟诊为“右股骨干开放性骨折”收住院治疗。

查体：平车送入院，一般情况好，急性痛苦面容，头颅五官端正，胸腹无压痛等外伤体征。右大腿肿胀、畸形明显，大腿中段前外侧见一小伤口出血，右下肢活动障碍。右侧肢体远端血运、皮肤感觉、足趾活动正常。

X 线片：右股骨干横型骨折，骨折端重叠移位。

诊断：右股骨干开放性骨折。

治疗过程：入院后伤口清创包扎，并行右胫骨结牵引，牵引重量为6kg。次日床边 X 线复查示骨折重叠移位和成角基本纠正，床边透视下手法复位固定，操作在维持骨牵引下进行。一助手固定骨盆，另一助手双手握患肢小腿上段，两助手稍做对抗牵引。因骨折远端受内收肌的牵拉向内上后方移位，整复时术者以一手扶持大腿近端前外侧，另一手扶持大腿后内侧，用提端法将骨折近端向后内推挤，而将骨折远端向外向前端提。透视下复位满意后助手放松牵引使骨折端嵌插稳定，整复小夹板外固定并维持骨牵引并定期复查 X 线片。6 周后骨折临床愈合拆除骨牵引及小夹板，加强功能锻炼。

手法复位后即行 X 线片复查，术后第 3 天、1 周、2 周、3 周、6 周定期复查。牵引固定期间即可做下肢肌肉舒缩活动，特别是股四头肌活动，拆除骨牵引固定后加强左髋膝踝关节等功能锻炼。

药物治疗：早期局部肿痛明显，治以活血祛瘀、消肿止痛，用桃红四物汤，加牛膝 15g、五灵脂 12g、独活 15g、杜仲 20g、木香 12g、三七 12g，水煎内服，每日 1 剂；筋骨伤胶囊，2 粒口服，每日 3 次。中期随着瘀血的消散，疼痛逐渐减轻，瘀血渐去则新血渐生，活血破瘀的药要适当减少，在活血化瘀的同时加补益气血的药物，药用桃红四物汤去桃仁，加当归、熟地黄、黄芪、何首乌、鹿角胶、补骨脂、骨碎补、煅狗骨，水煎内服，每日 1 剂；筋骨伤胶

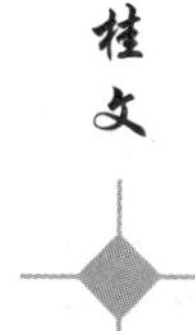

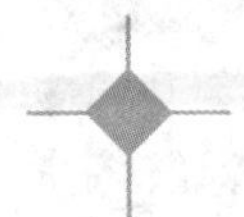

囊，2 粒口服，每日 3 次。损伤后期局部肿胀已消退，疼痛明显减轻。由于气血亏虚，损伤的筋骨尚未完全修复，肢体还不能完全恢复活动功能，需养气血、补肝肾、强筋骨，药用八珍汤加牛膝、杜仲、川续断、首乌、牛骨，水煎服，每日 1 剂，连服 4 周。早中期局部跌打膏外敷，每两天更换一次。3 周后可用烫疗药热敷髋部、膝部，十一方药酒或抗风湿酊外擦以舒筋活络、通络止痛。

治疗结果：3 个月后右下肢功能基本恢复正常。

按语：患者年龄较小，骨折生长能力较强，临床上极小出现骨不连。股骨干骨折由于强大肌肉的牵拉，手法整后极易重新移位，为了对抗肌肉力量最好采取皮肤牵引或骨牵引配合小夹极外定，这样比较容易维持骨折复位，牵引一直到骨折临床愈合。

案 2：谢某，男，66 岁，住华东路 3 号。就诊时间：1991 年 7 月 5 日上午 8 点。

主诉：车祸后左腿、右膝肿痛不能行走活动 1 小时。

患者今天早上 7 点被摩托车撞伤跌倒，左大腿和右膝肿胀畸形、剧痛不能站立行走活动。由旁人送我院急诊，X 线片等检查拟诊为“左股骨干骨折，右髌骨骨折”收住院治疗。

查体：平车送入院，一般好，急性痛苦面容，左大腿、左膝肿胀畸形明显，左下肢远端血运、皮肤感觉、足趾活动正常。头颅五官端正，胸腹无压痛。

X 线片：左股骨干骨折，断端重叠移位；左髌骨横行骨折，骨折断端分离移位。

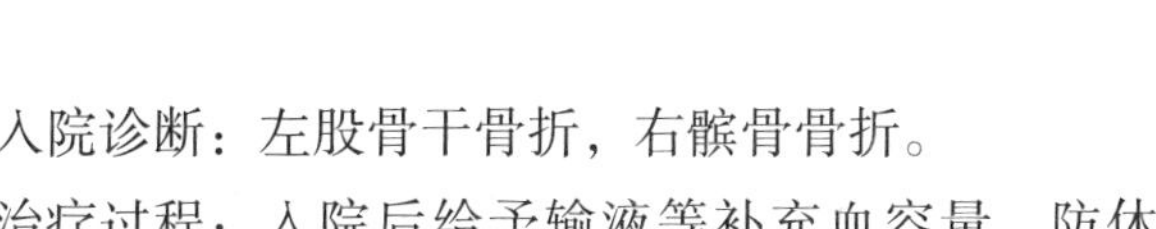

入院诊断：左股骨干骨折，右髌骨骨折。

治疗过程：入院后给予输液等补充血容量、防休克治疗，并给予左胫骨结节牵引，牵引重量为8kg，右膝关节伸直位石膏托固定。次日床边透视，股骨干骨折端重叠及成角移位基本收正，但骨折远断端向后内侧移位，行手法整复、小夹板外固定。操作在维持骨牵引下进行，一助手固定骨盆，另一助手双手握患肢小腿下段，两助手稍做对抗牵引使骨折端轻微分离。术者以一手扶持大腿近端前外侧，用“推挤法”将骨折近端向后内推挤，另一手扶持大腿后内侧，用“提端法”将骨折远端向外向前端提。透视下复位满意后，助手放松牵引使骨折端嵌插稳定。在维持牵引下，大腿周围均匀外敷跌打膏，包缠绷带3～4层，小夹板外固定，且骨折近断端前外侧、骨折远断端后内侧放置压垫，前侧板上端达腹股沟，远端达髌骨上缘；外侧板上端达股骨大粗隆，下端达股外髁上缘；内侧板上端达腹股沟，下端达股骨内髁上缘。小夹板固定后以7kg维持牵引，下肢处于水平位、轻度外展位，并定期复查床边X线片。

手法复位后即行X线片复查，术后第3天、1周、2周、3周、6周定期复查。牵引固定期间即可做下肢肌肉舒缩活动，特别是股四头肌活动，拆除骨牵引固定后加强左髋膝踝关节等功能锻炼。8周后骨折临床愈合拆除牵引、小夹板。右髌骨骨折第3天局部麻醉下抽出骨折端内血肿，手法复位满意后抱膝圈及石膏托外固定。1个月后骨折临床愈合，拆除外固定。

药物治疗：早期局部肿痛明显，治以活血祛瘀、消肿

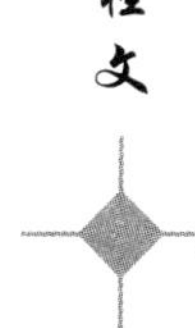

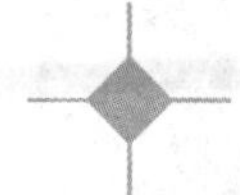

止痛，用桃红四物汤，加牛膝 15g、五灵脂 12g、独活 15g、杜仲 20g、木香 12g、三七 12g，水煎内服，每日 1 剂；筋骨伤胶囊，2 粒口服，每日 3 次。中期随着瘀血的消散，疼痛逐渐减轻，瘀血渐去则新血渐生，活血破瘀的药要适当减少，同时加补益气血的药物。药用桃红四物汤去桃仁，加当归、熟地黄、黄芪、何首乌、鹿角胶、补骨脂、骨碎补、煅狗骨，水煎内服，每日 1 剂；筋骨伤胶囊，2 粒口服，每日 3 次。损伤后期局部肿胀已消退，疼痛明显减轻。由于气血亏虚，损伤的筋骨尚未完全修复，肢体还不能完全恢复活动功能，需养气血、补肝肾、强筋骨，药用八珍汤加牛膝、杜仲、川续断、首乌、牛骨，水煎服，每日 1 剂，连服 4 周。早中期局部跌打膏外敷，每 2 天更换 1 次。3 周后可用烫疗药热敷髋部、膝部，十一方药酒或抗风湿酊外擦以舒筋活络、通络止痛。

治疗结果：3 个月后，双下肢基本恢复正常活动功能。

按语：患者大腿肌肉强壮，单纯手法整复难度大，夹板固定极易因为肌肉收缩再移位。复位前先行较大重量骨牵引及复位后维持骨牵引，使骨折复位及固定难度大大降低。

髌骨骨折

髌骨是人体最大的籽骨，主要有保护膝关节、增强股四头肌力量的作用。髌骨骨折常发生于青壮年，儿童及老年少见。

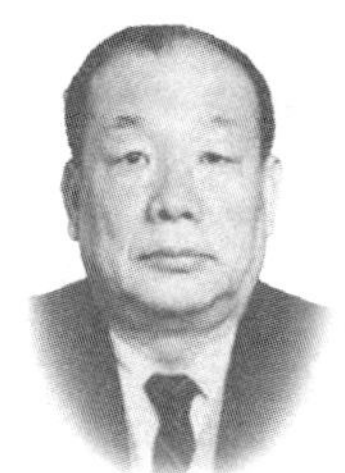

【病因病机】

髌骨骨折多由间接暴力引起，少数由直接暴力引起。直接暴力多引起粉碎性骨折，但移位较少；间接暴力由于膝关节半屈曲位跌倒时，股四头肌强烈收缩，髌骨受到强烈牵拉而引起横行骨折，骨折后骨块分离明显，伸膝装置破坏，伸膝功能障碍。

【诊断要点】

1. 病史　有明显外伤史。

2. 临床表现　伤后局部肿胀、疼痛，膝关节活动功能障碍，常有皮下瘀斑，骨折移位时可触及骨折断端空虚感。

3. X 线片　膝关节正位片、轴位片可了解骨折的类型及移位情况。

【治疗方法】

一、治疗原则

1. 无移位的髌骨骨折、移位不大的裂隙骨折、星状骨折可单纯做外固定，用石膏、抱膝圈等固定膝关节于伸直位，直到骨折临床愈合。

2. 移位在 1cm 以内的髌骨骨折，可用手法整外固定治疗。移位超过 1cm 明显移位的髌骨骨折，手法整复困难，则考虑手术治疗。

二、手法整复

患者平卧位，膝关节伸直，无菌操作下抽出关节腔内

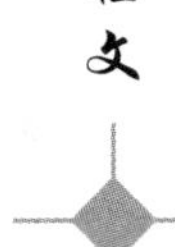

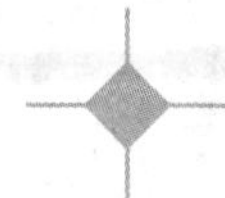

血肿，再注入局麻药。术者先行股四头肌按摩以放松股四头肌利于复位，触摸骨折端，双手拇、食指由髌骨的上、下缘向中部用力相对推挤。然后用一手拇、食指固定髌骨，再用另一手拇、食指触摸髌骨边缘及髌骨表面，检查是否仍有前后或侧方移位，如有不平整可用推挤的方法进一步复位。复位满意后，一手五指圈形固定髌骨，另一手握住小腿使膝关节稍屈伸以便使骨折端更好对位。

三、固定方法与术后处理

手法复位后定期复查X线片，石膏托加抱膝圈外固定，时间一般为4周。

四、药物治疗

早期局部肿痛明显，治以活血祛瘀、消肿止痛，用桃红四物汤加牛膝15g、五灵脂12g、独活15g、杜仲20g、木香12g、三七12g，水煎内服，每日1剂；筋骨伤胶囊，2粒口服，每日3次。

中期随着瘀血的消散，疼痛逐渐减轻，瘀血渐去则新血渐生，活血破瘀药物要适当减少，在活血化瘀的同时加补益气血的药物，药用桃红四物汤去桃仁，加当归、熟地黄、黄芪、何首乌、鹿角胶等；或加强筋健骨药物，如续断、补骨脂、骨碎补、煅狗骨等。血虚者可配合生血补髓药，气虚者可配合和营养卫汤，气血两虚者可配合补气养血汤，年老体弱者可服用补肾养血汤。中药水煎内服，每日1剂；筋骨伤胶囊，2粒口服，每日3次。

损伤后期局部肿胀已消退，疼痛明显减轻。由于气血亏虚，损伤的筋骨尚未完全修复，肢体还不能完全恢复活

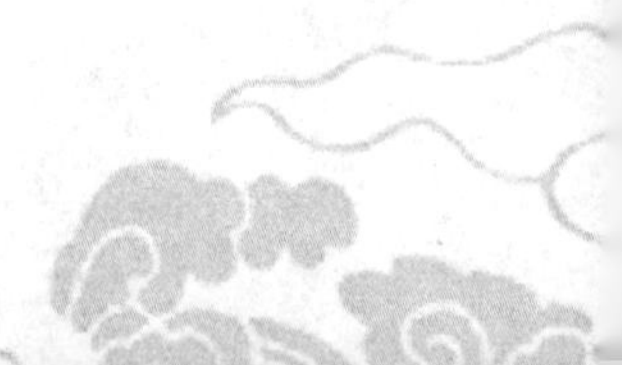

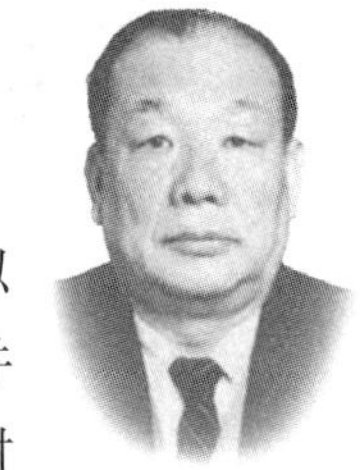

动功能，需养气血、补肝肾、强筋骨的药物治疗。中年以上患者，后期多气血虚弱，血不荣筋，肝肾亏损，且易并发骨质疏松及肌肉萎缩，内服可选用六味地黄汤加减。对于婴幼儿骨折，因其骨折愈合迅速，一般不需要服用药物。

五、功能锻炼

固定期间不能做股四头肌舒张活动及膝关节屈伸活动，骨折临床愈合后才能做膝关节屈伸活动。

【体会】

髌骨骨折属于关节内骨折，骨折复位要求较高，特别是髌骨的股关节面不能有阶梯样改变，不然容易引起膝关节炎而长期疼痛。如果骨折为轻度分离，愈合后对膝关节功能影响不大。若髌骨粉碎严重，无法对位，则可考虑做髌骨切除并修补股四头肌腱膜，但日后股四头肌力量会有所减弱。

髌骨骨折膝关节血肿明显，关节内压力加大，使骨折端有张力，增加骨折整复难度。复位前先将血肿抽干净，使关节压降低，骨折端张力减小，较容易触摸骨折端，有利于复位。

骨折端整复时，因骨折端向上移位，且远端只有较短的髌韧带附着，伸展性不大，而骨折近端附着股四头肌腱，伸展性较大，故复位时以骨折近端去对远端，才能使复位容易。

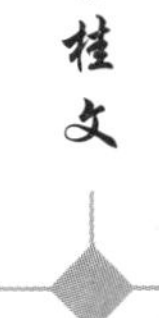

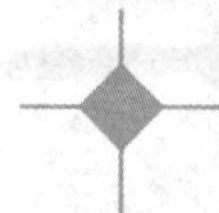

【典型病例】

韦某，女，34 岁，住南宁市北大路 45 号。就诊时间：1995 年 11 月 1 日下午 3 点。

主诉：跌伤后左膝肿痛、功能障碍 2 小时。

患者今天中午 1 点骑摩托车时不慎跌下，左膝屈曲着地，即觉左膝剧痛，活动障碍。即由旁人送我院急诊，经 X 线片诊断为“左髌骨骨折”收住院治疗。

查体：平车送入院，痛苦面容，左膝肿胀畸形明显，关节活动障碍。肢端血运、感觉、活动正常。

X 线片：左髌骨横行骨折，骨折端轻度移位。

诊断：左髌骨横行骨折。

治疗过程：患者平卧位，膝关节伸直，无菌操作下抽出关节腔内血肿，再注入局麻药。术者先行股四头肌按摩以放松股四头肌利于复位，然后触摸骨折端，双手拇、食指由髌骨的上、下缘向中部用力相对推挤。然后用一手拇、食指固定髌骨，再用另一手拇、食指触摸髌骨边缘及髌骨表面，检查是否仍有前后或侧方移位，如有不平整可用推挤的方法进一步复位。复位满意后，一手五指圈形固定髌骨，另一手握住小腿使膝关节稍屈伸以便使骨折端更好对位。之后一手五指成爪形固定髌骨，外敷跌打膏用抱膝圈加石膏托外固定。手法复位后即行 X 线片复查，术后第 3 天、1 周、2 周、3 周、6 周定期复查 1 次。固定期间不能行股四头肌功能活动，可做小肌肉及足踝部关节功能活动，拆除外固定后加强膝关节功能活动。4 周后骨折临床愈合，拆除外固定，加强功能锻炼。

药物治疗：早期局部肿痛明显，治以活血祛瘀、消肿止痛，用桃红四物汤，加牛膝 15g、五灵脂 12g、独活 15g、杜仲 20g、木香 12g、三七 12g，水煎内服，每日 1 剂；筋骨伤胶囊，2 粒口服，每日 3 次。中期随着瘀血的消散，疼痛逐渐减轻，瘀血渐去则新血渐生，活血破瘀的药要适当减少，同时加补益气血的药物。药用桃红四物汤去桃仁，加当归、熟地黄、黄芪、何首乌、鹿角胶、补骨脂、骨碎补、煅狗骨，水煎内服，每日 1 剂；筋骨伤胶囊，2 粒口服，每日 3 次。损伤后期局部肿胀已消退，疼痛明显减轻。由于气血亏虚，损伤的筋骨尚未完全修复，肢体还不能完全恢复活动功能，需养气血、补肝肾、强筋骨，药用八珍汤加牛膝、杜仲、川续断、何首乌、牛骨，水煎服，每日 1 剂，连服 4 周。早中期局部跌打膏外敷，每 2 天更换 1 次。3 周后可用烫疗药热敷髋部、膝部，十一方药酒或抗风湿酊外擦以舒筋活络、通络止痛。

治疗结果：3 个月后左膝关节功能基本恢复。

按语：患者年轻，股四头肌肉力量较大，骨折后如不能稳定地外固定，极易造成移位或者加重移位。该患者伤后接受及时正确的外固定，配合中药内服外用及积极功能锻炼等治疗，骨折愈合较快，关节功能恢复较快较好。

胫腓骨干骨折

胫腓骨干骨折是下肢最常见的骨折，各种年龄段均可

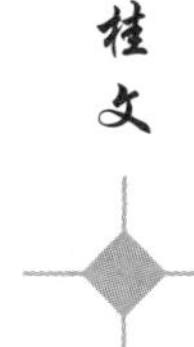

发病，儿童与青壮年多见。胫骨中下 1/3 是骨结构薄弱点，是骨折好发部位。

【病因病机】

胫腓骨干骨折是由较大的外伤暴力引起的，暴力分为直接暴力和间接暴力。直接暴力多引起横行、斜形骨折，或粉碎性骨折，软组织损伤较严重。间接暴力引起的骨折软组织损伤较轻。骨折后骨折端移位方向与暴力作用的方向、肌肉收缩等有关，可有重叠、成角或旋转移位。

【诊断要点】

1. 病史　有明显的外伤史。

2. 临床表现　伤后局部疼痛、肿胀、功能障碍，可触及骨擦音，有异常活动和短缩、成角、外旋等畸形。如为上 1/3 骨折要注意有无腓总神经损伤或血管损伤。儿童青枝骨折或裂隙骨折的局部体征可不明显，但站立或行走时局部疼痛明显。

3. X 线片　能明确骨折类型、部位及移位情况。

【治疗】

无移位骨折仅用小夹板固定，直至骨折愈合。有移位的稳定型骨折，如横行骨折，可手法整复后小夹板固定。明显移位或不稳定型骨折，如粉碎性、斜形骨折，先行骨牵引，再手法整复、小夹板固定。开放性骨折，及时彻底清创、闭合伤口，或清创后做开放复位内固定。

一、手法整复

患者平卧位，膝关节屈曲，一助手握住患肢小腿上端或大腿下端，用肘关节套住患肢窝部；另一助手握住踝关节，沿胫骨纵轴做对抗牵引，持续 3～5 分钟。骨折重叠移位、成角移位纠正后，根据骨折端移位情况采用挤按端提等方法整复前后或侧方移位。如骨折远端向后内侧移位，一手将骨折远端向前外侧推拉，同时另一手将骨折近端向后内推挤。螺旋形骨折和斜形骨折主要用推挤或旋转的手法使骨折复位。整复完成后，再将踝关节轻轻摇晃或旋转使骨折端紧密结合。最后，拇指和食指沿胫骨前嵴来回触摸骨折端，检查骨折对位情况。

二、固定方法

两助手维持牵引固定，小腿小夹板外固定。上 1/3 骨折，夹板上端达腘窝，下端达踝关节；中 1/3 骨折，夹板上端达腘窝下 2cm，下端达踝关节；下 1/3 骨折，夹板上端达腓骨小头下，下端超踝关节。

三、药物治疗

早期局部肿痛明显，治以活血祛瘀、消肿止痛，用桃红四物汤加牛膝 15g、五灵脂 12g、独活 15g、杜仲 20g、木香 12g、三七 12g，水煎内服，每日 1 剂；筋骨伤胶囊，2 粒口服，每日 3 次。

中期随着瘀血的消散，疼痛逐渐减轻，瘀血渐去则新血渐生，活血破瘀药物要适当减少，在活血化瘀的同时加补益气血的药物。药用桃红四物汤去桃仁，加当归、熟地

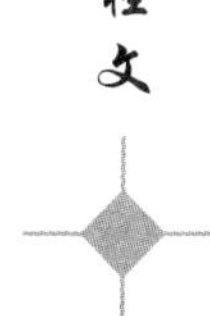

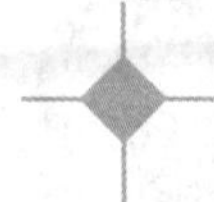

黄、黄芪、何首乌、鹿角胶等；或加强筋健骨药物，如续断、补骨脂、骨碎补、煅狗骨等。血虚者可配合生血补髓药，气虚者可配合和营养卫汤，气血两虚者可配合补气养血汤，年老体弱者可服用补肾养血汤。中药水煎内服，每日 1 剂；筋骨伤胶囊，2 粒口服，每日 3 次。

损伤后期局部肿胀已消退，疼痛明显减轻。由于气血亏虚，损伤的筋骨尚未完全修复，肢体还不能完全恢复活动功能，需养气血、补肝肾、强筋骨的药物治疗。中年以上患者，后期多气血虚弱，血不荣筋，肝肾亏损，且易并发骨质疏松及肌肉萎缩，内服可选用六味地黄汤加减。对于婴幼儿骨折，因其骨折愈合迅速，一般不需要服用药物。

四、功能锻炼

复位后第二天即可做大腿、小腿肌肉舒缩活动，两周后可做踝关节活动。

【体会】

胫腓骨干骨折的治疗目标主要是恢复小腿的长度和负重功能，重点处理胫骨骨折，对骨折的成角和旋转畸形应完全纠正。手法复位配合小夹板固定对横行等稳定型骨折效果较好，对粉碎性、斜形骨折等不稳定型骨折则要骨牵引配合手法复位、小夹板固定。小夹板固定期间要注意腓总神经的压迫伤和早期小腿筋膜间隔综合征的发生。

【典型病例】

案 1：李某，男，7 岁，住南宁市兴宁路 13 号。就诊时间：1994 年 3 月 17 日上午 9 点。

主诉：跌伤后右小腿肿胀疼痛不能活动 12 小时。

患者昨天晚上奔跑中不慎跌倒，右小腿撞伤后疼痛、行走不便，今晨起床后局部疼痛、肿胀加重，不能行走。由家人送我院就诊，经 X 线片等检查诊断为“右胫骨骨折”转入病房处理。

查体：一般情况好，轮椅送入院，右小腿肿胀，无明显畸形，局部压痛、纵轴叩痛明显，肢端血运、感觉、活动好。

X 线片：右胫骨中段青枝骨折，骨折端无明显成角移位。

诊断：右胫骨中段青枝骨折。

治疗过程：小腿前外侧外敷跌打膏，绷带缠绕 3～4 层，胫腓骨夹板外固定，夹板上端不超膝关节，下端不超过踝关节，使膝踝关节能活动。定期更换跌打膏及调整夹板松紧度，注意观察肢端血运及活动情况。固定期间做膝踝关节活动，两周后小夹板固定下扶拐行走，4 周后拆除外固定，下地行走，6 周后右下肢功能正常。

按语：患者儿童，为青枝骨折，骨折无明显移位，适当行小夹板固定、功能锻炼就能达到治疗目的。

案 2：刘某，男，35 岁，住南宁市江南路 43 号。就诊时间：1998 年 12 月 3 日下午 8 点。

主诉：车祸后左小腿肿胀疼痛功能障碍 2 小时。

患者今天下午 6 点被摩托车撞伤左小腿，致左小腿肿痛、活动障碍。由旁人送我院急诊，经检查及 X 线片摄片

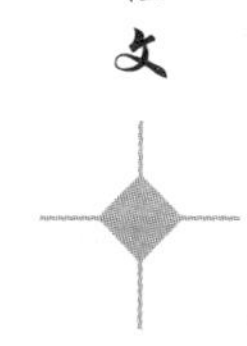

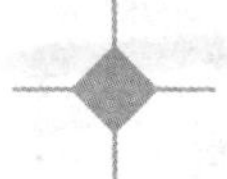

诊断为“左胫腓骨骨折”而收住院治疗。

查体：平车送入院，一般情况好，急性痛苦面容，左小腿肿胀、畸形明显，局部压痛，左小腿前内侧中段皮肤见一伤口渗血，左足趾血运、皮肤感觉、活动好。

X线片：左胫腓骨中段横行骨折，骨折端重叠、向内侧成角，远断端向内上后移位。

诊断：左胫腓骨中段开放性骨折。

治疗过程：入院后给予伤口清创、包扎、抗感染、对症止痛等治疗。患者平卧位，膝关节屈曲，一助手握住患肢小腿上端或大腿下端，用肘关节套住患肢腘窝部；另一助手握住踝关节，沿胫骨纵轴做对抗牵引，持续3~5分钟。骨折重叠移位、成角移位纠正后，术者一手将骨折远端向前外侧推拉，同时另一手将骨折近端向后内推挤。整复完成后，再将踝关节轻轻摇晃或旋转使骨折端紧密结合。最后，拇指和食指沿胫骨前嵴来回触摸骨折端，检查骨折对位情况，X线片示骨折近解剖复位。两助手维持牵引固定，左小腿小夹板外固定。夹板上端达腘窝，下端达踝关节，不影响膝、踝关节的活动，复查X线片骨折复位满意。复位后两天内将患肢抬高，放置于中立位，注意患肢端血情况，并定时调整小夹板松紧度、伤口换药。1周后左小腿肿痛消失、皮肤伤口愈合。手法复位后即行X线片复查，术后第3天、1周、2周、3周、6周定期复查。牵引固定期间即可做下肢肌肉舒缩活动，特别是股四头肌活动。拆除骨牵引固定后加强左髋膝踝关节等功能锻炼。

药物治疗：入院即给予抗感染治疗，局部伤口清创、

无菌纱布包扎。早期局部肿痛明显，治以活血祛瘀、消肿止痛，用桃红四物汤，加牛膝 15g、五灵脂 12g、独活 15g、杜仲 20g、木香 12g、三七 12g，水煎内服，每日 1 剂；筋骨伤胶囊，2 粒口服，每日 3 次。中期随着瘀血的消散，疼痛逐渐减轻，瘀血渐去则新血渐生，活血破瘀的药要适当减少，同时加补益气血的药物。药用桃红四物汤去桃仁，加当归、熟地黄、黄芪、何首乌、鹿角胶、补骨脂、骨碎补、煅狗骨，水煎内服，每日 1 剂；筋骨伤胶囊，2 粒口服，每日 3 次。损伤后期局部肿胀已消退，疼痛明显减轻。由于气血亏虚，损伤的筋骨尚未完全修复，肢体还不能完全恢复活动功能，需养气血、补肝肾、强筋骨，药用八珍汤加牛膝、杜仲、川续断、何首乌、牛骨，水煎服，每日 1 剂，连服 4 周。早中期局部跌打膏外敷，每两天更换 1 次。3 周后可用烫疗药热敷髋部、膝部，十一方药酒外擦以舒筋活络、通络止痛。

治疗结果：3 个月后左下肢恢复行走及活动功能。

按语：该病人胫腓骨开放骨折，但伤口较小，无明显污染，骨折端虽然完全移位，但属于稳定的横行骨折，骨折复位后稳定性好，所以考虑用手法复位方法治疗。但要注意有无早期并发症发生，抬高患肢，必要时可以用脱水剂预防并发症。早期能用中药配合治疗效果更好。

踝部骨折

关节内骨折，特别是踝部关节内骨折，极易造成创伤

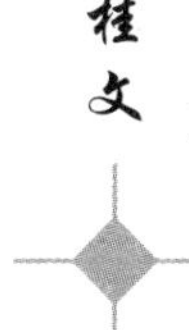

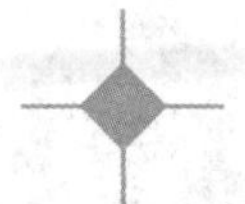

性关节炎。

【病因病机】

外力较大的踝部扭挫伤导致踝关节内（外）翻或旋转过度而引起踝部骨折。

【诊断要点】

1. 病史　有明显的外伤史。

2. 临床表现　伤后踝部疼痛、肿胀，有功能障碍和异常活动，足部内外旋等畸形，可触及骨擦音。

3. X 线片　能明确骨折类型、部位及移位情况。

【治疗】

一、手法整复

1. 无移位踝部骨折　小夹板或石膏托固定。

2. 有移位踝部骨折　手法复位加外固定治疗为主，多数选择用腰麻或用局麻加基础麻醉。

（1）内翻骨折手法复位：麻醉后，患者侧卧于检查床上，患肢在上，一助手用手握小腿上段固定，第二助手握住踝部做相对牵引。术者站于侧旁，待助手持续牵引 5 分钟后，术者两拇指按顶外踝，两食、中指扣住踝部，将踝外翻，推压移位骨折块，使之对位。然后，术者接替助手使足保持中立位，一手握住足部，一手握内外踝，将踝关节做背伸跖屈数次，使踝穴恢复正常，保持足背伸位。

（2）外翻骨折手法复位：麻醉后，患者侧卧于检查床上，患肢在下，两腿稍分开，一助手握小腿上段固定，第二助手握住足踝部做相对牵引。术者站于侧旁，待助手持续牵引5分钟后，术者两拇指顶托内踝，食、中指扳扣外踝，将足内翻，推压移位骨折块对位。然后，术者替代助手将足保持于中立位，一手握住足部，一手握内外踝，将踝关节做背伸、跖屈数次，使踝穴恢复正常，保持足背伸位。

二、固定方法

用小夹板或石膏固定，固定时间为35～45天。去除固定后，用中药熏洗，加强功能锻炼。

三、中药内服

1. *初期*　桃仁9g、红花6g、赤芍10g、乳香3g、没药3g、山栀子9g、泽兰9g、苏木9g、陈皮3g、甘草4g、三七3g，水煎服，每日1剂，连服5～7剂。

2. *中期*　生地15g、当归10g、赤芍10g、川芎3g、川续断12g、土鳖虫3g、乳香3g、没药3g、五加皮10g、杜仲10g、骨碎补10g、陈皮3g、甘草3g，水煎服，每日1剂，连服20～30剂。

四、外敷跌打膏

大黄、泽兰、桃仁、乳香、没药、红花、当归尾、土鳖虫、川续断、无名异、杜仲、骨碎补、牛膝、苏木、自然铜，共研细末，调凡士林成膏。

五、中药外洗

去除固定后，用中草药熏洗：宽筋藤30g、山栀子15g、

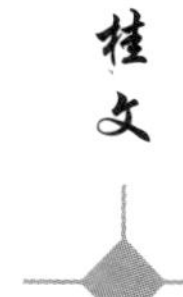

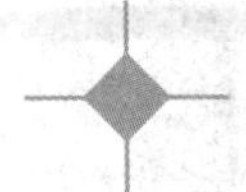

苏木 15g、红花 10g、桃仁 10g、威灵仙 15g、刘寄奴 15g、泽兰 15g、乳香 3g、没药 3g、姜黄 15g、土鳖 10g，煎水加酒熏洗，早晚各 1 次，并用十一方酒外擦。

六、功能锻炼

整复固定后即开始开展功能活动，多做骨折的反向活动，勿做骨折同向的活动。

【体会】

一般认为关节内骨折属关节囊内骨折，复位的要求高，但整复较困难，尤其是有移位的骨折。所以，在整复前要仔细分析受伤原因和骨折类型，在充分麻醉下采取恰当的手法整复，才能达到很好的复位。

李桂文教授以小夹板固定为主，也用石膏固定，尤其注意骨折移位倾向，如踝部骨折伴踝关节半脱位采取石膏反向固定，即外翻骨折在石膏固定时稍内翻固定，且固定时间尽量短些。因为踝部骨折及距骨骨折应用小夹板固定，未能使踝保持背伸 90°位置，所以短期用石膏固定，以保持踝穴稳定。我们主张中草药内服和外用，能达到消肿止痛、活血祛瘀、续筋接骨的作用。解除石膏、夹板固定后，用中草药熏洗，加速骨折修复和功能恢复。功能锻炼应调动患者主观能动性，石膏固定期间即鼓励患者扶拐下地活动。通过功能锻炼，使骨折未完全对位的部位达到功能活动对位，保持关节面的完整。同时能加速血液循环，使骨折愈合和功能恢复齐头并进。

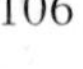

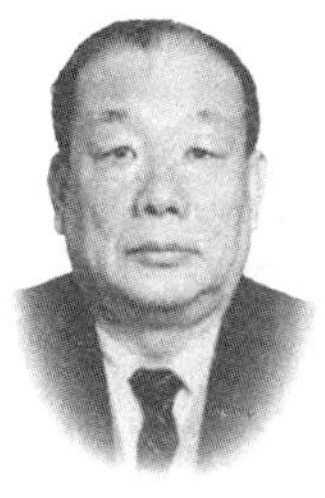

【典型病例】

案1：陆某，女，17岁，住南宁市西乡塘车缝社。

入院时间：1981年9月21日，住院号21502。

主诉：跌伤后右踝肿痛不能行走1天。

患者9月20日骑自行车不慎跌倒，右踝部剧痛不能站立行走，即到西乡塘卫生院诊治，给予止痛片内服，自用正骨水外擦，肿痛未减，次日到我院门诊，X线拍片示“右踝部骨折伴踝关节脱位”，遂收住院。

查体：右踝关节肿胀，内踝部有瘀血斑，两关节不对称，右踝呈外翻畸形，踝关节不能屈伸活动，外、内踝压痛明显，并触及骨擦音，有纵轴叩击痛，足背动脉跳动可触及，足趾活动尚可。

X线片：右侧内、外踝可见骨折线，外踝远端向外移位，内踝骨折远端向下移位，踝关节呈半脱位。

治疗过程：入院后，在腰麻下进行手法整复，具体处理如上述。X线片复查示外踝骨折对位对线良好，踝关节脱位已纠正，仅内踝骨折片稍向下移位。住院期间内服中药，住院24天带石膏固定出院，固定35天后拆除石膏以中草药熏洗，加强功能锻炼，42天临床愈合。

随访情况：1983年11月2日，患者已参加工作，在市制帽厂工作，跑步、跳跃、走远路、下蹲等动作均正常，踝关节背伸跖屈活动正常。

按语：患者诊断明确，病程较短，虽然骨折有移位，

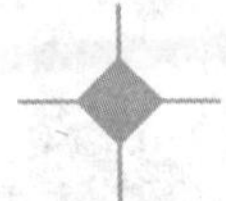

但能及时正确复位固定，配合中药内服外用和功能锻炼，关节功能恢复较快。

案2：赵某，男，32岁，1988年3月16日入院，住院号59818。

主诉：右踝部外伤后肿痛不能走路半天。

患者于1988年3月15日下午5时许，因与人吵架不慎跌倒，被人用足踩伤右外踝。当时局部疼痛，弯曲变形，肿胀不能站立行走。即到某医院就诊，经X线片诊为“右腓骨骨折并踝关节脱位”。未经处理，即转送我院住院治疗。

查体：体温37℃，呼吸20次/分，脉搏84次/分，血压110/72mmHg。神志清楚，五官端正，发育中等，心肺正常，腹部软，无压痛，肝脾未触及，四肢除右下肢外未见畸形。右踝关节向内成角畸形、肿胀，右踝关节不能活动，内踝皮下见一大小约7cm×3cm瘀斑，皮肤破损，胫骨近端向内侧突出，足背向外移位，局部压痛，并有纵向叩击痛，足趾活动尚可，足背动脉动搏动弱，足背及足趾温度正常。

X线片：右侧内、外踝骨折合并胫骨完全向内移位，胫腓骨之间明显分离，腓骨干骨折处向内成角。

诊断：右踝关节完全性脱位合并内、外踝骨折。

治疗过程：在腰麻下，行右踝关节脱位徒手整复。患者仰卧位，患肢屈膝呈150°角，助手固定膝关节，术者握其足跟和足背做拔伸牵引，持续5分钟，听到入臼声后术者将踝关节内翻，并做腓骨骨折端挤压推按使骨折对位。经X线透视，右踝关节脱位完全纠正，骨折对线对位良好。用U

型石膏固定，抬高患肢，内服活血消肿中药。住院 15 天症状好转带石膏出院。定期门诊复查，35 天骨折临床愈合，拆除外固定，中药外洗，同时加强关节功能活动。两个半月后关节功能活动基本恢复正常。

按语：患者诊断明确，病程较短，虽然骨折有移位，但能及时正确复位固定，配合中药内服外用和功能锻炼，关节功能恢复较快。

脊柱骨折

脊柱是人体中心支柱，由脊椎骨和椎间盘组成。脊椎骨由椎体和椎弓两部分组成，约占脊柱全长的 3/4，椎间盘约占脊柱全长的 1/4。脊柱由 33～34 块椎骨组成，7 块颈椎（C），12 块胸椎（T），5 块腰椎（L），5 块骶椎（S），3～4 块尾椎。各个脊椎骨之间由椎间盘、关节突关节和周围坚强的韧带相连构成颈前突、胸后突、腰前突、骶尾后突 4 个生理弯曲。脊柱还有肌肉附着，具有负重、缓冲震荡、支撑身体、保护脊髓和胸腹腔脏器的作用。

脊髓位于脊柱管内，由 31 节脊髓节段组成，每一个脊髓节段发出 1 对脊神经，脊髓圆锥平 L1～L2 间隙水平，所以从 C1 到 L1 椎管内为脊髓，L1 以下椎管内为马尾神经。

脊柱骨折常见于青壮年，多为高处坠落伤引起。老年人因骨质疏松，轻微外伤也可引起骨折。此类疾病的发生越来越常见。

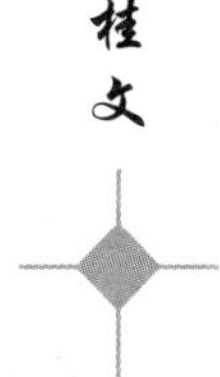

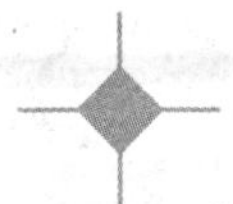

【病因病机】

脊柱骨折绝大部分为间接暴力引起，根据受伤时的姿势，屈曲位损伤引起椎体压缩性骨折最常见，其次为垂直位损伤引起的椎体爆裂性骨折、过伸位损伤引的椎弓部骨折等。

【诊断要点】

1. 病史　一般都有比较明显的外伤史，特别是青壮年脊柱骨折的外伤暴力较大，如高处坠落、重物砸伤、车祸等；老年人骨质疏松，轻微的外伤或没有外伤亦可能引起椎体压缩骨折。

2. 临床表现　伤后局部疼痛、活动功能障碍为主要症状。颈椎骨折有可能头面部皮肤挫擦伤，胸腰椎骨折皮肤外观一般没有明显外伤伤口，胸腰椎压缩性骨折有棘突后突畸形，棘突压痛叩痛明显。注意，脊柱骨折最常见、最严重的并发症是脊髓或马尾神经损伤，伤后出现神经损害体征则说明有神经损伤。

3. 影像学检查　①X 线片：能确定骨折的部位、类型和程度，在指导治疗方面有重要意义，是诊断脊柱骨折的首选方法。常规拍摄正侧位片，必要时加摄斜位、屈伸位片，能全面了解骨折移位的情况。②CT 扫描：能清楚地显示脊椎骨结构情况，尤其是椎体与椎管关系，缺点是显示部位比较局限。③MRI：具有多平面成像及很高的软组织分辨率，能非常清楚地显示脊髓及椎旁组织情况，最重要的是能显示出骨折或椎间盘与脊髓的关系，显示脊髓内部结构，可了解脊髓损伤情况，对治疗方案的制定、推测预后有重要的指导意义。

【治疗】

一、搬运及急救

脊柱骨折，尤其是不稳定型颈胸椎骨折，现场处理及搬运过程很重要，处理不当会加重或造成脊髓损伤，甚至危及生命。当患者可能有脊柱损伤，但尚未明确诊断，应按脊柱骨折处理，在搬运过程中不能使脊柱屈伸、旋转等，最好用硬木板作为担架。同时注意其他严重并发症，如颅脑损伤、胸腹脏器损伤的救治，注意休克的防治。

二、骨折治疗

根据骨折部位、类型、损伤程度制定治疗方案。

1. 持续牵引复位固定法　适用于颈椎骨折，一般采用枕颌布托牵引法及颅骨牵引法。牵引方向一般为水平方向，牵引重量为 2 ~ 3kg，持续牵引 3 ~ 4 周改用颈围或头颈胸支架外固定 8 ~ 10 周。如为齿状突骨折外固定 12 周；如有关节交锁脱位未能复位，或合并椎管内占位，则应考虑手术复位、减压、固定融合。

2. 垫枕、腰背肌功能锻炼慢性复位法　适用于胸腰椎体压缩性骨折。骨折处用软枕垫高仰卧位平睡，枕高以患者能耐受为准，一般为 5 ~ 10cm。同时做腰背肌过伸位功能锻炼，方法有“五点支撑法”“三点支撑法”和“四点支撑法”。

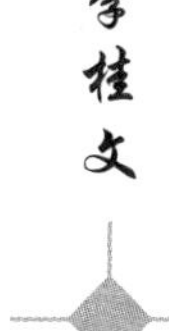

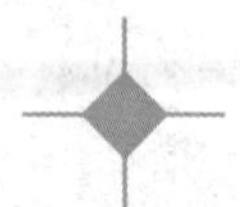

五点支撑法：患者平卧于硬板床上，以头部、双肘、双足作为支撑点，使背部、腰部、臀部及下肢呈弓形向上。胸腹部到达最高点后维持一定时间，再缓慢回复平卧位，后重复以上动作。

三点支撑法：患者平卧于板床上，以头顶、双足作为三点支撑，将全身呈弓形撑起。胸腹部到达最高点后维持一定时间，再缓慢回复平卧位，后重复以上动作。

四点支撑法：患者平卧于板床上，以双肘、双足作为四点支撑，将全身后伸腾空如弓桥状。胸腹部到达最高点后维持一定时间，再缓慢回复平卧位，后重复以上动作。

腰背肌功能锻炼在伤后第二天即可进行，或疼痛明显减轻后进行，但应尽早开始。锻炼次数逐步增加，锻炼后损伤部位疼痛逐步减轻说明锻炼强度合适。建议腰背肌功能锻炼坚持到骨折骨性愈合。

3. 固定方法　牵引及卧床是脊柱骨折最好的固定方法。当骨折临床愈合后，患者在外固定支架保护下可以起坐或下床活动，一直到骨折骨性愈合。

三、药物治疗

损伤初期主要用桃红四物汤加木香、五灵脂、桔梗、羌活。胸部损伤用桃红四物汤加木香、枳壳、五灵脂、桔梗开胸行气，气行血行；若有咳嗽、胸痛、痰中带血者，应加凉血止血、行气止咳药物，如仙鹤草、枳壳、杏仁等。腹部损伤用桃红四物汤加木香、枳壳行气止痛。腰部损伤用当归头、牛膝、川续断、杜仲、独活、狗脊。

损伤中期随着瘀血的消散，疼痛逐渐减轻，瘀血渐去

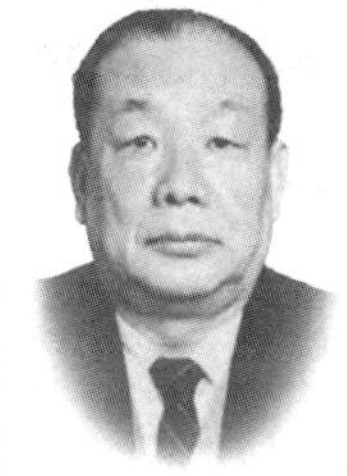

则新血渐生，活血破瘀药物要适当减少，这时当以“活血生新、调营养卫”为治疗方针，在活血化瘀的同时加补益气血的药物，如当归、熟地黄、黄芪、何首乌、鹿角胶等；或加强筋健骨药物，如续断、补骨脂、骨碎补、煅狗骨等；血虚者可配合生血补髓药，气虚者可配合和营养卫汤，气血两虚者可配合补气养血汤，年老体弱者可服用补肾养血汤。

损伤后期局部肿胀已消退，疼痛明显减轻。由于气血亏虚，损伤的筋骨尚未完全修复，肢体还不能完全恢复活动功能，需养气血、补肝肾、强筋骨的药物治疗。代表方有八珍汤、健步虎潜汤、壮筋续骨汤等。

四、功能锻炼

除做腰背肌功能锻炼外，还要做四肢关节功能活动及深呼吸运动。

【体会】

脊柱是人体躯干唯一的支柱，骨折后脊柱的稳定性受到破坏，易造成脊髓损伤。判断损伤程度和稳定性对治疗方案的制定十分重要。脊柱骨折后，根据脊柱稳定程度分为稳定性损伤和不稳定性损伤。骨折无移位趋向称为稳定性损伤，如单纯椎体压缩性骨折不超过1/3、单纯椎弓部骨折等；而骨折后脊柱稳定性明显破坏、容易移位称为不稳定性损伤，如骨折脱位、椎体爆裂性骨折、椎体压缩骨折超过1/2、椎体压缩骨折合并椎弓部骨折等均损伤累及二柱以上结构，均为不稳定性骨折。

垫枕加腰背肌过伸位功能锻炼复位法主要适用于胸腰

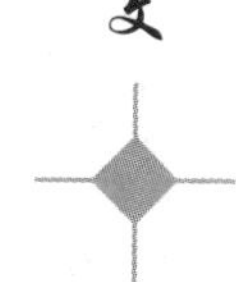

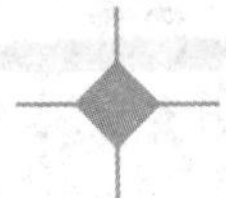

椎稳定性骨折患者，不适用于颈椎及胸腰椎不稳定性骨折患者。其主要治疗原理是通过胸腰椎过伸位的牵拉使得由于椎体压缩而皱折的前纵韧带重新恢复原有张力，并牵拉椎体前缘张开达到部分复位或全部复位，同时后关节突关节关系也得到恢复和改善。早期腰背肌功能锻炼可以促进血肿吸收，防止肌肉萎缩，减轻骨质疏松和减少晚期脊柱关节僵硬挛缩的可能，有利于脊柱的稳定；对青壮年患者来说，可预防骨折愈合后出现长期腰背部疼痛无力。除了做腰背肌功能锻炼外，还要做颈背肌、肢体肌肉、关节的主动或被动运动。功能活动愈早愈好，无论有无神经系统损伤，只有正确进行功能锻炼，才能达到康复的要求。而且，此项功能锻炼有时可能是个漫长、循序渐进过程。

脊柱骨折由于其解剖的特殊性，目前临床上我们不主张一次性手法复位，因为一旦手法复位出现脊损伤并发症将是灾难性的。对于骨折脱位、移位明显，脊柱稳定性破坏严重的情况，或造成椎管内有骨块、椎间盘组织占位的骨折，我们主张早期手术切开复位、减压、植骨融合内固定。尤其是合并有神经损伤的脊椎损伤患者更应尽早重建脊柱的稳定，为损伤的神经提供良好的恢复条件。

【典型病例】

李某，男，42 岁，1998 年 3 月 10 日入院，住院号 78818。

主诉：从 2 米高处跌下后腰痛不能行走 1 天。

患者于 1998 年 3 月 9 日下午 5 时许，从 2 米高处跌下

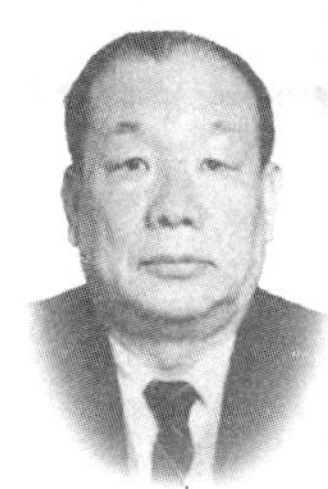

后腰痛、不能站立行走，无下肢麻木，小便能自解。某医院经 X 线拍片诊为“L1 椎体压缩性骨折”，今天转送我院住院治疗。

查体：体温 37℃，呼吸 20 次/分，脉搏 84 次/分，血压 110/72mmHg。神志清楚，五官端正，发育中等，心肺正常，腹部软、无压痛，肝脾未触及，四肢未见畸形。腰部活动障碍，广泛叩压痛，L1 棘突叩痛明显。下肢活动、皮肤感觉等正常。

X 线片：L1 椎体压缩性骨折，压缩约 1/4。

治疗过程：采用垫枕、腰背肌功能锻炼慢性复位法。患者平卧于硬板床上，以头部、双肘、双足作为支撑点，使背部、腰部、臀部及下肢呈弓形向上。胸腹部到达最高点后维持一定时间，再缓慢回复平卧位，后重复以上动作。住院两周，腰部疼痛消失。出院后继续上述治疗 20 天，带腰围逐步下床活动，同时按中药三期辨证用药配合治疗。3 个月后 X 线复查示骨折骨性愈合，可正常劳动。

按语：该病人为 L1 椎体压缩性骨折，但椎体压缩不超过 1/2，属稳定性骨折，且年龄较轻，采用功能锻炼慢性复位法，再以中药配合治疗，获得较好疗效。

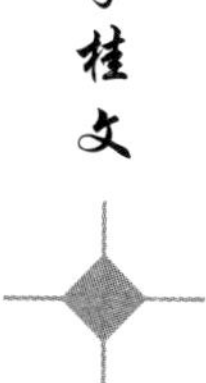

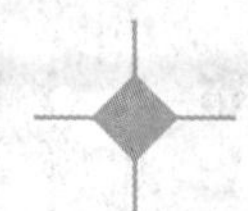

关节脱位

颞颌关节脱位

颞颌关节脱位又称下颌关节脱位，常见于老年人及体质虚弱者。下颌关节是由下颌骨的一对髁状突和颞骨的一对下颌关节窝组成，关节囊薄弱而松弛。它是人体头面部唯一的活动关节，属左右联动关节，可做开口、闭口、前伸、后退和侧转等各向活动。

【病因病机】

最常见的病因是老体弱，下颌关节囊松弛，关节不稳定。在过度张嘴，如大笑、打呵欠、拔牙时，下颌骨的髁状突可过度向前滑动，移位于关系结节的前方，引起单侧或双侧下颌关节脱位；或由于外伤暴力直接造成下颌关节胶脱位；或咬食较大块硬食时，以硬物为支点，肌肉拉动下颌，由于杠杆作用导致下颌关节脱位。

【诊断要点】

1. 病史　多有过度张嘴或暴力外伤史。

2. 临床表现　局部酸痛，下颌骨下垂、向前突出，如为单侧脱位则有口角歪斜；口不能张合，上下齿不能对合，

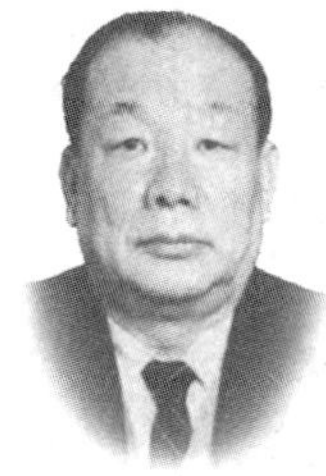

言语不清，口流涎水。触诊时下颌关节空虚，颧弓下方可触及下颌髁状突。

【治疗】

一、手法整复

1. 口腔内复位法　适用于单侧或双侧下颌关节脱位。患者端坐，背部及头枕部靠墙以稳定头部，术者站于患者正前方，用无菌纱布包缠拇指，然后将拇指伸入患者口腔内，指尖尽量置于最后一颗下臼牙的咬面上，拇指指关节背面顶住上臼齿咬面，其余手指放置于两侧下颌骨下缘及后角，以拇指指关节背侧与上臼齿接触点为支点，拇指屈曲用力，指尖将下臼齿往前下撬拔，使下颌髁状突与颞骨分离，利用关节囊和肌肉的牵拉使下颌髁状突自然复位。待关节复位后，迅速将拇指退出口腔或滑向臼齿外侧以免咬伤拇指。

2. 口腔外复位法　患者端坐，背部及头枕部靠墙以稳定头部，术者站于患者正前方，拇指放置于下颌上缘靠近下颌角处，余四指放置于下颌下缘，与拇指相对握住下颌骨，然后将下颌骨向下按压，使下颌骨与颞骨分离，再将下颌骨向后方推送使之复位。此法较适用于习惯性下颌关节脱位。

二、固定方法

用四头带兜住患者下颌部以限制口腔过度张口，固定2～3周使损伤关节囊修复。

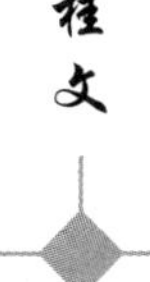

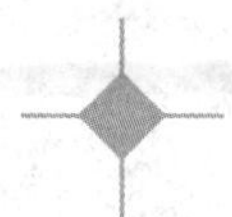

三、药物治疗

早期用理气、活血、舒筋方剂；中后期用养气血、补肝肾、壮筋骨方药。

四、功能锻炼

进行叩齿、舒缩咬肌锻炼以增强咬肌的张力，加强下颌关节的稳定。

【体会】

下颌关节脱位传统复位方法有口腔内复位法和口腔外复位法，口腔外复位法由于没有着力点，复位比较困难，故临床上常用口腔内复位法。复位成功的关键是如何将脱位的下颌骨髁状突与颞骨分离，操作时拇指将下颌往下压时在臼齿没有着力点，往往使下颌骨远端向下挤压而下颌骨髁状突向前、向上撬，造成移位加大，复位失败。所以，复位时应以拇指指间关节背侧顶住上臼齿咬合面，以此接触点作为杠杆支点，拇指关节屈曲用力将脱位的髁状突向下、向前顶压使之与颞骨分离，由于关节囊与咬肌的牵拉，脱位的髁状突自然回位。复位后 3 周内限制张口、大笑及咬食坚硬食物。

【典型病例】

患者，李某，女，42 岁，住南宁市中华路 31 号，1991 年 10 月 3 日晚上 9 点半就诊。

主诉：左下颌疼痛、活动障碍 30 分钟。

患者今天晚上 9 点在漱口时左下颌关节突然出现响声，

随即左下颌酸痛、不能闭合口腔。我院急诊经 X 线片等检查拟诊断为“左颞颌关节脱位”而转骨科病房治疗。

体检：一般情况好，下颌部向右侧歪斜，口腔半开，弹性固定，言语不清，左颞骨关节窝空虚、压痛。

X 线片：左下颌骨前下脱位。

诊断：左颞颌关节脱位。

治疗过程：患者端坐，背部及头枕部靠墙以稳定头部，术者站于患者正前方，用无菌纱布包缠拇指，然后将拇指伸入患者口腔内，指尖尽量置于最后一颗下臼牙的咬面上，拇指指关节背面顶住上臼齿咬面，其余手指放置于两侧下颌骨下缘及后角，以拇指指关节背侧与上臼齿接触点为支点，拇指屈曲用力，指尖将下臼齿往前下撬拔使下颌髁状突与颞骨分离，利用关节囊和肌肉的牵拉使下颌髁状突自然复位。待关节复位后，迅速将拇指退出口腔。复位后检查患者口腔开合自如，无畸形，用弹性绷带兜住患者下颌部以限制口腔过度张口两周。复位固定后即进行叩齿、舒缩咬肌锻炼。

药物治疗：以补益肝肾、强筋健骨中药内服。八珍汤加川续断、杜仲、何首乌，水煎内服，每天 1 剂，连服两周。同时以十一方酒外擦。

按语：该病人较消瘦，素体较虚，下颌关节稳定性差，开口过大容易造成下颌关节脱位。按传统复位方法复位不难，复位后需限制开口过大，平时注意加强咬合肌功能锻炼以增强下颌关节的稳定性。

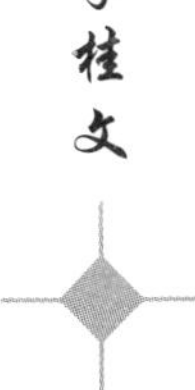

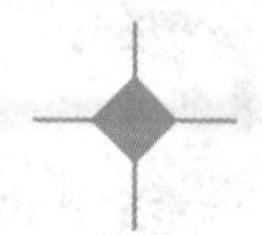

肩关节前脱位

肩关节由肱骨头与肩胛盂构成，肩胛盂小且浅，仅占肱骨头关节面的1/3～1/4，且肩关节囊松弛，前方尤为明显，此结构为肩关节各向活动提供了良好条件，但也造成肩关节结构的不稳定性，故肩关节脱位临床最常见。本病好发于青壮年男性，临床以前脱位为主，后脱位极少见。

【病因病机】

多因肩关节暴力外伤或肩关节外展后伸外旋扭伤，根据受伤机制可分为直接暴力和间接暴力。

1. 直接暴力　外力直接撞击肩部的后侧，软组织损伤较重，临床极少见，常合并有肩盂骨折。

2. 间接暴力　临床最为常见。患者侧向跌倒，上肢外展外旋，手掌撑地；或后伸位受外力牵拉；或上肢极度上举后伸，此时肱骨颈受到肩峰冲击成为杠杆支点，肱骨头冲破较薄弱的关节囊前壁，向前下脱出至肩盂下、喙突下、锁骨下。

肩关节脱位的主要病理变化是关节囊撕裂及肱骨头移位，关节周围软组织有不同程度损伤，或可合并肩胛盂骨折、肱骨头骨折、肱骨颈骨折、肱骨大结节撕脱骨折等，偶见腋神经损伤。

【诊断要点】

1. 病史　有明显的外伤史或上肢极度外展、外旋、上举、后伸扭伤史。

2. 临床表现　受伤后局部疼痛、肿胀，肩膀关节活动障碍，若合并骨折时疼痛肿胀更明显。肩关节失去正常的圆钝而呈“方肩”畸形，喙突下、腋窝下或锁骨下可触及肱骨头。肩部呈弹性固定状态，位于轻度外展位，任何方向的被动活动可引起疼痛加剧。搭肩膀试验（托马氏征）阳性。注意肢端血运、感觉、活动情况，以排除神经血管损伤可能。

3. X 线片　肩关节正位与穿胸位片可以明确脱位的方向和类型、是否合并骨折等。

【治疗】

对于新鲜肩关节脱位或习惯性脱位，一般手法复位都能成功。陈旧性脱位 1 个月左右亦可采用手法复位，陈旧性脱位手法复位失败和习惯性脱位可考虑手术治疗。

一、整复方法

传统肩关节前脱位手法整复方法有手牵足蹬法、椅背整复法、拔伸托入法、膝顶推拉法等，临床上手牵足蹬法是最常用的复位法。

1. 手牵足蹬法　以右肩为例，患者取仰卧位，患侧腋窝垫棉垫或软布，术者站立于患者的右侧，双手握住患肢腕部，右膝伸直用足蹬于患肩腋窝下，术者下肢、上肢、腰部伸直向后斜，顺势用力徐徐牵拉伤肢，一般脱位均能复位。如为 1 个月左右的陈旧性脱位，复位前先做肩部周围软组织推拿按摩 2～3 天，使肩关节周围软组织松解，之后

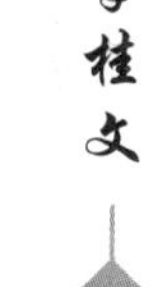

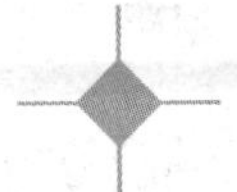

按新鲜脱位进行复位。

2. *手推肩胛骨整复方法* 患者俯卧于检查床上，胸部垫上软枕，肩部取前屈90°轻度外旋位，屈曲肘关节，托起前臂并在前臂维持3～6kg牵引力（或采用助手用力下压）。术者将病人肩胛骨下角向内（脊柱方向）推移，或向上推按，同时使肩胛骨的上部向外旋转，如听到“咔嗒”响声说明已复位。此时让患者坐在检查床上，如方肩畸形消失、Dugas征阴性，X线片示肩肱关节恢复正常，则确定关节已复位。

二、固定方法

前臂用三角巾胸前悬吊固定2～3周，屈肘90°，控制肩外展外旋及后伸，年轻者固定时间稍长。

三、药物治疗

早期局部肿痛明显，治以活血祛瘀、消肿止痛，用桃红四物汤加桂枝、姜黄，水煎内服，每日1剂；筋骨伤胶囊，2粒口服，每日3次。

中期随着瘀血的消散，疼痛逐渐减轻，瘀血渐去则新血渐生，在活血化瘀的同时加补益气血的药物，药用桃红四物汤去桃仁，加熟地黄、黄芪、何首乌、鹿角胶等；或加强筋健骨药物，如续断、补骨脂、骨碎补等。血虚可配合生血补髓药，气虚可配合和营养卫汤，气血两虚的可配合补气养血汤，年老体弱者可服用补肾养血汤。

后期局部肿胀已消退，疼痛明显减轻。这时需养气血、补肝肾、强筋骨的药物治疗。中年以上患者，后期多气血虚弱，血不荣筋，肝肾亏损，且易并发肩关节周围炎，可选用六味地黄汤加减。

中药外用：早中期局部跌打膏外敷，每两天更换一次，如局部皮肤过敏则停止外用药。解除固定后可用烫疗药热敷肩肘等部位，十一方药酒或抗风湿酊外擦肩部以舒筋活络、通络止痛。

四、功能锻炼

关节复位后即可做肩关节肌肉的舒缩活动以促进血肿的吸收，有利于受损伤关节囊修复。可做耸肩、肩内收、内旋、前举活动以减少肩关节周围因固定导致的粘连，但需控制肩外展外旋后伸活动以免影响前壁关节囊的修复。

【体会】

肩关节脱位是由于肱骨头受到杠杆作用冲破关节囊前臂脱出肩胛盂，再由于关节囊张力增大和肌肉的痉挛使肱骨头与肩盂相互抵触而使肱骨头不能回位，复位成功的关键是将此抵触点松解分离，而后肱骨头由于周围软组织张力作用自动回复到肩胛盂内。手法整复并不难，但如果手法不对或不掌握整复的技巧，就是再大的牵引力量也难以整复。前文介绍的“手牵足蹬法”方法简单，效果好，一人操作手足容易协调。如果用其他方法，两人或两人以上，配合比较难以协调使复位困难。手牵足蹬法成功的关键是正确的牵引方法，初学者较容易犯的错误是牵引时患肢处于过度被动外旋外展位，使关节周围损伤的软组织受刺激痉挛、疼痛加重，导致复位困难。李桂文教授的经验是，拔伸牵引时应该顺患肢体位（脱位后肩关节处于稍外展外

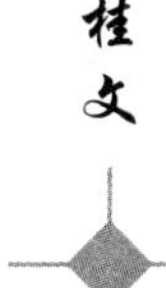

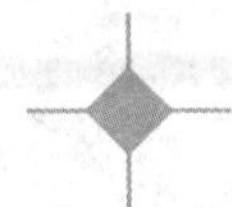

旋位、弹性固定）缓慢用力，在拔伸过程中渐渐地轻度外展外旋，患者肩部疼痛逐步减轻，这样能很快复位，无需再做上臂内收内旋。如果复位过程中肩部无痛说明复位方法是正确的。复位时拔伸应沉稳，术者上下肢及腰部保持伸直并向后倾斜，而不是用上肢屈曲力量拔伸，这样容易造成上肢肌肉疲劳。李桂文教授利用此法整复新鲜性肩关节脱位，无论有无合并大结节撕脱骨折，均不需要在止痛药及麻醉药下进行，极少有失败。但如合并肱骨外科颈骨折则不建议用手牵足蹬法整复，改用拔伸托入法，以免肱骨上端上移而肱骨头向下移位，使肱骨头复位难度更大。

新鲜肩关节脱位极少需要手术治疗，即便合并大结节撕脱骨折，肱骨头复位后自然复位，无需特别处理。如合并肱骨外科颈骨折，复位不当造成骨折远端上移而肱头下移，则需手术复位；或合并肩胛盂大块骨折、神经损伤也需手术治疗。

李桂文教授认为，肩关节脱位患者中约98%为前脱位，根据脱位的病理力学，前脱位分为创伤性和非创伤性两类，而大部分属创伤性，这种脱位是由于上臂强迫性外展外旋产生杠杆作用，使肱骨头自盂肱关节脱位，脱位的肱骨头与肩胛盂下缘或喙突下缘因肌肉的收缩及关节囊的牵拉而互相抵压，使肱骨头复位困难。传统复位法主要是根据“欲合先离”原理，即在比较大的牵引力量下使肱骨头抵卡处分离，利用肌肉收缩作用使肱骨头沿脱位的通道复位。“手推肩胛骨复位法”是在肱骨外旋位下加以轻重量牵引，减少关节盂缘压力，再通过手推肩胛骨，从而使肩胛骨被

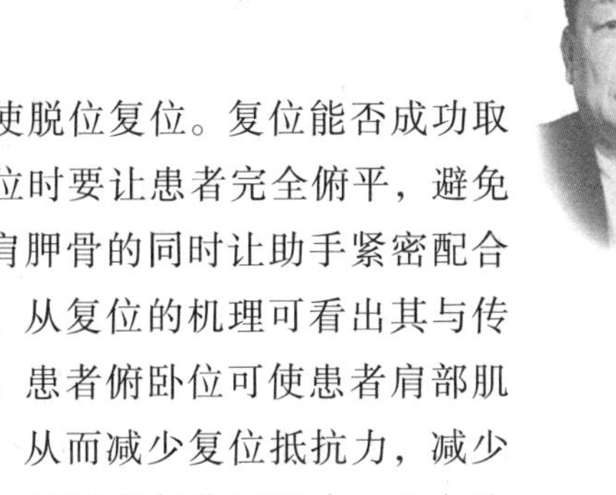

旋回到其原来的正常位置，使脱位复位。复位能否成功取决于在复位床上的位置，复位时要让患者完全俯平，避免胸背部过度倾斜，并在推按肩胛骨的同时让助手紧密配合上臂的外旋或内旋牵引动作。从复位的机理可看出其与传统复位法相比具有很多优点。患者俯卧位可使患者肩部肌肉松弛，消除患者精神紧张，从而减少复位抵抗力，减少复位过程软组织的再度损伤。同时在复位过程中，此方法力量较轻、疼痛少，是一种无创伤复位法，不会出现皮肤擦伤和骨折、神经血管损伤等并发症。另外，该复位法方法简单，成功率高，一般一次性复位成功。

【典型病例】

案1：廖某，女，36岁，1986年7月23日就诊。

主诉：右肩跌伤后肿痛及活动障碍3天。

患者于7月20日上午6点劳动时不慎跌倒，右肩部先着地，继而右肩部肿胀疼痛，右上肢不能活动，自敷草药后肿痛未减而来诊。

查体：神清，右肩部呈方肩畸形，局部肿胀甚，右上臂外展约30°呈弹性固定，Dugas征阳性，腋下触及肱骨头，大结节处压痛明显。无血管、神经损伤体征。

X线片：右肱骨头移位于关节盂下方，右肱骨大结节撕脱。

诊断：右肩关节前脱位并肱骨大结节撕脱性骨折。

治疗过程：患者俯卧于检查床上，胸部垫上软枕，肩部取前屈90°轻度外旋位，屈曲肘关节，托起前臂，在前臂

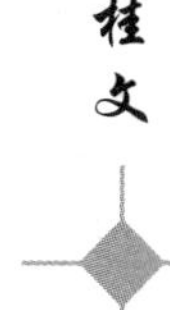

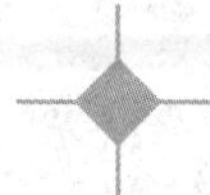

维持3～6kg牵引力（或采用助手用力下压）。术者将病人肩胛骨下角向内（脊柱方向）推移或向上推按，同时使肩胛骨的上部向外旋转，听到“咔嗒”响声说明已复位。然后患者坐在检查床上，方肩畸形消失，Dugas征阴性，X线片复查肱骨大结节解剖复位。局部外敷跌打药膏，屈肘悬吊前臂于胸前，绷带固定3周。去除固定后，中药熏洗配合外擦跌打酒，自行右肩关节功能锻炼，治疗1个月余功能恢复正常。

按语：患者诊断明确，虽然伤后第3天就诊，但关节囊并未挛缩，对手法复位影响并不大。

案2：尚某，女，46岁，住南宁市手拖厂。1995年4月1日上午8点就诊。

主诉：跌倒后右肩部畸形疼痛、活动障碍30分钟。

患者从单车上跌下，右手掌撑地后右肩部疼痛、关节活动障碍，我院急诊经X线片等检查诊断为“右肩关节脱位”，转我科治疗。

查体：一般情况好，右肩呈方肩畸形，关节盂空虚，右肩关节活动障碍，局部压痛，右手指活动、皮肤感觉及血运正常。

X线片：右肩关节脱位，肱骨头盂下脱位，肱骨大结节撕脱骨折并分离移位。

诊断：右肩关节前下脱位合并肱骨大结节撕脱骨折。

治疗过程：患者取仰卧位，患侧腋窝垫棉垫。术者站立于患者的右侧，双手握住患肢腕部，右膝伸直，用足跟蹬于患肩腋窝下，术者下肢、上肢、腰部伸直向后斜，顺

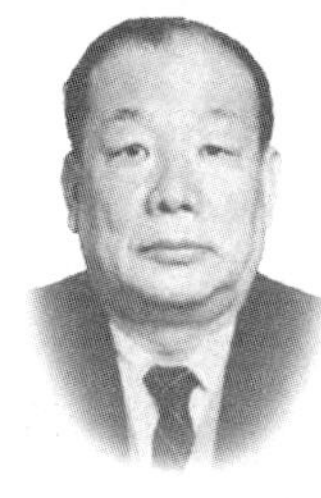

势用力徐徐拔伸牵引，约 20 秒钟后感觉到关节移动的声音，接着感觉到关节头复位的声音，患者关节疼痛立即明显减轻，关节被动活动正常。患肢屈肘 90°，用三角巾胸前悬吊固定。复位后，X 线片复查关节脱位复位，肱骨大节结撕脱骨折完全复位。3 周后，X 线片复查撕脱骨折骨折线模糊。关节复位后做肩关节肌肉活动以促进血肿的吸收，以利于受损关节囊修复。做耸肩、肩内收、内旋、前举活动以减少肩关节周围因固定导致的粘连，但控制肩外展外旋后伸活动以免影响前壁关节囊的修复。3 周后可做肩关节各向主动活动。

药物治疗：损伤 1 周内局部肿痛明显，治以活血祛瘀、消肿止痛，用桃红四物汤加桂枝、姜黄，水煎内服，每日 1 剂；筋骨伤胶囊，2 粒口服，每日 3 次。伤后第 2 ~ 3 周，随着瘀血的消散，疼痛逐渐减轻，瘀血渐去则新血渐生，在活血化瘀的同时加补益气血的药物，药用桃红四物汤去桃仁，加当归、熟地黄、黄芪、续断、补骨脂、骨碎补，水煎内服，每日 1 剂；筋骨伤胶囊，2 粒口服，每日 3 次。拆除外固定后，早中期局部跌打膏外敷，每 2 天更换 1 次，并用烫疗药热敷肩肘等部位，十一方药酒外擦肩部以舒筋活络、通络止痛。

治疗结果：1 周后局部疼痛消失，3 周后解除外固定，关节功能活动受限明显，经外用中药、功能锻炼，8 周后肩关节功能基本恢复。

按语：患者诊断明确，肩关节脱位合并肱骨大结节撕脱骨折，复位及固定与单纯关节脱位一样，脱位复位后撕

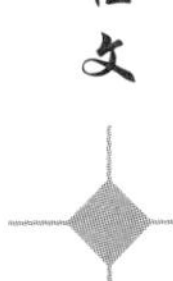

脱骨折同时复位，故撕脱骨块不用另外再复位。但是合并骨折导致关节内血肿较多，后期关节粘连较重，关节功能的恢复需用较长时间。

肩锁关节脱位

肩锁关节脱位临床较多见，肩锁关节的稳定性主要靠肩锁韧带和喙锁韧带连接固定保持，尤其是喙锁韧带更为重要。单纯肩锁韧带断裂时仅引起肩锁关节半脱位，肩锁韧带与喙锁韧带同时断裂则能引起肩锁关节全脱位。肩锁关节脱位常见于青壮年人。

【病因病机】

直接暴力或间接暴力迫使锁骨外端和肩胛骨肩峰分离，造成肩锁关节的关节囊或肩锁韧带和喙锁韧带部分或全部断裂，锁骨外侧端向后上弹起脱位。

【诊断要点】

1. 病史　肩部外伤史，如跌伤或肩部过度牵拉伤。

2. 临床表现　伤后局部疼痛、肿胀，肩关节活动受限，尤其是上举、外展及后伸活动受限明显。锁骨外侧端向上弹起支于皮下，挤压容易复位，但极易再脱位。

3. X 线片　肩部正位片能确定脱位的程度。

【治疗】

肩锁关节脱位手法复位容易，但维持复位则很困难。

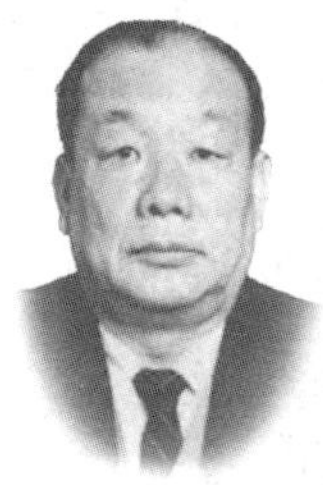

一、手法整复

患者取坐位，术者一手拇指向下挤压锁骨外侧端，同时另一手轻轻活动患肩即可复位。

二、固定方法

宽胶布或肩锁固定带固定锁骨外侧端 3 ~4 周。

三、药物治疗

早期局部肿痛明显，治以活血祛瘀、消肿止痛，用桃红四物汤加桂枝、姜黄，水煎内服，每日 1 剂；筋骨伤胶囊，2 粒口服，每日 3 次。

中期随着瘀血的消散，疼痛逐渐减轻，瘀血渐去则新血渐生，在活血化瘀的同时加补益气血的药物，药用桃红四物汤去桃仁，加熟地黄、黄芪、何首乌、鹿角胶等；或加强筋健骨药物，如续断、补骨脂、骨碎补等。血虚可配合生血补髓药，气虚可配合和营养卫汤，气血两虚的可配合补气养血汤，年老体弱者可服用补肾养血汤。

后期局部肿胀已消退，疼痛明显减轻，这时需养气血、补肝肾、强筋骨的药物治疗。中年以上患者后期多气血虚弱，血不荣筋，肝肾亏损，且易并发肩关节周围炎，可选用六味地黄汤加减。

中药外用：早中期局部跌打膏外敷，每两天更换一次，如局部皮肤过敏则停止外用药。解除固定后可用烫疗药热敷肩肘等部位，十一方药酒或抗风湿酊外擦肩部以舒筋活络、通络止痛。

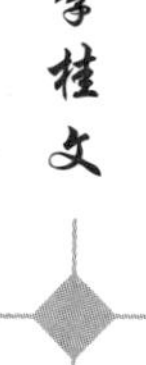

四、功能锻炼

脱位复位固定后可做患肢手肘关节功能活动，外固定拆除后逐步进行肩关节功能锻炼。

【体会】

肩关节是肩锁关节组成部分，但并不参与肩关节活动。所以，肩锁关节脱位对肩关节活动的影响并不大。临床上对于肩锁关节脱位，无论半脱位还是全脱位，手法整复固定极少能成功，但如果没有明显疼痛可不处理，或手术复位内固定，最重要的是做肩锁韧带修补，尤其是喙锁韧带修补重建。

【典型病例】

吴某，男，36 岁，1996 年 7 月 21 日就诊，住院号 52464。

主诉：跌伤后右肩部疼痛、活动受限两天。

查体：右肩肩峰部稍肿，肩峰稍突出，压痛明显，肩关节活动受限。右上肢神经检查未见异常。

X 线片：右肩锁关节半脱位。

治疗过程：门诊给予手法按压复位，宽胶布固定，中药配合治疗。3 周后患肩疼痛消失，活动正常。

按语：患者为右肩关节半脱位，诊断明确。复位后固定 3 周，韧带修复后即可正常活动。

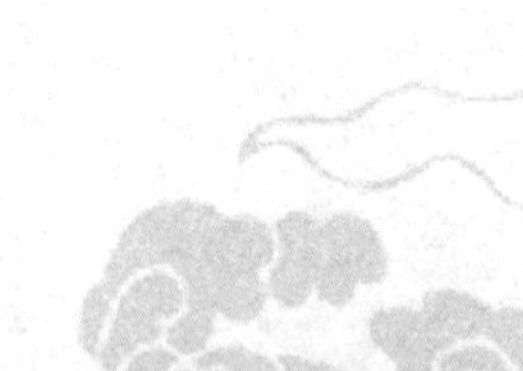

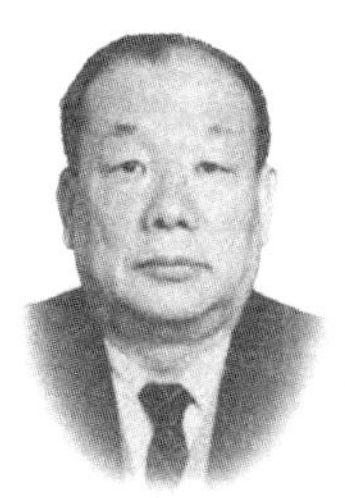

肘关节脱位

肘关节脱位在临床常见，多发生于青壮年，儿童与老人少见。肘关节内外侧有坚强的侧副韧带保护，关节前后关节囊相对薄弱，且尺骨冠状突较尺骨鹰嘴小，对抗尺骨向后移位的能力要比对抗向前移位的能力差，故肘关节后脱位远比其他方向的脱位多见。

【病因病理】

肘关节结构相对肩关节稳定，故造成肘关节脱位的暴力一般比较大。肘关节脱位大多为间接暴力（传达暴力或杠杆作用）所引起。患者跌倒时肘关节伸直、手掌撑地，外力沿前臂传达到肘部，使肘关节过度后伸或向侧方倾斜，尺骨鹰嘴撞击肱骨鹰嘴窝形成杠杆支点，如果暴力达到一定程度则可导致尺骨冠状突从滑车向后上或侧方移位，同时造成关节周围软组织撕裂伤或冠状突尖部撕脱性骨折。肘关节前脱位极罕见，一般会同时合并鹰嘴骨折。

【诊断要点】

1. 病史　肘部明显的外伤史。

2. 临床表现　伤后肘部疼痛、肿胀、功能障碍，弹性固定于半屈曲位。根据受伤机制及尺骨近端移位的方向，肘关节脱位分为前脱位、后脱位、侧后方脱位。注意肢端血运、感觉及活动情况，以排除神经、血管损伤可能。

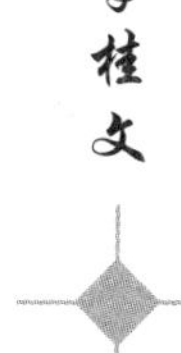

3. X 线片　肘关节正侧位片能明确脱位类型移位程度、是否合并骨折等。

【治疗】

新鲜肘关节脱位的治疗以手法复位治疗为主，且应尽早复位固定。并发骨折者先整复脱位，再处理骨折。肘关节脱位的周围软组织损伤较重，手法整复应在无痛下进行。陈旧性脱位也力争手法整复，手法整复失败则考虑手术复位。

一、手法整复（以后脱位为例）

有拔伸屈肘法、膝顶复位法、推肘尖复位法等。

推肘尖复位法：患者端坐或平卧位，一助手双手握住上臂，另一助手双手握住腕部，术者立于患侧，双拇指指腹放置于尺骨鹰嘴尖部，其余双手四指环扣上臂下段前侧。两助手顺势对抗牵引 2～3 分钟，然后术者两拇指尖向前下顶推鹰嘴，其余手指向后上牵拉肱骨下段，一般可复位。

二、固定方法

复位后将肘关节屈曲 90°，前臂置于中立位，三角巾胸前悬吊 2～3 周；或石膏后托固定肘关节于屈曲 90°，前臂中立位，三角巾胸前悬吊 2～3 周。合并冠状突或鹰嘴突小块撕脱骨折无需特殊处理。

三、药物治疗

早期局部肿痛明显，治以活血祛瘀、消肿止痛，用桃红四物汤加桂枝、姜黄，水煎内服，每日 1 剂；筋骨伤胶

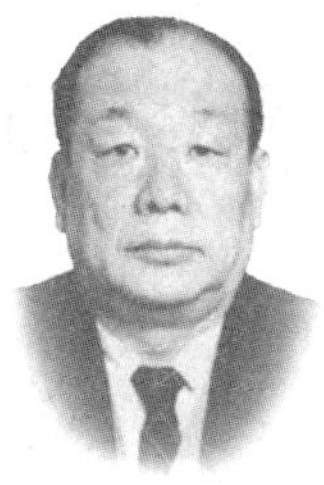

囊，2 粒口服，每日 3 次。

中期随着瘀血的消散，疼痛逐渐减轻，瘀血渐去则新血渐生，在活血化瘀的同时加补益气血的药物，药用桃红四物汤去桃仁，加熟地黄、黄芪、何首乌、鹿角胶等；或加强筋健骨药物，如续断、补骨脂、骨碎补等。血虚可配合生血补髓药，气虚可配合和营养卫汤，气血双虚的可配合补气养血汤，年老体弱者可服用补肾养血汤。

后期局部肿胀已消退，疼痛明显减轻，这时需养气血、补肝肾、强筋骨的药物治疗。中年以上患者，后期多气血虚弱，血不荣筋，肝肾亏损，且易并发肩关节周围炎，可选用六味地黄汤加减。

中药外用：早、中期局部跌打膏外敷，每两天更换一次，如局部皮肤过敏则停止外用药。解除固定后可用烫疗药热敷肩肘等部位，十一方药酒或抗风湿酊外擦肩部以舒筋活络、通络止痛。

四、功能锻炼

复位固定后即可做患侧手及肩关节功能活动，以及前臂、上臂肌肉舒缩活动。外固定拆除后加强肘关节功能活动。

【体会】

肘关节结构较稳定，引起脱位的暴力比较大，脱位后周围软组织损伤重，故后期创伤关节炎较明显，关节强硬、疼痛较重。另外较易形成异位骨化，严重影响关节活动。所以，肘关节功能锻炼应以主动活动为主。

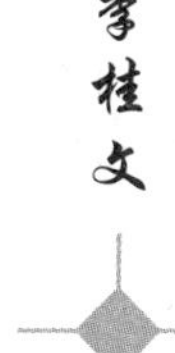

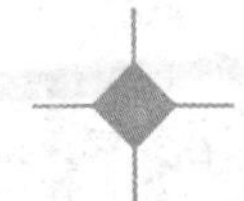

【典型病例】

陆某，女，36岁，住南宁市衡阳路乳品厂宿舍，1998年11月5日下午6点就诊。

主诉：跌伤后左肘疼痛畸形、功能障碍1小时。

患者今天下午5点从单杠上跌下，左手着地，即觉左肘部剧痛、不能活动。我院急诊经X线片检查诊断为“左肘关节脱位”，收病房治疗。

查体：一般情况好，左肘“鞋状”畸形，半屈位弹性固定，左肘关节活动障碍，肢端血运、感觉、活动正常。

X线片：左肘关节脱位，尺骨鹰嘴向后移位。

诊断：左肘关节后脱位。

治疗过程：患者端坐，一助手双手握住患侧上臂，另一助手双手握住腕部，术者立于患侧，双拇指指腹放置于尺骨鹰嘴尖部，余双手四指环扣上臂下段前侧。双助手顺势对抗牵引2~3分钟，术者两拇指尖向前下顶推鹰嘴，其余手指向后上牵拉肱骨下段，听到关节端移位及关节头复位的弹响声音后，患者肘部疼痛明显减轻，关节活动基本正常。复位后将肘关节屈曲90°、前臂置于中立位，三角巾胸前悬吊3周。复位后立即拍X线片，示脱位复位。复位固定后即做患侧手及肩关节功能活动，以及前臂、上臂肌肉舒缩活动。外固定拆除后加强肘关节功能活动。

药物治疗：损伤1周内，局部肿痛明显，治以活血祛瘀、消肿止痛，用桃红四物汤加桂枝、姜黄，水煎内服，每日1剂；筋骨伤胶囊，2粒口服，每日3次。伤后第2~3

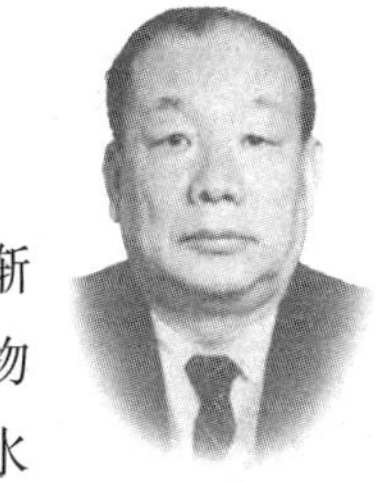

周，随着瘀血的消散，疼痛逐渐减轻，瘀血渐去则新血渐生，在活血化瘀的同时加补益气血的药物。药用桃红四物汤去桃仁，加熟地黄、黄芪、续断、补骨脂、骨碎补，水煎内服，每日1剂；筋骨伤胶囊，2粒口服，每日3次。拆除外固定后，早中期局部跌打膏外敷，每两天更换一次，并用烫疗药热敷肩肘等部位，十一方药酒外擦肩部以舒筋活络、通络止痛。

治疗结果：1周后局部疼痛消失，3周后解除外固定，关节功能活动受限明显。经外用中药、功能锻炼等，6周后肩关节功能基本恢复。

按语：患者单纯肘关节脱位，本手法复位法比较稳妥，不易加重周围软组织损伤，配合中草药内服外用，功能恢复较快。

桡骨小头半脱位

桡骨小头半脱位又称“牵拉肘”，多发生于5岁以下的儿童，1~3岁发生率最高。

【病因病机】

多由患儿肘关节在伸直位时腕部受到牵拉所致，如患儿穿衣或跌倒时被人向上牵拉，前臂于旋前位即可造成桡骨小头半脱位。发病的主要机制：5岁以下儿童的桡骨头和其颈部的直径几乎相等，肘关节囊前部及环状韧带松弛，突然牵拉前臂时，肱桡关节间隙加大，关节内负压骤增，

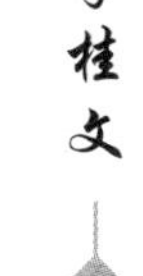

肘前关节囊及环状韧带被吸入关节内面发生嵌顿。当肘关节于伸直位受牵拉时，桡骨头从围绕其周围的环状韧带中向下滑脱，由于肱二头肌的收缩，将桡骨头拉向前方。

【诊断要点】

1. 病史　患儿前臂受牵拉，或跌倒史，或不明显外伤。

2. 临床表现　患儿哭闹，诉肘部或肩部或腕部疼痛，患肢活动明显减少，特别是抬高患肢时疼痛加剧。肘部外观无畸形、肿胀等，肘关节被动活动尚好，但患肘不敢抬举，被动旋转前臂时疼痛加重，桡骨小头处压痛。

3. X 线片　肘关节正侧位片未发现异常，但可伴肱骨髁上青枝骨折。

【治疗】

桡骨小头半脱位手法复位简单，复位后无需特殊固定及药物治疗，但短时间内要避免肘关节被牵拉。

手法复位：家长抱患儿坐位，患肘伸直，术者面对患儿而坐，一手托住患肘，拇指置于肘中部，向外、向后轻度挤压桡骨小头，同时用另一手握住患侧腕部稍做牵引，前臂旋前，然后屈肘。听到关节的弹响声说明已复位，如还不能复位则前臂旋后再屈肘。复位后患儿疼痛即可消失，上肢抬举自如。

【体会】

桡骨小头半脱位是肘关节较轻的损伤，外伤史不明显，

体征不典型，X 线片表现正常，仅为肘关节疼痛，故容易漏诊，当作为软组织损伤处理。临床上主要与软组织损伤、肘部骨折相鉴别：软组织损伤一般局部肿胀较明显，可能有皮下瘀斑，但肘关节活动影响不明显，上肢抬举不受影响。而桡骨头半脱位，外观体征不明显，但肘关节活动受限，尤其是上肢抬举受限明显。肘部骨折外伤比较明显，局部肿胀、功能受限明显，X 线片可明确诊断。

【典型病例】

徐某，男，3 岁，住南宁市苏州路 15 号，1997 年 6 月 7 日上午 10 点就诊。

主诉：右肘牵拉伤后疼痛、不敢上举 1 小时。

家人代述患儿今天上午 9 点被人牵拉右前臂，即哭喊右肘部疼痛，不敢上举右上肢，由家人送来我院就诊。

体检：右肘无肿胀、畸形等，拒绝触碰，右上肢不能上举取物。

诊断：右桡骨小头半脱位。

治疗过程：家长抱患儿坐位，患儿右肘伸直，术者面对患儿而坐，左手托住患肘，拇指置于肘中部向外、向后轻度挤压桡骨小头，同时用右手握住患侧腕部稍做牵引，前臂旋前，然后屈肘时听到关节的弹响声，说明已复位。患儿疼痛随即消失，上肢抬举自如。嘱家人尽量避免牵拉患儿右前臂。

按语：患儿无明显外伤史，故不考虑肘部骨折的可能，无需拍摄 X 线片。桡骨小头半脱位主要是关节滑膜嵌入关

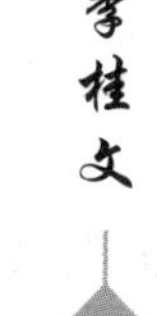

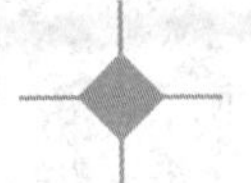

节腔引起疼痛，故损伤并不严重，复位简单，复位后不需固定和其他治疗，但应避免前臂受牵拉。

髋关节脱位

髋关节由髋臼和股骨头构成球窝关节，2/3 的股骨头被包裹在髋臼里，周围有坚强的关节囊、韧带和肌肉组织连接，所以髋关节结构稳定，造成髋关节脱位的外伤暴力比较强大，脱位后复位的难度也比较大。髋关节脱位常见于青壮年。

【病因病机】

直接暴力和间接暴力都可以导致髋关节脱位，但间接暴力多见。由于髋关节结构稳定，引起髋关节脱位的暴力强大，故脱位的同时软组织损伤较严重，往往合并其他部位的损伤及髋臼骨折。病因多为车祸、坠落伤、重物压伤等。根据受伤机制及脱位后股骨头的位置，髋关节脱位分为前脱位、后脱位和中心性脱位，临床后脱位最常见。根据受伤是否超 3 周时间分为新鲜性脱位和陈旧性脱位。

【诊断要点】

1. 病史　有明显的外伤史。

2. 临床表现　伤后患部疼痛、肿胀、功能障碍、畸形、弹性固定。不同类型的脱位则有不同的体征。后脱位时髋关节在屈曲内收内旋位受伤，呈现屈曲、内收、内旋及缩

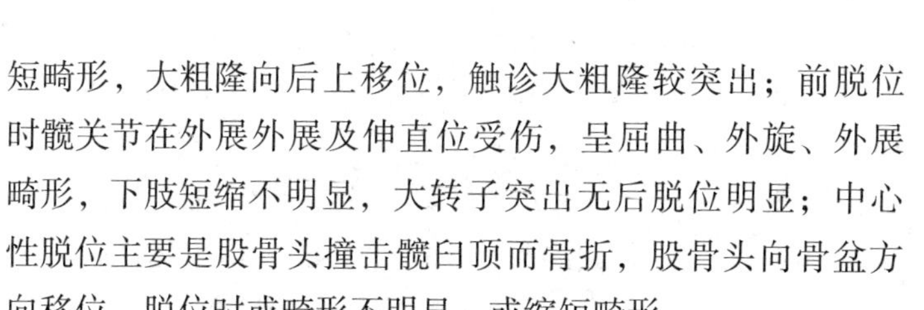

短畸形，大粗隆向后上移位，触诊大粗隆较突出；前脱位时髋关节在外展外展及伸直位受伤，呈屈曲、外旋、外展畸形，下肢短缩不明显，大转子突出无后脱位明显；中心性脱位主要是股骨头撞击髋臼顶而骨折，股骨头向骨盆方向移位，脱位时或畸形不明显，或缩短畸形。

3. X线片　髋关节正轴位片能显示脱位类型、是否合并有髋臼边缘骨折。

【治疗】

一、手法整复

绝大部分新鲜髋关节脱位均可以通过手法复位得到治疗。陈旧性脱位尽量手法整复，如整复困难，可考虑手术复位。合并髋臼缘骨折者，一般脱位整复后骨折会随之复位。合并股干骨折者，则先整复脱位再整复骨折。

1. 后脱位　屈髋拔伸法。患者仰卧于板床上或地板上，助手双手按压两侧髂前上棘固定骨盆，术者面对患者弯腰站立，骑跨在患侧下肢上，一手屈肘扣住患肢腘窝，另一手抓住小腿使之成屈髋屈膝90°位做顺势拔伸牵引，缓慢持续用力，一般2～3分钟后可以复位。如尚未能复位，则在拔伸牵引的同时轻轻旋转摇晃患肢，即可复位。

2. 前脱位　手牵足蹬法，与肩膀关节前脱位的手牵蹬复位法相似。患者平卧于平板床上，术者坐于床缘，一足外缘蹬于患侧坐骨结节及腹股沟内侧（左髋脱位用左足，右髋脱位用右足），双手握住患肢踝关节，顺势（患肢轻度外展外旋弹性固定）拔伸牵引（双上肢及躯干部伸直，往

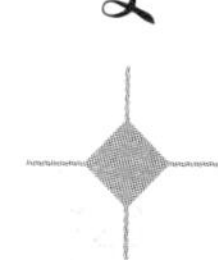

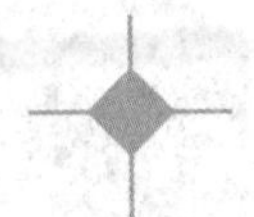

后倾斜），持续缓慢用力，或牵引过程中轻轻旋转患肢，一般即可复位。

3. 中心性脱位　主要是髋臼顶部骨折的处理，临床上一般用骨牵引缓慢复位法。牵引开始可以用较大的牵引重量，床边X线片复查复位后可以减轻牵引重量。

4. 陈旧性髋关节脱位　髋关节脱位1个月左右者可试用手法整复。先做股骨髁上牵引1～2周，牵引重量较大，同时按摩髋部周围软组织。在麻醉下进行手法复位，整复时先将髋关节轻轻活动，范围由小到大，再按新鲜脱位复位方法进行复位。

二、固定方法

髋关节脱位手法复位后行骨牵引或皮肤牵引，一般前脱位和后脱位牵引3～4周，中心性脱牵引6～8周。

三、药物治疗

早期局部肿痛明显，治以活血祛瘀、消肿止痛，用桃红四物汤加牛膝15g、五灵脂12g、独活15g、杜仲20g、木香12g、三七12g，水煎内服，每日1剂；筋骨伤胶囊，2粒口服，每日3次。

中期随着瘀血的消散，疼痛逐渐减轻，瘀血渐去则新血渐生，活血破瘀的药要适当减少，在活血化瘀的同时加补益气血的药物。药用桃红四物汤去桃仁，加当归、熟地黄、黄芪、何首乌、鹿角胶等；或加强筋健骨药物，如续断、补骨脂、骨碎补、煅狗骨等。血虚可配合生血补髓药，气虚可配合和营养卫汤，气血汤虚的可配合补气养血汤，年老体弱者可服用补肾养血汤。中药水煎内服，每日1剂。

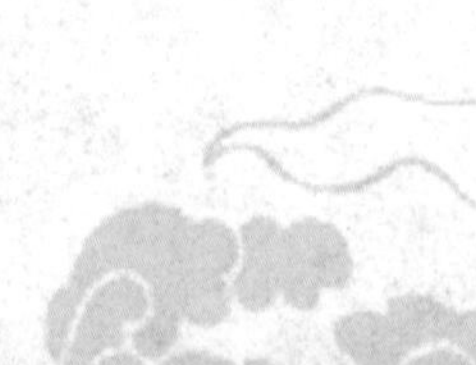

筋骨伤胶囊，2 粒口服，每日 3 次。

损伤后期局部肿胀已消退，疼痛明显减轻。由于气血亏虚，损伤的筋骨尚未完全修复，肢体还不能完全恢复活动功能，需养气血、补肝肾、强筋骨的药物治疗。中年以上患者后期多气血虚弱，血不荣筋，肝肾亏损，可选用六味地黄汤加减。

四、功能锻炼

复位后，在牵引期间做下肢肌肉舒缩活动，拆除牵引后可做下肢关节（包括髋关节）活动，3 个月后才能负重行走。

【体会】

髋关节脱位早期常见的合并伤是髋臼缘骨折，尤其是后脱位引起的髋关节后缘骨折，比较大的关节缘骨折会造成关节不稳或创伤性关节炎，有时单靠 X 线片容易漏诊，故临床上应常规做髋部 CT 明确诊断。

髋关节结构十分稳定，周围肌肉丰厚且力量大，脱位后复位较其他关节脱位困难，但绝大部分新鲜髋关节脱位可用手法复位。后脱位用屈髋拔伸法由一人操作，比较简单，且复位过程中没有大幅度活动股骨头，比较安全，尤其对于老年骨质疏松患者。成功的关键是在髋关节弹性固定的体位顺势拔伸，先将脱位的股骨头与髋臼缘分离，利用关节囊、韧带、肌肉的张力使股骨头回位。实际上在复位过程中并不需要屈伸、内收、外展、外旋等强迫性复位动作。

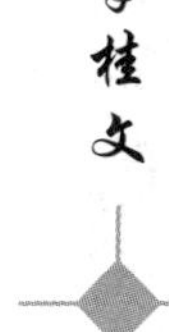

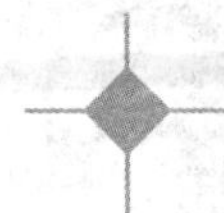

股骨头缺血性坏死是髋关节脱位常见的后期并发症，复位后牵引固定3～4周后损伤的软组织修复，但仍不能负重行走，一般要求3个月后才能行走，且3个月内要定期复查X线片以了解股骨头有无囊性变等。

【典型病例】

案1：梁某，女，60岁，住南宁市郊区五塘镇，1994年8月2日晚9点就诊。

主诉：跌伤后右髋部疼痛、不能站立行走4小时。

患者今天下午5点不慎从牛背上跌下，即右髋部疼痛、不能站立行走，由家人送我院急诊，经X线片等检查诊断为“右髋关节脱位”，收我科治疗。

查体：一般情况好，平车送入院，右下肢呈屈曲、外旋、外展畸形，下肢短缩不明显，右髋活动障碍，右腹股沟比较丰满，有压痛，肢端血运、皮肤感觉、活动正常。

X线片：右髋关节脱位，股骨头向前下移位。

诊断：右髋关节前脱位。

治疗过程：患者平卧于平板床上，术者坐于床缘，右足外缘蹬于患者右侧坐骨结节及腹股沟内侧，双手握住患肢踝关节，顺势（患肢轻度外展外旋弹性固定）拔伸牵引（双上肢及躯干部伸直往后倾斜），持续缓慢用力，牵引过程中轻轻旋转患肢，可感觉到股骨头很快明显滑移而复位。患髋疼痛明显减轻，被动活动基本正常，X线片复查关节脱位复位，给予右下肢皮肤牵引，3周后拆除牵引。复位后在牵引期间，做下肢肌肉舒缩活动，拆除牵引后做下肢关节，包括髋关节活动，或扶拐下床。3 个月后弃拐负重行走。

药物治疗：早期局部肿痛明显，治以活血祛瘀、消肿止痛，用桃红四物汤加牛膝 15g、五灵脂 12g、独活 15g、杜仲 20g、木香 12g、三七 12g，水煎内服，每日 1 剂；筋骨伤胶囊，2 粒口服，每日 3 次。中期随着瘀血的消散，疼痛逐渐减轻，瘀血渐去则新血渐生，在活血化瘀的同时加补益气血的药物。药用桃红四物汤去桃仁，加当归、熟地黄、黄芪、何首乌、鹿角胶、续断、补骨脂、骨碎补，中药水煎内服，每日 1 剂；筋骨伤胶囊，2 粒口服，每日 3 次。损伤后期局部肿胀已消退，疼痛明显减轻。由于气血亏虚，损伤的筋骨尚未完全修复，肢体还不能完全恢复活动功能，需养气血、补肝肾、强筋骨。药用八珍汤加牛膝、杜仲、川续断、何首乌、牛骨，水煎服，每日 1 剂，连服 4 周。

治疗结果：1 个月后右髋疼痛消失，关节活动基本正常。3 个月后下地行走，功能正常。5 年后随访无股骨头坏死。

按语：患者右髋前脱位，诊断治疗及时，但因年龄较大，髋关节脱位对股骨头血运影响较大，故尽管复位后关节疼痛消失、活动正常，也不能过早负重行走，配合中草药内服外用，治疗效果好。

案 2：卢某，女，70 岁，住南宁市地委大院，1993 年 7 月 9 日下午 2 点就诊。

主诉：跌伤后左髋疼痛、不能行走 1 小时。

患者今天下午 1 点从三轮车上跌下后左髋部疼痛、不能站立行走，我院急诊诊断为“左髋关节脱位”收入病房

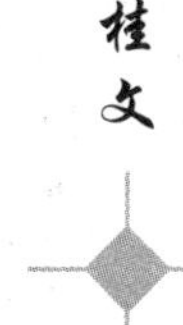

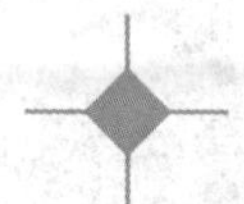

治疗。

查体：平车送入院，一般情况好，髋关节在屈曲内收内旋位受伤，呈现屈曲、内收、内旋及缩短畸形，大粗隆向后上移位，触诊大粗隆较突出，肢端血运、皮肤感觉、活动正常。

X 线片：左髋关节脱位，股骨头向髋臼上缘移位。

诊断：左髋关节后脱位。

治疗过程：患者仰卧于板床上，助手双手按压两侧髂前上棘固定骨盆，术者面对面对患者弯腰站立，骑跨在患肢上，一手屈肘扣住患肢腘窝，另一手抓住小腿使之成屈髋屈膝 90°位，做顺势拔伸牵引，缓慢持续用力，同时轻轻旋转摇晃患肢。约 1 分钟后感觉到股骨头移位，紧接着听到股骨头复位进髋臼的弹响声，髋部疼痛立即明显减轻，关节活动基本正常。X 线片复查关节脱位复位，行左下肢皮肤牵引 3 周。

药物治疗：早期局部肿痛明显，治以活血祛瘀、消肿止痛，用桃红四物汤加牛膝 15g、五灵脂 12g、独活 15g、杜仲 20g、木香 12g、三七 12g，水煎内服，每日 1 剂；筋骨伤胶囊，2 粒口服，每日 3 次。中期随着瘀血的消散，疼痛逐渐减轻，瘀血渐去则新血渐生，在活血化瘀的同时加补益气血的药物。药用桃红四物汤去桃仁，加当归、熟地黄、黄芪、何首乌、鹿角胶、续断、补骨脂、骨碎补，中药水煎内服，每日 1 剂；筋骨伤胶囊，2 粒口服，每日 3 次。损伤后期局部肿胀已消退，疼痛明显减轻。由于气血亏虚，损伤的筋骨尚未完全修复，肢体还不能完全恢复活动功能，

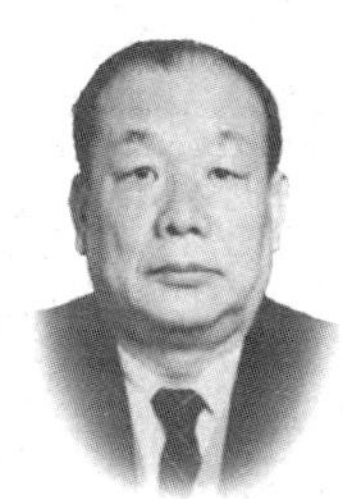

需养气血、补肝肾、强筋骨。药用八珍汤加牛膝、杜仲、川续断、何首乌、牛骨，水煎服，每日1剂，连服4周。

治疗结果：1个月后左髋疼痛消失，关节活动基本正常。3个月后下地行走，功能正常。5年后随访无股骨头坏死。

按语：患者左髋后脱位，诊断治疗及时，但因年龄较大，髋关节脱位对股骨头血运影响较大，故尽管复位后关节疼痛消失，活动正常，也不能过早负重行走，配合中草药内服外用，治疗效果好。

筋　伤

颈部软组织扭挫伤

颈部活动灵活，各个方向均有一定的活动度，肌肉结构较复杂，如果运动不正确或休息体位不正确极易造成局部软组织损伤。

【病因病机】

因颈部突然扭转或前屈、后伸而受伤。交通伤、撞击伤、运动伤等引起的颈部软组织扭挫伤临床多见，而钝器直接打击则引起的挫伤临床少见。

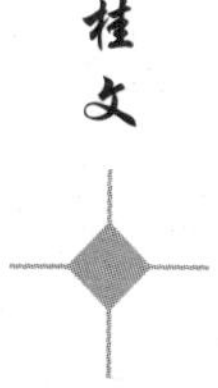

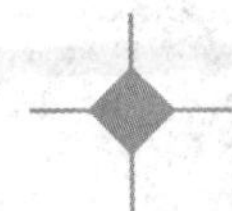

【诊断要点】

1. 病史　有较明显的外伤史。

2. 临床表现　伤后颈部疼痛、活动受限，头部可有歪斜，颈部肌肉紧张、痉挛，损伤处肿胀、压痛，或可触及肿块、条索样硬结。

3. X 线片　X 线片对软组织损伤没有意义，但可以排除有无骨折脱位，必要时要行 CT、MRI 等检查。

【治疗】

一、手法按摩

有活血祛瘀、松解肌肉痉挛、通络止痛的作用。患者端坐，术者站于背后，用拇指指腹沿颈部正中线两侧肌肉做揉按动作，反复 2 ~ 3 次。后再以拇指指腹或小鱼际重点按揉痛点及周围。

二、药物治疗

1. 内服药　以活血化瘀、消肿止痛为主。药用桃仁、红花、川芎、赤芍、葛根、木香、防风、丹参等。

2. 外用药　十一方酒外涂颈部，或烫疗药热敷颈部。

三、物理疗法

电疗、磁疗、热疗等。

四、功能锻炼

疼痛缓解后可做头部各向活动，但应缓慢渐进。

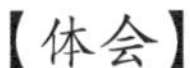

【体会】

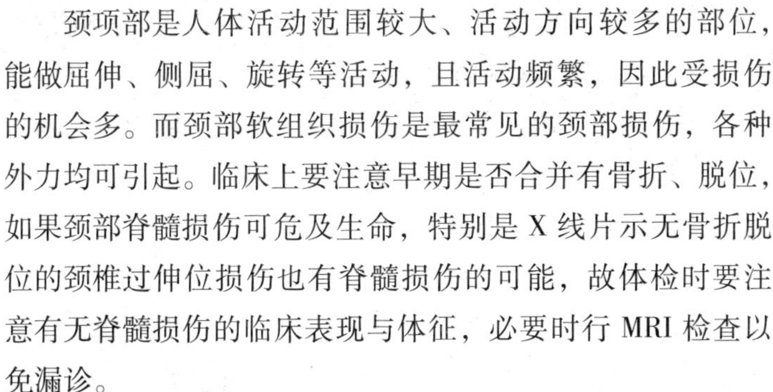

颈项部是人体活动范围较大、活动方向较多的部位，能做屈伸、侧屈、旋转等活动，且活动频繁，因此受损伤的机会多。而颈部软组织损伤是最常见的颈部损伤，各种外力均可引起。临床上要注意早期是否合并有骨折、脱位，如果颈部脊髓损伤可危及生命，特别是X线片示无骨折脱位的颈椎过伸位损伤也有脊髓损伤的可能，故体检时要注意有无脊髓损伤的临床表现与体征，必要时行MRI检查以免漏诊。

损伤早期局部瘀血、水肿、疼痛明显，手法按摩以轻手法松解痉挛为主，以免加重症状。除了中药治疗外，应用些消炎止痛药有时会收到意想不到的效果。

【典型病例】

范某，男性，35岁，住明秀东路34号，1998年8月7日上午10点就诊。

主诉：患者从车上跌下后颈部疼痛、活动受限12小时。

患者昨晚从单车上跌下，撞伤颈部，当时颈部隐痛，回家后自用正红花油外擦。今晨起床后觉颈部疼痛加重、活动受限明显，但无手麻及乏力、无头晕头痛等症。

查体：颈部无畸形，活动稍受限，颈部软组织广泛压痛，神经系统检查未见异常。

X线片：颈椎轻度退变，未见骨折脱位征。

颈椎MRI：颈椎骨关节及椎管等未见异常。

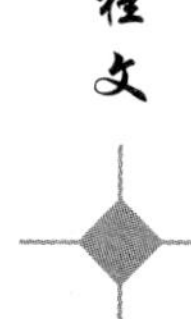

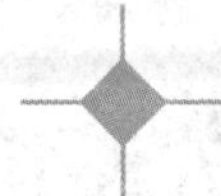

诊断：颈部软组织损伤。

治疗过程：患者端坐，术者站于背后，用拇指指腹沿颈部正中线两侧肌肉做揉按动作，反复2～3次。后再用拇指指腹或小鱼际重点按揉痛点及周围。

药物治疗：内服药以活血化瘀、消肿止痛为主。药用桃仁、红花、川芎、赤芍、葛根、木香、防风、丹参等。外用十一方酒外涂颈部。

治疗结果：1周后颈部疼痛消失，活动功能正常。

按语：患者经X线片检查排除骨关节骨折或脱位，考虑软组织损伤为主，经手法按揉、中药内服外用、休息等治疗，效果好。

落　枕

【病因病机】

主要是睡眠姿势不对，如头颈过度偏转或头枕过高、过低、过硬，使局部肌肉长时间处于紧张状态，持续牵拉而发生静力损伤。或夜间睡眠颈背部遭受风寒侵袭，气血凝滞、经络闭阻而引起。

【诊断要点】

1. 病史　没有明显外伤史。

2. 临床表现　晨起突然出现颈部疼痛不适、转侧困难，而且越来越明显，出现颈部活动困难。有时疼痛会向头部、肩背部放射，而无上肢麻木。检查时颈部活动受限，颈肌紧张，受损肌肉局部压痛或成条索状，有些病人可以有低烧。神经系统检查没有异常。

3. X 线片　没有异常，少数病人可能有寰枢椎关节半脱位。

【治疗】

落枕主要是颈部软组织损伤，治疗与颈部软组织扭挫伤相似。

一、手法按摩

1. 揉按颈项部　患者端坐，术者站于背后，用拇指指腹沿颈部正中线两侧肌肉做揉按动作，反复 2～3 次。

2. 捏拿颈部　术者用左手按住头部，右手拇指及余四指相对做颈部捏拿动作，反复 2～3 次。

3. 指掐风府、风池穴　术者用右手指端掐风府穴，再用拇指与食指分别掐风府穴，反复 2～3 次。

4. 旋转提按头部　术者站于患者侧旁，左手按压额顶，右前臂放于后枕部，用杠杆原理，沿正中线提牵头颈部，然后做左右提牵，反复 2～3 次。

5. 揉搓按颈背部　术者用拇指分别揉按颈背部 2～3 次，然后用两手掌揉搓斜方肌，反复 2～3 次。

二、药物治疗

1. 内服药　温经散寒、祛风止痛，用葛根汤。

2. 外用药　烫疗药烫熨治疗，每天 2 次。

三、功能锻炼

早期限制颈部活动，症状消失后做颈部各方向活动。

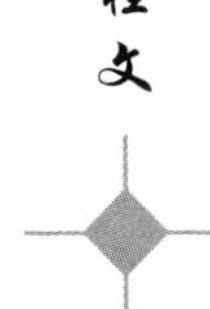

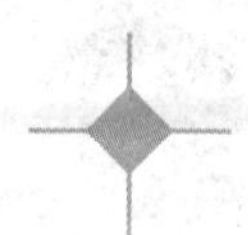

【体会】

落枕实际上是软组织损伤，病程较短，一般2～3天症状即可以消失，但要注意与神经根型颈椎病鉴别诊断。如果反复出现落枕症状，伴肩背部或上肢放射性疼痛、椎间孔挤压试验阳性，则应考虑颈椎病可能，做进一步检查。

【典型病例】

谢某，女性，21岁，广西师范学院学生，1997年4月7日下午4点就诊。

主诉：颈部酸痛、活动不利9小时。

患者今晨起床时自觉右侧颈部酸累不适、活动欠灵活，未给予处理，局部症状越来越明显，现觉右侧颈部疼痛并向右侧头部放射，颈部活动明显受限，无手足麻木及上肢放射性疼痛。

查体：颈部无畸形，旋转活动明显受限，颈部肌肉紧张，右侧颈部肌肉压痛，颈椎间孔挤压试验阴性，神经系统检查无异常。

诊断：落枕。

治疗过程：①揉按颈项部：患者端坐，术者站于背后，用拇指指腹沿颈部正中两侧肌肉做揉按动作，反复2～3次。②捏拿颈部：术者用左手按住头部，右手拇指及余四指相对做颈部捏拿动作，反复2～3次。③指掐风府、风池穴：术者用右手指端掐风府穴，再用拇指与食指分别掐风府穴，反复2～3次。④旋转提按头部：术者站于患者侧旁，左手

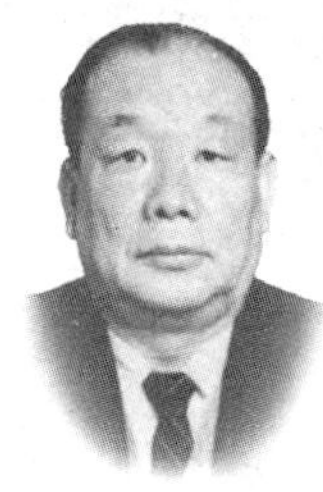

按压额顶，右前臂放于后枕部，用杠杆原理，沿正中线提牵头颈部，然后做左右提牵，反复2～3次。⑤揉搓按颈背部：术者用拇指分别揉按颈背部2～3次，然后用两手掌揉搓斜方肌，反复2～3次。

药物治疗：内服药以温经散寒、祛风止痛为治法，用葛根汤。外用烫疗药烫熨治疗，每天两次。

治疗结果：治疗两天后症状基本消失。

按语：患者无明显外伤史，诊断上考虑因颈部体位不正确引起软组织损伤，故予常规手法按摩，配合中药外用，适当休息。

颈椎病

颈椎病是指在颈椎间盘退行性变的基础上产生颈椎失稳、颈椎骨质增生、颈项韧带骨化、黄韧带增生肥厚等改变，刺激或压迫颈部神经根、脊髓、交感神经、血管等而产生的一系列症状和体征的综合征。颈椎是人体负荷较大的部位，因此颈椎病是临床最常见的疾病之一。

【病因病机】

颈椎病的病因主要有两方面，一方面是颈椎生理上的退变，属内因；另一方面是颈部慢性损伤，属外因。随着年龄增长，人体颈椎发生退变，尤其是颈椎间盘退变使颈椎稳定性下降，继而颈椎其他部位出现退行性变；而且颈椎活动频繁，负荷大，容易慢性损伤，加速颈椎退行性变，

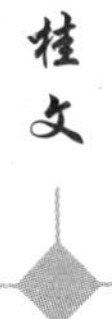

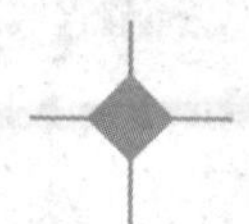

导致椎间隙狭窄、椎体后缘骨质增生、关节突增生、黄韧带肥厚等，退变到一定程度则会刺激颈椎管内、椎间孔内的神经、颈部周围血管、交感神经等组织而出现一系列临床综合征。临床上根据病理部位及所出现的临床表现特点常把颈椎病分为几个类型：颈型、神经根型、脊髓型、椎动脉型、交感神经型和混合型等。

【诊断要点】

1. 病史　有长期从事低头工作、仰头工作等颈椎慢性损伤的病史。

2. 临床表现　反复出现颈部酸痛、活动不利，或伴头晕头痛等颈椎退变性炎症表现。

（1）神经根型颈椎病：除颈部反复酸痛外，伴患侧肩背部、上肢放射性麻痛、酸痛或灼痛等，颈部后伸、侧屈或咳嗽时症状加重，上肢上举时症状减轻或缓解，上肢沉重乏力。颈后伸受限，颈部僵硬，患侧颈部压痛，椎间孔挤压试验阳性，臂丛神经牵拉试验阳性。损伤的神经根支配的肩部、上臂、前臂、手部可有肌萎缩、肌力下降、皮肤感觉减退、肌腱反射减弱、病理征未能引出等症状体征。

（2）脊髓型颈椎病：表现为慢性进行性四肢瘫痪，早期四肢麻木、乏力、下肢痉挛、走路不稳、踩棉花感，休息症状减轻，长时间行走症状明显，称脊髓性间歇性跛行，严重时可有二便功能障碍。颈部活动受限不明显，四肢肌张力增高，肌力下降，皮肤感觉减退，肌腱反射亢进，病理征阳性。

（3）椎动脉型颈椎病：以位置性眩晕为主要表现，头部转向某一侧时头晕发作且位置比较固定，常伴有恶心呕吐、全身酸软无力等症状。颈部无畸形，活动无明显受限，但位置性眩晕试验阳性，即头后仰旋转时出现眩晕发作，神经系统检查无异常。

（4）交感型颈椎病：颈枕部酸痛，伴头晕头痛，或有恶心呕吐、心悸、视物模糊、眼胀、流泪、耳鸣等交感神经功能紊乱症状，临床体征少。

（5）颈型颈椎病：主要表现为颈部酸痛、压痛、活动受限，神经系统检查正常。

（6）混合型颈椎病：有两种或两种以上类型的症状同时表现。

3. 影像学检查　X 线正侧位片、斜位片、过伸过屈位片、开口位片可了解颈椎骨关节结构，如椎体、钩椎关节、椎间隙、生理弧度、椎体的角位移、水平位移、项韧带、椎间孔的变化情况。CT 检查可了解颈椎的骨组织结构情况，如骨质增生，关节突增生，椎管大小，前后纵韧带、黄韧带骨化等。MRI 检查主要了解颈椎软组织结构，如椎间盘、椎前组织、脊髓信号等。

【治疗】

颈椎病是一种慢性退行性疾病，治疗比较复杂，多采用综合治疗，临床上根据不同类型采取不同的治疗方案。

一、手法按摩

治疗颈椎病最主要的非手术方法之一，包括头部和颈

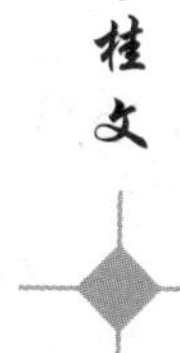

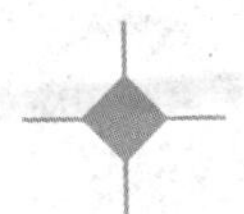

部按摩，适用于颈型、椎动脉型、交感型颈椎病，脊髓型颈椎病禁用，神经根型慎用。

1. 头部按摩

（1）手推眉间（印堂）：患者端坐，术者站在患者前面，用两拇指指腹平推眉间，反复2～3次。

（2）开天门：术者两拇指指腹左右交叉揉搓前额，反复2～3次。

（3）下推太阳穴：术者两拇指下推太阳穴，反复2～3次。

（4）揉按太阳穴：紧接上一步，术者两拇指放于前额，两食指屈曲，用两食指揉按太阳穴，反复2～3次，

（5）封耳：术者两拇指从太阳穴下按到外耳道，两中指两食指做弹耳动作，反复2～3次。

（6）梳头推按：术者用右手指微分开做梳头状，从前额推向头顶，反复2～3次。

（7）轻叩头部：术者两手各指微分开，沿头部轻轻叩打，反复2～3次。

（8）指掐眉间与迎香穴：术者两拇指指掐眉间，接着掐迎香穴，反复2～3次。

2. 颈部按摩

（1）揉按颈项部：患者端坐，术者站于患者背后，用拇指指腹沿颈部正中线两侧肌肉做揉按动作，反复2～3次。

（2）捏拿颈部：术者用左手按住患者头部，右手拇指及余四指相对做颈部捏拿动作，反复2～3次。

（3）指掐风府、风池穴：术者用右手指端掐风府穴，

再用拇指与食指分别掐风府穴，反复2～3次。

（4）旋转提按头部：术者站于患者侧旁，左手按压额顶，右前臂放于后枕部，用杠杆原理，沿正中线提牵头颈部，然后做左右提牵，反复2～3次。

（5）揉搓按颈背部：术者用拇指分别揉按颈背部2～3次，然后用两手掌做斜方肌揉搓，反复2～3次。

二、颈椎牵引

适用于各种类型的颈椎病，常采用枕颌带牵引法。取坐位或卧位，牵引的重量或体位主要以患者舒适为准。每天或隔天牵引一次，每次30分钟。牵引的主要目的是缓解肌肉痉挛，扩大椎间隙或椎间孔，使椎管扩大，从而减轻脊髓或神经根压迫，缓解交感神经根刺激，使症状缓解或改善。

三、药物治疗

治法以补益肝肾、祛风散寒、活络止痛为主，药用独活寄生汤加减内服。个别病例以活血祛瘀、平肝熄风为主，用桃红四物汤合天麻钩藤饮加减：生地黄18g、当归10g、川芎6g、赤芍10g、天麻10g、钩藤12g、牛膝10g、杜仲10g、桃仁8g、红花4g、夜交藤12g、茯神15g、益母草9g、甘草6g，水煎服，每天1剂，连服5～6剂。气虚加黄芪、党参，失眠加远志、酸枣仁、龙齿，头痛甚加延胡索、降香、白芷。

四、颈部烫疗

烫疗药热敷颈项部、肩背部，每天两次，每次30分

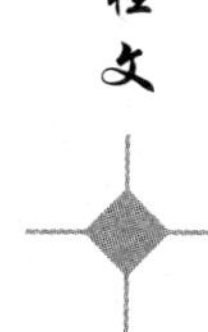

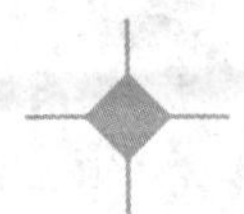

钟，以缓解颈肌痉挛、改善颈部软组织血运、消除颈部炎症。

五、功能锻炼

缓慢进行颈部各个方向活动，但不能过度活动以免加重颈椎关节损伤而加速退变。

【体会】

颈椎病是慢性退行性病变引起的一种常见病，主要病因为慢性劳损，大多发生在长期低头工作的人群。颈部结构比较复杂，退变引起的损伤表现出的临床症状也比较复杂，往往不是单纯的一种症状出现，而是综合征。临床上各个类型的治疗和预后都不尽相同，如颈型及脊髓型的治疗和预后相差甚远。所以，临床诊断要注意鉴别，同时还要注意和其他与之有类似表现的疾病相鉴别。

颈型颈椎病，以颈椎关节炎为主要病理，表现为颈部反复疼痛，有时可能有头胀头痛，要注意与落枕、颈部软组织损伤鉴别，后者一般少反复，多发生于年轻人。颈型颈椎病一般予消炎止痛药、牵引、烫疗效果好，但易反复。

神经根型颈椎病主要是神经根受压导致神经根炎症，神经根性症状、体征都典型，诊断并不难，主要与肩周炎相鉴别。前者以麻痛为主，肩关节活动正常，椎间孔挤压试验阳性；而后者以肩关节疼痛、活动障碍为主，椎间孔挤压试验阴性，没有神经损害体征。另外神经根型颈椎病也要注意与桡神经、尺神经、正中神经等外周神经压迫相鉴别。神经根型颈椎病患者比较痛苦，一般消炎止痛药或中药都较难止痛，需要综合性治疗，且症状也容易反复，部分病人需要手术治疗。

脊髓型颈椎病的主要病理是脊髓受压，临床表现主要是缓慢性、进行性四肢瘫痪，诊断靠临床体征和MRI。与椎管内肿瘤、脊髓空洞症比较容易鉴别，但治疗比较复杂，如果MRI检查脊髓信号有改变则应及早手术为脊髓减压，如不及时治疗预后较差。

交感型及椎动脉型颈椎病的病理尚未十分清楚，症状表现相似，临床上较难鉴别。李桂文教授认为，椎动脉型颈椎病主要是椎动脉受压迫刺激，造成大脑供血不足而出现头晕、头痛，症状较单纯，病人以位置性眩晕为主，特别是头部在某一位置时症状明显。而交感型颈椎病的主要病理是椎体失稳导致颈部交感神经受刺激而出现交感神经功能紊乱，症状极为复杂，但目前对本病的认识尚不够深刻，诊断也尚缺乏明确的诊断依据，有人统计有近上百种疾病能引起类似的症状。李桂文教授认为，颈性眩晕与头颈部的活动及位置有密切关系，头颈部稳定时眩晕明显减轻或消失，而其他疾病引起的眩晕则与头颈部的活动和位置无关。临床上对颈性眩晕的治疗以非手术治疗为主，但症状易复发。如果症状严重、病程较长，明显影响到生活和工作，且能确定失稳节段或椎动脉受压迫部位，则可考虑手术治疗。

【典型病例】

案1：某患者，女性，40岁，1997年3月12日就诊。

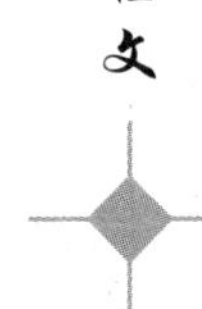

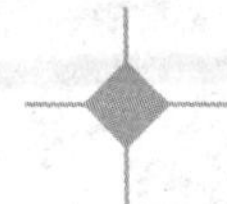

主诉：头晕、头痛、颈部酸胀不适3个月。

患者3个月前出现头痛、颈部酸胀不适，经常发作，自己能耐受。自用一些药酒外搽，症状时好时坏。近1个月来头痛加重而到医院内科及神经科诊治，脑电图检查正常，脑血流图示头部脑血管较紧张，余未见异常。经内服中西药物治疗，症状未见减轻，低头工作及转动头部时头晕头痛症状加重，并出现眼花和眼前闪光、暗点，由神经科转骨科诊治。

查体：血压正常，颈前屈后伸受限，左右旋转、侧屈正常，椎间隙压迫试验阳性，臂丛牵拉试验阳性。触摸颈椎，C2～C3横突向左侧偏歪，C4～C6向右侧偏歪。局部压痛，颈部两侧肌肉较紧张。

X线片：侧位片示颈椎生理弧度变直，C4～C6稍反张，C3～C6前后缘有轻度骨质增生。正位片示寰枢椎齿状突左右不对称，左宽右窄，钩椎关节变尖。

诊断：椎动脉型颈椎病

治疗过程：运用颈部按摩手法、颈椎旋转复位法、头部按摩法，每次20分钟，手法治疗后病人感觉头晕头痛立即减轻，头轻松，眼明亮。每隔两天1次，共进行手法治疗10次。

治疗结果：患者头晕头痛、眼花等症状全部消失，能正常上班工作。

案2：某患者，女性，31岁，1996年4月12日入院。

主诉：被人打伤头颈部后头痛头晕1个月。

患者于1996年3月1日与邻居发生纠纷，被用砖头击

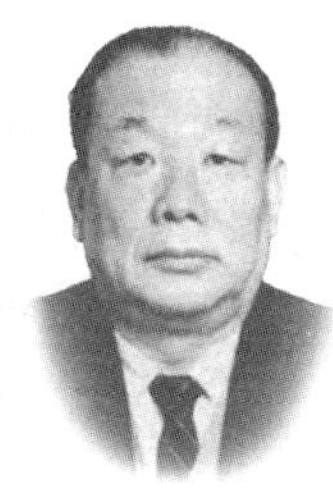

伤头部，当时昏迷半分钟，继而头晕头痛，并呕吐1次，吐出食物残渣。当地卫生院诊为脑震荡，给予注射葡萄糖注射液、内服中西药物治疗，头晕头痛稍缓解，无呕吐现象，但头晕头痛依然存在，有时加重。县医院摄X线头颅片：颅骨未见异常，脑电图检查结果正常。我院门诊诊为“脑震荡综合征、颈椎病”收住院治疗。

查体：血压正常，痛苦面容，头颅触诊未见异常，无压痛，颈部活动受限，尤其前屈后伸受限明显，颈部左右侧屈及左右旋转正常，椎间隙压迫试验阳性，臂丛牵拉试验阳性。颈部触诊可见颈两侧肌肉较紧张，左侧明显并有压痛，C2～C3横突向左侧偏歪，压痛明显。

X线片：侧位片示颈椎生理弧度变直，C4～C6有反张现象。正位片示寰椎齿状突左右不对称，有左窄右宽现象，钩椎关节变尖。颈椎左右斜位片示C3～C4椎间孔变窄。

诊断：椎动脉型颈椎病

治疗过程：入院后经颈椎布兜牵引及中西药治疗1周后，症状稍有缓解，但头晕头痛存在，头转动时头晕加重，颈部活动仍受限，运用手法治疗，做颈部按摩法、颈椎旋转复位法及头部按摩法，每次施手法10分钟，两次手法后头晕头痛明显减轻，颈部活动亦灵活。每隔两天手法治疗一次，共做12次手法。

治疗结果：患者症状基本消除，1个多月后出院。

按语：本病例主要是通过分筋理筋使颈部肌肉紧张、痉挛得到缓解，血液循环明显改善，从而达到疏通经络、活血散瘀、消肿止痛的作用。运用颈椎旋转复位手法，纠

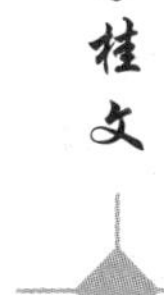

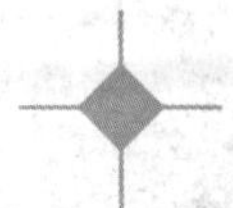

正颈椎关节错缝移位，减轻椎动脉的压迫，恢复椎体的平衡，剥离粘连，使局部炎症水肿、粘连松解，达到改善血液循环、加速炎症消退的作用。头部按摩主要是使头部血循加快，消除头部血管紧张，使脑组织及时得到血液供应。据文献报道，按摩推拿后，血液成分有所改变，白细胞总数增加，白细胞分类中淋巴细胞比例升高，而中性粒细胞比例相对减少，白细胞吞噬能力及血清中补体效价亦有所增加，同时使局部组织氧需要增加，氮及二氧化碳排泄量增加，使毛细血管扩张，增加局部皮肤细胞风营养供应，促进组织修复。再配合颈椎牵引，能缓解颈部肌肉的痉挛，改善颈椎关节的平衡，恢复原来的生理功能，起到辅助治疗的作用。配合服用活血祛瘀、平肝息风中药改善头部血液循环，消除头痛头晕等症状。

肩关节周围炎

肩关节周围炎是以肩部疼痛、活动功能障碍为主要特征的肩部筋伤，简称为“肩周炎”“漏肩风”等，多见于50岁左右的中年男女。

【病因病机】

肩周炎的病因病机目前尚未十分清楚。中医学认为，五旬之人，肝肾渐衰，肾气不足，气血亏虚，筋骨失养加之外伤劳损，风寒湿邪乘虚而入而引起本病。西医学认为，肩关节的关节囊与关节周围软组织发生慢性无菌性炎症反

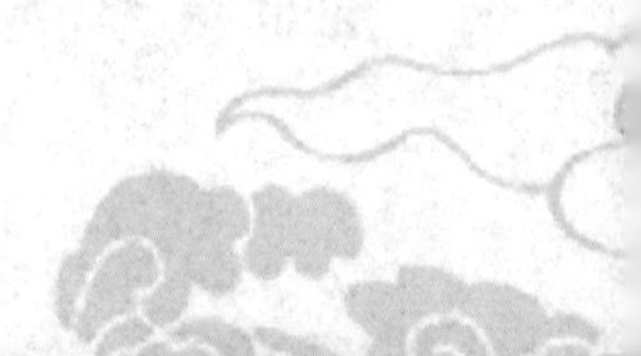

应，引起软组织广泛粘连，使肩关节活动障碍。肩部骨折、脱位或急性软组织损伤治疗时的长时间固定也可诱发肩周炎发生。

【诊断要点】

1. 病史　多缓慢发病，少有外伤史。

2. 临床表现　以肩部疼痛、活动障碍为主要特征。起病初期肩部隐痛，渐渐地出现疼痛加剧，夜间痛剧，甚至难以忍受，肩关节活动明显受限。检查肩部无肿胀等畸形，肩部软组织压痛，肩下肱二头肌腱止点处及喙突处压痛明显，肩关节活动受限，上举、外旋、后伸受限明显。

3. X 线片　肩周炎 X 线片表现为阴性，有时可能出现肩峰滑囊处有密度增高影。

【治疗】

手法治疗为主，配合烫疗、药物及功能锻炼。

一、手法治疗

1. 揉肩　患者端坐，术者站于侧旁，一手掌根部于肩部周围做揉按动作，反复 2～3 次。

2. 捏肩　接上步，术者拇指及其余四指相对分开，在肩部和上臂做捏拿动作，反复 2～3 次。

3. 搓臂　患者患侧上肢摆于术者大腿上，术者以两手掌根部做肩部揉搓动作，反复 2～3 次。

4. 旋肩　术者一手虎口扶持患侧手腕做肩关节旋转动作，另一手同时固定肩部，反复 2～3 次。

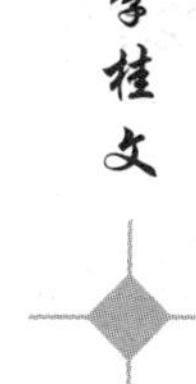

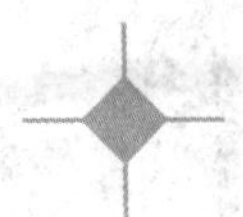

5. *提肩* 术者一手握住手腕部，另一手扶持肘关节，做上下活动2～3次，然后术者膝关节顶住腋窝，双手轻轻牵拉患侧上肢2～3次。

6. *摇手* 术者站于患者前，双手紧握患者两手掌上提，然后前进一步，两肘尖压住两肩作为支点，再将两手上提，随后放平，做抖臂动作2～3次。

以上整套手法隔天1次，10次为一疗程。

二、肩部烫疗

烫疗药（宽筋藤50g、威灵仙15g、姜黄15g、桂枝15g、艾叶15g、防风15g、羌活15g、泽兰15g、刘寄奴15g、千年健15g、苏木15g、桃仁10g、红花10g）热敷肩背部，每天两次，每次30分钟，以缓解颈肌痉挛、改善颈部软组织血运、消除局部炎症。

三、功能锻炼

功能锻炼是肩周炎治疗过程中不可缺少的重要步骤，主要做关节上举后伸、内外旋等各向活动，并做好锻炼进展情况记录。

四、分期治疗

李桂文教授治疗肩周炎，首辨病因病机，进行疾病分期，不同病变时期采用不同的治疗方法。

1. *疼痛期* 疾病早期，疼痛常在三角肌附着点范围内，多为持续性并逐日加重，肩部广泛压痛。上臂外展、后伸或外旋活动最早受限，而内旋、内收动作受影响较晚且较轻。此期病程1个月，主要为肩关节周围炎症、水肿。中医

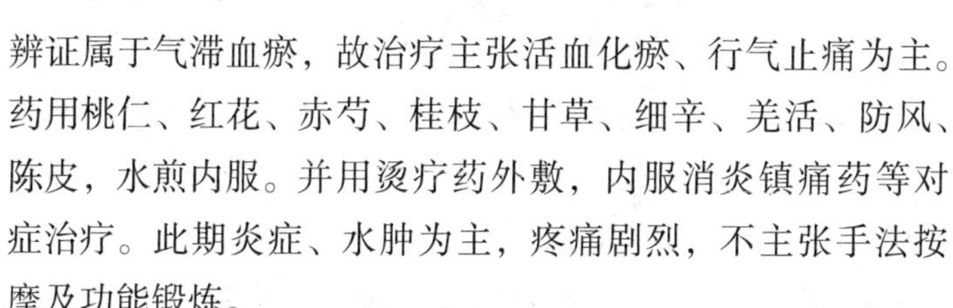

辨证属于气滞血瘀，故治疗主张活血化瘀、行气止痛为主。药用桃仁、红花、赤芍、桂枝、甘草、细辛、羌活、防风、陈皮，水煎内服。并用烫疗药外敷，内服消炎镇痛药等对症治疗。此期炎症、水肿为主，疼痛剧烈，不主张手法按摩及功能锻炼。

2. 僵硬期　肩部疼痛逐渐减轻，但关节活动受限越来越明显，严重时可出现肩关节完全僵硬，并伴有肩部肌肉萎缩，病程一般为 6 个月。此期主要是寒湿阻络、经脉瘀阻，肩周组织纤维化、瘢痕粘连。治疗以舒筋活络、散寒止痛为主，药用当归、红花、羌活、防风、荆芥、桂枝、枳壳、陈皮、甘草，水煎服。同时予烫疗药外敷、手法按摩、功能锻炼，并定出功能练习计划及进程记录。

3. 恢复期　肩部疼痛消失，肩部活动逐渐恢复，最后完全康复。此期以补益肝肾、强筋健骨为主。

【体会】

诊断肩周炎并不困难，主要与神经根型颈椎病相鉴别。前者以肩膀部疼痛、活动障碍为主要症状，而后者以颈痛伴上肢放射性麻痛为主，肩关节活动正常。肩周炎病程较长，一般 8 个月以上，早期以疼痛为主，中后期则以关节活动受限为主。

肩周炎的发生，中医认为是随着年龄增长，气血虚弱，肝肾亏虚，风寒湿邪着痹于肩部，加上外伤劳损，局部积瘀致使气血循行受阻，经络阻塞不通，不通则痛；同时血不荣筋而关节僵硬，活动受阻。西医学认为，肩关节周围

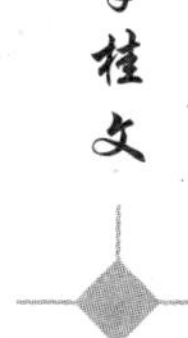

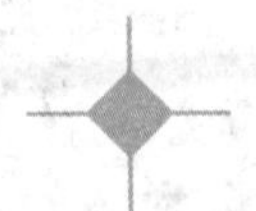

肌肉、肌腱、韧带和关节囊等软组织存在非感染性炎症，局部渗出，致使关节内外发生粘连，阻碍关节活动。治疗上运用手法，在肩周围软组织病变部位进行按摩、揉搓，可使局部肌肉放松，局部血液循环得到改善，加速新陈代谢与吸收，改善或消除无菌性炎症反应，促进肌肉粘连的消除。运用中药热熨，有祛风通络镇痛、解除痉挛之功，加上功能锻炼能进一步松解粘连、提高疗效。

【典型病例】

李某，男，53岁，住江南路35号，1997年11月4日下午3点就诊。

主诉：右肩关节疼痛、活动障碍1个月。

患者近1个月来无外伤出现右肩部疼痛、活动不利，外院用外用药、内服药等治疗效果欠佳，现右肩部疼痛、活动功能障碍，夜间疼痛明显加重。

查体：右肩无红肿、畸形，主动及被动上举及后伸活动明显受限，喙突、肩峰下压痛明显，神经系统检查未见异常。

X线片：右肩骨关节未见异常。

诊断：右肩关节周围炎。

治疗过程：整套手法治疗隔天1次，10次为一疗程。功能锻炼主要做肩关节上举后伸、内外旋等各向活动，即做上肢划圈运动或双手爬墙运动，并做好锻炼进展情况记录。

药物治疗：治疗早期以活血化瘀、行气止痛为主。药

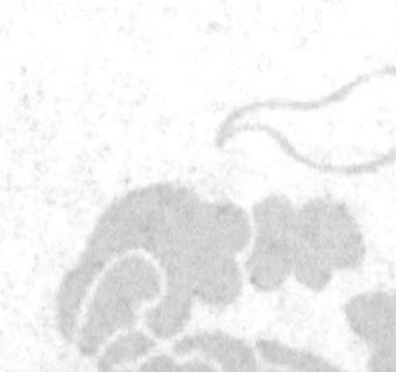

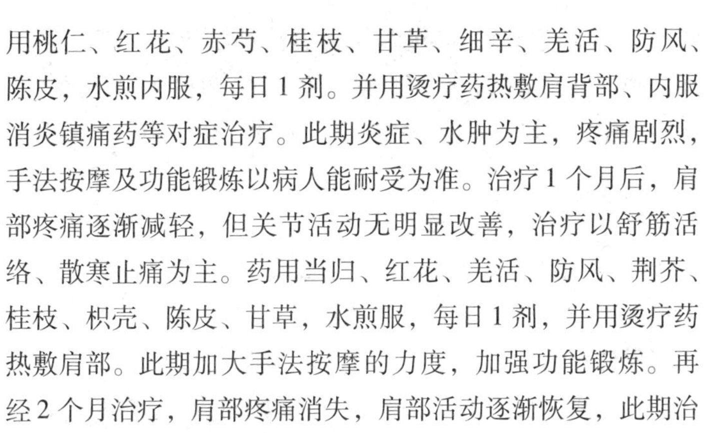

用桃仁、红花、赤芍、桂枝、甘草、细辛、羌活、防风、陈皮，水煎内服，每日1剂。并用烫疗药热敷肩背部、内服消炎镇痛药等对症治疗。此期炎症、水肿为主，疼痛剧烈，手法按摩及功能锻炼以病人能耐受为准。治疗1个月后，肩部疼痛逐渐减轻，但关节活动无明显改善，治疗以舒筋活络、散寒止痛为主。药用当归、红花、羌活、防风、荆芥、桂枝、枳壳、陈皮、甘草，水煎服，每日1剂，并用烫疗药热敷肩部。此期加大手法按摩的力度，加强功能锻炼。再经2个月治疗，肩部疼痛消失，肩部活动逐渐恢复，此期治疗以补益肝肾、强筋健骨为主。

治疗结果：经过4个月治疗，右肩疼痛消失，关节活动正常。

按语：患者为典型的肩周炎，诊断明确，一般治疗上以功能锻炼为主，完全康复要半年以上时间。如果配合中药、手法按摩等治疗可以缩短病程，减轻病人痛苦。

手指腱鞘炎

手指肌腱腱鞘炎又称“弹响指”，好发于拇指、食指、中指的屈肌腱鞘，也可同时发生于多个手指。

【病因病机】

手指屈肌肌腱（简称“指屈肌腱”）腱鞘是掌骨颈和掌指关节浅沟与鞘状韧带共同构成的骨性纤维管道，指屈肌腱通过其中进行屈伸活动。如果指屈肌腱由于长期活动、

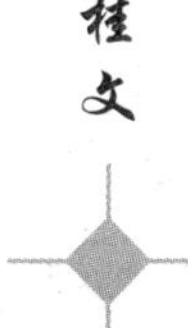

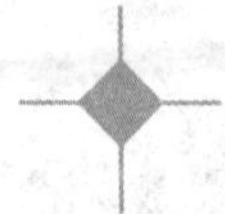

摩擦、挤压或受凉，如经常用力握持硬物等，局部反复炎症水肿，腱鞘增生肥厚，肌腱通道狭窄，使肌腱活动受限，从而使手指活动不灵活及疼痛，严重时可使手指不能活动。

【诊断要点】

1. 指屈肌腱腱鞘炎　多见于妇女。局部有疼痛和压痛，并扪及硬结，硬结实为增厚的肌腱，状如豌豆大小，可随手指屈伸而活动。患者屈伸指关节受限，以早上为重，活动或劳动后好转。少数患者手指屈伸时可听见捻发音。若发展到晚期，患者手指屈伸障碍加重，当弯曲患指时，会突然停留在半屈位，手指既不能伸直也不能屈曲，像突然被卡住一样，酸痛难忍；严重时被动活动亦很难使闭锁的屈指伸直，必须用手用力扳直，出现扳枪机样的动作及“弹响”“弹跳”或“闭锁”现象，故有“扳机指”或“弹响指”之称。

2. 桡骨茎突狭窄性腱鞘炎　又称拇短伸肌和拇长展肌腱炎。本病表现为桡骨茎突处有疼痛，压痛处局限性肿胀，拇指和腕关节活动时疼痛加重；慢性期可扪及硬结，拇指活动不灵活，以早上较明显，偶尔有弹响。患者桡骨茎突腱鞘点试验阳性，即患者把患侧拇指紧握在其他四指内，并向手腕的内侧（尺侧）被动地做腕关节活动，桡骨茎突处产生疼痛或疼痛加剧，表示有腱鞘炎。

【治疗】

1. 注意患部的休息　由于腱鞘炎是由反复过度摩擦引

起的炎症，故患者一定要避免过量的手工劳动。

2. 注射疗法　治疗腱鞘炎最有效的方法是注射疗法，也就是封闭疗法，即将1毫升（10毫克）的曲安奈德和1%普鲁卡因1～2毫升注射于腱鞘内（先皮试），每周1次，1～4次为一疗程，此法可获得比较满意的疗效。曲安奈德是糖皮质类激素药物，具有抗炎作用，能够改善毛细血管通透性，抑制炎症反应，减轻致病因子对机体的损害。同时使用普鲁卡因（局部麻醉药）可以缓解疼痛，增强疗效。但注射疗法最好在有条件的医院进行。

三、手法按摩

以轻手法为主，用拇指指腹在掌骨头处按揉、弹拨以松解腱鞘，再握住手指末节拉伸手指，每天1～2次。

四、烫疗药治疗

烫疗药热敷手掌、手腕部，每天两次，每次30分钟，改善局部软组织血运，消除局部炎症。

若上述多种方法均无效，可采用手术治疗。行狭窄腱鞘切除术切除狭窄腱鞘，使之不再挤压肌腱，起到根治的目的。但术后应早期做屈伸手指活动，防止肌腱粘连，术后1个月内免手工劳动。

五、预防

除注意预防引起本病的病因外，还要避免手部接触冷水，特别是冬季，洗碗、洗衣时可用温水来洗，并且平时要注意手部的保健，减少或避免腱鞘炎的发生。

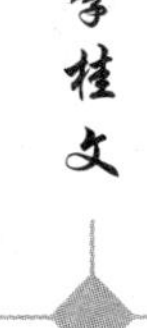

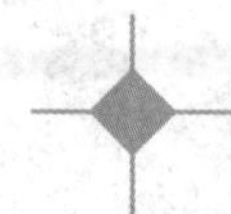

【体会】

手指腱鞘炎是一种慢性劳损性疾病，治疗的同时应尽量减少手指的操作。平时应以预防为主，患者做手部动作要缓慢，避免劳累，少用凉水，以减少局部刺激。对发病时间短、疼痛严重的病人更要充分休息，有助于损伤肌腱的炎症消退。施用手法要轻，不能加重局部的炎症，且主要针对早期患者，对晚期硬结明显者尽量不用，可考虑局部封闭或小针刀治疗。

【典型病例】

黄某，男，60 岁，住南宁市中华路 73 号，住院号 65143。

主诉：右拇指疼痛、活动不利 1 月余。

患者 1 个半月前无外伤出现右拇指掌指关节处疼痛、活动不利，晨起症状明显，外院消炎止痛药治疗效果不佳。

查体：右拇指掌指关节掌侧有压痛，并扪及硬结，拇指屈伸出现弹响。

诊断：右拇指屈肌腱狭窄性腱炎。

治疗过程：给予曲安奈德腱鞘注射，配合局部轻手法按摩，烫疗药热敷。

治疗结果：3 天后症状消失，1 周后右拇指活动正常。

按语：患者诊断明确，症状典型，考虑曾在外院治疗效果欠佳，故给予综合治疗，予局部注射曲安奈德消炎消肿，手法松解粘连，使疼痛消失且活动功能恢复较快。

跟痛症

【病因病机】

病因多为年老肝肾不足或久病体虚，筋脉失养，足跟又是人体负重行走的着力点，长期行走或站立使跖筋膜紧张牵拉刺激跟骨的附着点，引起足跟筋膜滑囊和跟骨脂肪垫变性，跟骨骨刺形成而出现症候群。

【诊断要点】

1. 病史　有长期站立或行走工作的职业史。起病缓慢，可有数月或数年病史。

2. 临床表现　跟部疼痛，行走或负重时症状加重，晨起或久坐起立行走时足跟疼痛剧烈，行走片刻后症状明显减轻或消失，但久行或久站后疼痛又加重。足跟局部无明显肿胀，局部压痛或叩痛。

3. X 线片　X 线片可有跟骨骨质增生，亦可无明显异常表现。

【治疗】

局部用揉按锤叩蒸泡方法治疗。

1. 找痛点揉按　患者俯卧位，屈膝 90°，足心向上，术者用右拇指指腹在足跟部按压，找出最痛点并做记号。然后，用拇指做深部揉按数十次，使揉按处产生痛感，揉按

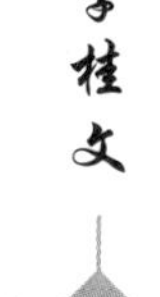

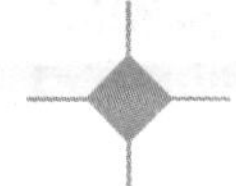

强度以病人能忍受为度。

2. 锤叩法　在足跟部揉按数十次后，用小铁锤叩击痛点，先轻轻叩击，继而重叩3～4次，叩击强度以患者能忍受为度，每周2～3次。

3. 薰泡用药　宽筋藤50g、桂枝15g、乳香5g、防风15g、威灵仙15g、艾叶15g、没药5g、苏木15g、莪术15g、千年健15g，加水2500mL，煎至2000mL去渣后加醋250mL。先熏蒸患处，然后浸泡足跟，每次浸泡时间1～2小时。每10天为一疗程，可治疗2～3疗程。

【体会】

跟痛症又称足跟痛，是足跟骨与软组织损伤常见病和多发病。跟痛症好发于40岁以上的中老年人，多见于女性。《诸病源候论》指出："夫劳伤之人，肾气虚损，而肾主腰脚。"随着年龄增长，形盛而体衰，肝肾不足，筋骨衰弱，而发足跟痛症。这是由于内因及外损引起足跟软组织受到挤压，时日久远，局部发生退行性变，骨质增生，骨刺形成，足跟部结节滑囊及跟部脂肪垫变性而引起疼痛。在临床上，有骨刺形成的不一定有症状，有症状的不一定有骨刺，这说明其主要致病因素还是以软组织炎性改变为主。通过运用揉按锤叩薰泡法，可使局部充血，加速局部血液循环，起到消炎止痛作用。

【典型病例】

谭某，女，45岁，干部，1989年11月5日就诊。

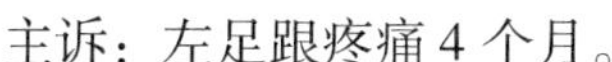

主诉：左足跟疼痛4个月。

患者4个月前左足跟部疼痛，每到早上起床下地时足跟痛，需活动踏地一会儿方能行走。以后逐渐加重，尤其在行走凹凸不平的砂石道路时，足跟部剧痛。经某医院中西医药治疗未见好转。

查体：患者跛行，左足跟不敢用力着地，局部轻微肿胀，压痛明显，触摸足跟正中隆突感。

X线片：侧位片提示跟骨骨质增生，骨刺形成。

治疗过程：用揉按锤叩薰泡法治疗。

治疗结果：2个疗程后，患者局部症状消失，行动自如。

按语：患者诊断明确，通过运用揉按锤叩薰泡法，可使局部充血，加速局部血液循环，起到消炎止痛作用。

增生性膝关节炎

增生性膝关节炎临床较常见，男女均有发生，多见于女性。

【病因病理】

本病病因与年龄、体质、骨结构、劳损、创伤、感染、其他炎症反应性疾病及药物的应用都有着密切关系，它的病理改变主要是关节的退行性变，关节软骨受损、破坏，髌骨和股骨髁有软骨片剥脱，形成游离体，滑膜、关节囊和髌下脂肪垫可充血、增生、肥厚和纤维化，从而骨质

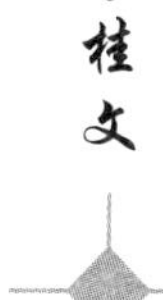

增生。

【诊断要点】

1. 症状及体征　膝关节疼痛、肿胀、功能受限，膝关节主动活动和被动活动均出现疼痛，上下楼梯或上下斜坡疼痛加剧，早上起床或坐位站立疼痛明显，关节有摩擦感，局部压痛，并触及摩擦感。

2. X 线片　胫骨髁间嵴隆突变尖，关节间隙变窄，股骨髁间边缘骨质增生，胫骨平台两侧亦骨质增生，髌骨边缘（尤其是上缘）不同程度唇样增生变尖。

【治疗】

一、手法按摩

1. 揉按膝部　患者仰卧于检查床上，患侧屈髋屈膝，健肢伸直。医生坐于床边，以双拇指或单拇指指腹做膝部内外侧揉按，反复揉按 20～40 次。

2. 指掐膝眼穴　医生以双拇指指端深掐膝眼、犊鼻，以患者感到酸胀为度，反复 20～40 次。

3. 掌揉膝部　医生用双手掌大、小鱼际做掌揉动作 20～40 次。

4. 环揉髌骨　患者患侧下肢伸直，医生以拇指上下左右环揉转动髌骨 20～40 次。

5. 屈伸牵拉膝关节　医生一手抱住患膝腘窝部，一手握住踝关节，做膝关节屈伸动作 20～40 次。

以上手法反复施行 3～5 遍，约 30 分钟，每隔 2～3 天

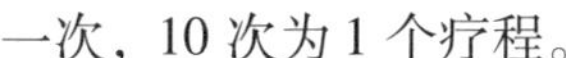

一次，10 次为 1 个疗程。

二、中药外治

1. *熏洗法* 中药熏洗方药用宽筋藤 50g，威灵仙、姜黄、桂枝、艾叶、莪术、苏木、千年健各 15g，桃仁、红花、细辛、川椒、乳香、没药各 10g。加水 2500mL，煎熬后加酒少许，先熏后洗每天 1～2 次，10 次为 1 个疗程。

2. *熨疗法* 用熏洗方诸药研粗末，用酒加热后外熨患部。每天 1～2 次，10 次为 1 个疗程。必要时配合服用筋骨伤胶囊，每次 2 粒，每日 3 次，10 天为 1 个疗程。

【体会】

原发性增生性膝关节炎多发生于中老年人，随着年龄增长，关节发生退行性变；继发性者多继发于膝内、外翻畸形，半月板破裂，侧副韧带损伤，髌骨软化症，剥脱性骨软骨炎，髌骨习惯性脱位，髌骨骨折等原因。由于关节表层软骨发生破损，深层的钙化软骨和软骨下骨板也发生改变，钙化软骨增厚，并有血管自软骨面周围的软骨下骨板向钙化软骨区侵入，有新骨形成，从而使软骨下骨板致密增厚而边缘骨质增生，并有关节肿胀、疼痛，少数出现关节积液、功能受限等关节炎症状。有以上见症者，可以诊断为增生性膝关节炎。

增生性膝关节炎属中医骨痹、骨痿范畴。本病发病缓慢，开始多为关节疼痛、膝乏力，以后逐渐加重。证属肝血虚不能养筋，肾虚不能主骨。人过中年，肝肾功能渐衰，气血不足，筋骨失养，加之风寒之邪侵袭，导致经络、筋

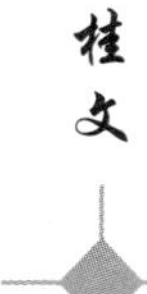

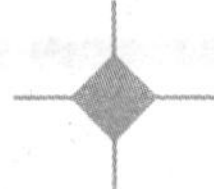

骨、关节痹阻不通而发本病。运用手法进行按摩推拿，目的是通过手法促进局部气血循环、疏通经络，使关节面接触摩擦，粗糙面磨平。加上中药熏洗熨疗或内服，起到活血化瘀、舒筋通络、消肿止痛功效，最终达到治疗目的。

【典型病例】

患者女性，61 岁，1998 年 10 月 21 日就诊。

主诉：双膝关节疼痛 3 个月，左膝疼痛加重 1 周。

患者 3 个月前感双膝关节疼痛，自用药酒外擦，症状时好时坏。近日由于旅游行走较多，左膝关节疼痛加重，早起下地、上下楼梯时疼痛加重，下蹲站立困难，自觉关节有响声。

查体：神清，一般情况好，体较胖，心肺腹（-），脊柱四肢未见畸形。稍跛行，右膝关节屈伸正常，左膝关节屈伸受限，下蹲站立明显受限，左膝关节微肿胀，膝关节内侧压痛，内侧皮肤比右膝稍热，挤压髌骨疼痛，左膝侧推试验（-），抽屉试验（-），麦氏试验（-），研磨试验（-），浮髌试验（-），两小腿肌肉无萎缩。

左膝关节 X 线正侧位片：左胫骨嵴隆突变尖，两侧胫骨平台骨质增生变尖；胫骨内髁有圆形阴影，如黄豆大，边缘光滑，基底部骨质增生，X 线报告为增生骨疣；髌骨上端变尖。

诊断：左膝增生性关节炎。

治疗过程：行手法按摩，隔天 1 次，每次 20～30 分钟。按摩后，用中药熏洗方煎水熏洗，每天 1～2 次。配合内服

"筋骨伤胶囊"3丸，日服3次，开水送服。

治疗结果：经上述方法治疗1个月，患者症状消失，行动如常。X线拍片复查示左膝关节如前，骨质无大改变。患者恢复正常生活工作，经5个月随访，未见复发。

按语：患者为增生性关节炎，经上述综合治疗，症状消失，但容易复发，日常生活要注意膝关节的保暖，也要适当进行活动，但不能过度使用膝关节。

踝关节扭伤

踝关节扭伤是骨伤科临床上最常见的一种损伤，中医称为踝缝筋伤。

【病因病机】

踝关节是负重较大的关节，跖屈内翻时关节稳定性差，如下楼梯、行走于高低不平路面时，突然跖屈内翻或外翻就会发生踝关节扭伤。

【诊断要点】

1. 病史　有明显的外伤史。

2. 临床表现　伤后踝部局部疼痛、肿胀、功能障碍，可触及明显压痛点，需注意有无骨折脱位。

3. X线片　可以排除骨折及脱位。

【治疗】

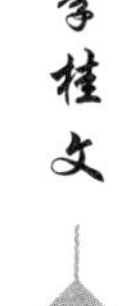

1. 捋筋拔络手法　患者坐位或仰卧位。医者以拇指指

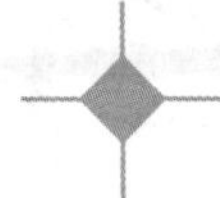

端或指腹在局部轻揉按摩数次，然后以指端于外侧副韧带及腓骨长短肌腱仔细做捋拨分筋理筋手法数次，以纠正移位的韧带及肌腱。一助手固定小腿上部，医者一手托住足跟，一手握持足踝部做相对拔伸牵引3分钟。在维持拔伸牵引下，使踝关节跖屈内翻至最大限度时，迅速改向外翻并背伸踝关节。然后，医者以掌根按压外踝数次，并轻轻活动踝关节3～5次。若踝关节扭伤在12小时以内、肿胀严重者，手法宜轻柔，并用冰块外敷10～15分钟，以减少局部出血。

2. 跌打膏外敷　大黄、泽兰、桃仁、红花、乳香、没药、当归尾、土鳖虫、川续断、无名异、杜仲、骨碎补、牛膝、苏木、自然铜各等份，共研细末，用凡士林调制成膏。手法及冰敷结束后，局部用跌打膏外敷，每2～3天1次。去除外敷药后再用筋骨灵（成药）30mL或用生姜100g捣碎冲入温水2000mL，外洗局部，每天1次至痊愈。

【典型病例】

林某，女，18岁，1992年11月20日就诊。

主诉：右踝关节扭伤肿痛2小时。

早上9时许，患者着高跟鞋下车，一脚踏空，致右踝极度内翻扭伤。当时疼痛难忍，右踝关节外侧肿胀，不能步行，由他人扶持来诊。

查体：痛苦面容，心肺听诊未见异常，除患足外，四肢脊柱未见畸形，尚能站立，但不能步行。右足踝肿胀，尤以外侧肿胀较重，踝关节活动受限，压痛明显，无纵向冲击痛，踝关节被动活动时疼痛加剧，未发现骨折征。

诊断：右踝关节扭伤。

治疗过程：先做捋筋拨络手法及拔伸牵引，纠正韧带、肌腱错缝及关节囊、脂肪滑囊嵌顿，做此手法时要轻柔。再用冰块外敷10分钟，然后用跌打膏外敷。第2天复诊，右踝关节仍肿胀，皮下、跟骨内外及足底部有瘀血斑，但疼痛减轻，踝关节可稍活动，仍由他人扶持行走。换敷跌打膏。第5天右踝关节肿胀、压痛减轻，不用他人扶持行走，但有跛行。予手法按摩，外敷跌打膏。第9天右踝关节肿痛消退，但皮下仍有瘀血斑。经手法按摩，瘀血斑明显消退，嘱用生姜、筋骨灵冲温水外洗患部。第12天右踝关节肿胀完全消退，皮下仍有少许瘀血斑，右踝关节活动正常。

按语：踝关节扭伤是人体关节软组织常见损伤。踝关节由胫腓骨下端和距骨组成关节，踝关节背伸位时关节较稳定，处于跖屈位时不稳定。运用捋筋拨络及拔伸牵引等手法，能纠正关节错缝及软组织的嵌顿，能理顺肌腱和韧带移位，使之恢复正常的解剖位置。运用冷敷能减少局部出血。中药外用能够促进局部血肿的吸收及损伤组织的修复，巩固疗效，防止后遗症的发生。所以，在踝关节扭伤的治疗中，手法及中药治疗是互相配合的。

急性腰肌筋膜扭伤

腰部脊柱承担着人体二分之一以上的重量，从事着复

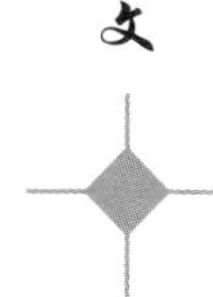

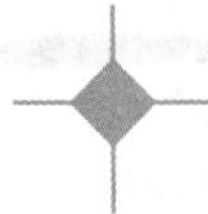

杂的运动，但其前方只有松软的腹腔，其附近只有一些肌肉、筋膜和韧带，再无骨性结构保护，故在持重和运动中，脊柱本身和周围的软组织极易受到损伤。

本病多见于搬运、建筑、机械工人，20～30岁者占50%以上，儿童及老年人较少。损伤多发生在骶棘肌和腰背筋膜的附着部。新伤易治，若日久失治或治疗不当转为慢性，或复感风寒湿邪而成痛痹者，则较难治疗。

【病因病机】

本病多因突然遭受外来间接暴力导致。致伤的原因很多，常见的原因有弯腰抬扛重物时用力过度而使腰肌损伤，或在无精神准备的日常动作中，如倒洗脸水、弯腰、起立，甚至咳嗽、打喷嚏、打哈欠、伸懒腰等，使腰部肌肉骤然收缩而造成腰肌筋膜扭伤，即俗称的“闪腰”。

因受力大小不同，组织损伤的程度也不同。常见为骶棘肌由骶骨起点部骨膜撕裂，或筋膜等组织附着处撕裂。腰肌筋膜损伤，血脉破损，必然会造成腰部瘀血停滞，气机不通，而见肿痛、活动受限等一系列临床表现。

【诊断要点】

1. 病史　有明显外伤史，受伤时患者可感到腰部有“咯嗒”响声。

2. 症状　腰部一侧或两侧剧烈疼痛，不能挺直，屈伸俯仰、转身起坐均感困难。腰部活动受限，呈强直状，严重者不能站立，深呼吸、咳嗽、打喷嚏时均能加重疼痛。亦有当时疼痛并不严重，次日始感剧痛者。为了减轻疼痛，患者常用两手扶住腰部。疼痛多位于腰骶部，有时还感到一侧或两侧臀部及大腿后部疼痛，多为放射性疼痛。

3. 体征

（1）压痛点：绝大多数患者有明显的压痛点。其压痛点多在腰骶关节、第3腰椎横突、髂嵴后部。压痛点代表组织受伤之所在。

（2）肌痉挛：多发生在骶棘肌和臀大肌，为疼痛刺激所引起，是一种保护性反应，可为单侧或双侧。这些肌肉因紧张度增加而有压痛，经俯卧可暂时缓解，但用手指压按时，痉挛又复出现。

（3）脊柱生理曲线的改变：损伤性疼痛可引起肌肉的保护性痉挛，不对称的肌痉挛可引起脊柱生理曲线的改变。这也是机体为了照顾受伤组织及神经根免受刺激，而发生的一种自动性调节。据临床所见，约半数以上的患者有不同程度的腰椎曲线改变，有的是前凸减少，有的是向左或向右侧弯。一般侧弯的凹侧向病侧，凸侧向健侧。疼痛和痉挛解除后，此种畸形亦随之消失。

（4）直腿抬高试验及骨盆旋转试验均为阴性。

4. X 线片　对于严重的腰扭伤患者，应拍腰骶部正、侧、斜位的 X 线片。一般软组织扭伤，X 线片不显示任何病理性改变。拍片可排除关节突、腰椎峡部或横突存在骨折、骨质增生、肿瘤、结核等病变可能。

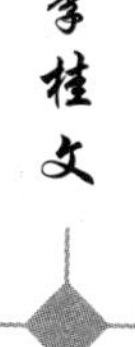

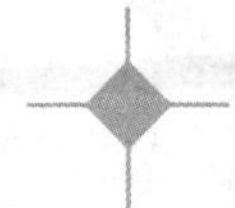

【治疗】

一、手法治疗

本病采用手法治疗疗效显著。手法治疗具有行气活血、消肿止痛、舒筋活络之作用。通过手法可缓解肌肉、血管痉挛，改善局部血液循环，消除瘀滞，加速瘀血的吸收，以促进组织的修复。

1. 揉按法　患者俯卧，肢体放松，术者先以两手拇指或手掌，自肩部起循脊柱两侧足太阳膀胱经由上而下揉按；次用手掌或大鱼际揉按脊椎两旁肌肉，使气血流畅，筋络舒展。

2. 推理腰肌　术者立于患者患侧腰部，以双手拇指在压痛点上方自棘突旁骶棘肌向外下方推理，由上而下，直至髂后上棘，如此反复 3 ~4 次。

3. 捏拿腰肌　术者用两手拇指和其余四指指腹对合用力，捏拿腰部肌肉，捏拿方向与肌腹垂直，从第 1 腰椎起至腰骶部臀大肌，由上而下，先轻后重，先患侧后健侧。重点捏拿腰椎棘突两侧骶棘肌和压痛点，反复捏拿 2 ~5 分钟。

4. 扳腿按腰法　术者一手按于患处，另一肘关节屈曲勾扶患侧大腿前下方，手掌托其大腿中部向上提拔扳腿，随后摇晃拔伸，有时可听到响声。

5. 揉摸舒筋　术者以掌根或小鱼际着力，在患者腰骶部进行揉摸，从上至下，先健侧后患侧，边揉摸边移动，反复进行 3 ~5 次，使腰骶部感到微热为宜。

二、药物治疗

1. *内服药* 急性腰肌筋膜扭伤，多属气滞血瘀，治疗应以行气活血、消肿止痛为原则。临床上可分为气滞络阻型和血瘀气阻型。

（1）气滞络阻型：腰痛时轻时重，痛无定处，重者腰部运动受限，行走困难，咳则震痛，舌苔薄，脉弦数。治宜理气通带，和营止痛。方用泽兰汤加羌活、乳香、没药等。

（2）血瘀气阻型：腰痛局限一侧，局部瘀肿，压痛明显，腰部活动受限。或有腹胀，大便秘结，舌质略有瘀点，脉弦紧。治宜行气消瘀。方用地龙散、复元活血汤、大成汤等。

急性腰肌筋膜扭伤也可选用跌打丸、云南白药、三七片、七厘散等中成药内服。

2. *外用药* 局部瘀肿热痛者，可用双柏散、消炎散外敷；如无瘀肿仅有疼痛者，则用狗皮膏、伤科膏药、伤湿止痛膏外贴。

三、其他疗法

1. *针灸治疗* 一般以痛为腧，选择压痛点最剧者（阿是穴）进行针刺，再取肾俞、命门、志室、大肠俞、腰阳关、委中、承山等穴，多采用强刺激，留针 10～20 分钟，每隔 5 分钟捻针 1 次，每日 1 次。或点刺龈交穴，每日 1 次。

2. *封闭疗法* 用醋酸泼尼松或醋酸氢化可的松 0.5mL 加 2% 的普鲁卡因 2mL，做局部痛点封闭，每周 1 次。一般

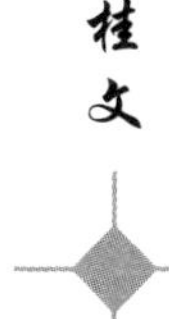

1～3次即有明显疗效。

四、预后与调护

本病预后良好。治疗后宜卧硬板床休息，以减轻症状，缓解腰肌痉挛，防止继续损伤。疼痛缓解后，可加强腰背肌锻炼。

【体会】

急性腰肌筋膜扭伤一般是在腰部失稳状态下损伤，损伤部位较深、较局限，可能是某一韧带或某一小关节错位，但患者症状明显。如能正确手法按摩可起到立竿见影的效果，但尚须配合消炎止痛药以及适当休息，待损伤部位修复完全后方可进行体力劳动或较剧运动，不然易演变成为慢性腰痛。

【典型病例】

黄某，男，27岁，工人，1991年9月16日来诊。

主诉：腰部疼痛、活动受限2天。

患者自述2天前因搬举重物，不慎扭伤腰部，即感腰痛不能俯仰，行动不便，深呼吸及咳嗽均有牵拉痛。曾就诊某医院，内服、外用多种药物无效。

查体：局部无红肿，腰肌紧张，两侧腰骶关节处均有明显压痛，腰部活动受限。

X线片：无异常表现。

诊断：急性腰肌筋膜扭伤。

治疗过程：行揉按腰部、推理腰肌、捏拿腰肌、扳腿按腰、揉摸舒筋手法等治疗。经治疗患者腰痛大减，腰部可自由活动，症状明显改善。嘱其卧硬板床休息，并处以复元活血汤3付煎汤内服，每日1剂，5日而愈。

按语：本例因搬物伤腰，腰部活动受限，两侧腰骶关节处明显压痛，X线片又无异常表现，故不难诊断。手法治疗可使气血畅通、筋膜舒展、缓解肌肉痉挛，故疼痛大为减轻。内服复元活血汤，行气活血、舒经通络以善其后。诊断明确，治法得当，故获佳效。

急性腰部韧带损伤

腰部的主要韧带有：前纵韧带、后纵韧带、黄韧带、棘间韧带、棘上韧带、横突间韧带及脊椎各关节囊韧带。而临床上常见的韧带损伤主要发生于棘上韧带、棘间韧带和髂腰韧带。

腰部韧带损伤若得不到及时恰当的治疗，常会迁延为慢性韧带损伤，每当体力劳动时即感到腰部酸痛不适，甚至不能胜任繁重的劳动，应引起重视。

【病因病机】

导致本病的原因有3个方面：弯腰搬取重物、从高处摔下或滑倒、直接外力的撞击。

【临床表现】

1. 症状　有明显外伤史。伤时患者自觉腰部有清脆响

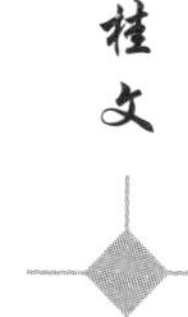

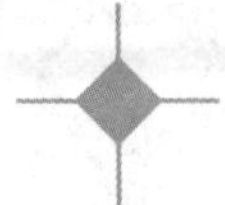

声或撕裂样感觉，随即局部疼痛，常呈断裂样、针刺样或刀割样疼痛，局部可出现瘀斑肿胀，坐卧困难，有时伴有下肢反射性疼痛。

2. 体征　腰部肌肉痉挛，活动明显受限，前屈时局部疼痛加重，在棘突和棘突间有明显压痛，仰卧屈髋试验阳性，局部封闭后疼痛可减轻或消失。有棘上、棘间韧带断裂者，则棘突间的距离变宽。如髂腰韧带扭伤，其压痛点在髂嵴后部与第 5 腰椎间三角区，屈曲旋转脊柱时疼痛加剧。

3. X 线片　一般无异常表现，如有棘上、棘间韧带断裂者，其棘突间距可增大。

【诊断要点】

1. 病史　有明显外伤史。

2. 临床表现　伤后腰骶部有撕裂感，剧痛，活动受限，屈曲时疼痛加重。棘上、棘间有明显压痛，棘突间距可增宽。普鲁卡因局封后疼痛减轻或消失，此法可确定损伤的性质和部位。严重损伤者必须拍 X 线片，以了解是否有骨折或脱位。

本病与急性腰肌筋膜扭伤的发病原因有时相同，二者常合并存在。腰肌筋膜扭伤时，腰部各方向均受限制，并引起疼痛加剧，在棘突旁骶棘肌处或髂嵴后部有压痛。腰部韧带损伤时，脊柱弯曲受牵拉时疼痛才加剧，且压痛点多在棘突上或棘突间。

【治疗】

一、手法治疗

1. 手法理筋复位　本法可用于棘上韧带撕裂或从棘突上剥离者。患者站立或端坐凳上，术者坐在病人身后，以双手拇指触摸棘突，找到棘上韧带剥离处。嘱患者稍向前弯腰，术者一手拇指按于剥离的韧带上端，向上推按牵引；另一手拇指左右拨动已剥离的韧带，找到剥离面，然后顺脊柱纵轴方向由上而下顺滑按压使其贴妥。术后卧硬板床休息，避免腰部旋转活动，暂不做身体屈曲动作。

2. 理筋通络法　本法用于韧带扭伤未发生断裂者。患者俯卧，术者先在脊柱两侧用按揉手法治疗，用一拇指在患部棘上韧带做与其垂直方向的弹拨治疗，并沿棘上韧带方向做上下抹法，然后在腰背部督脉上直擦，以透热为度。

二、药物治疗

1. 外用药　同腰肌筋膜扭伤。若肿痛严重者，可外敷跌打膏，1 周后烫疗药熨烫。

2. 内服药　本病早期属气滞血瘀，治应活血化瘀、消肿止痛，可选用活血止痛汤、复元活血汤、大成汤。后期肿胀消退后，应以补益肝肾、强壮筋骨为主，可选用补肾活血汤、补肾壮筋汤、壮筋养血汤等。

三、其他疗法

1. 针刺疗法　可针刺闪腰穴、阿是穴、后溪、委中等，强手法刺激，留针 10 分钟。

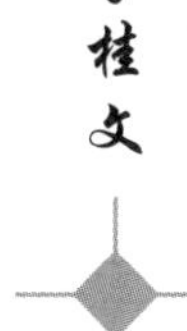

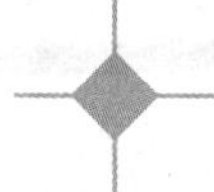

2. 局部封闭　用醋酸泼尼松龙或氢化可的松 0.5mL 加 2% 普鲁卡因 2mL，做局部痛点封闭。

3. 热敷　用 50% 的硫酸镁局部湿热敷，每次 10 分钟，每日 2 次，3 天为一疗程。

4. 手术治疗　如为棘上、棘间韧带完全断裂，而且棘突间距离较大者，可考虑手术治疗。

【体会】

本病为韧带损伤，预后良好，但需要正确治疗。一般急性腰部韧带损伤者均需卧硬板床休息，时间为 1～3 周。属棘上、棘间韧带断裂者，在施行理筋复位手法后应予固定，如腰椎固定、皮腰围固定等。本病患者应早期行腰背肌锻炼，但不可过度前屈。如属韧带断裂者，应在韧带愈合后再进行腰背肌锻炼。

【典型病例】

李某，男，31 岁，工人，1993 年 6 月 24 日来诊。

主诉：腰痛 2 天。

自述 2 天前因搬动电视机而不慎滑倒，当时两腿前伸，臀部着地，自觉腰部有撕裂样感觉，随即腰部疼痛如针刺样。

查体：腰骶部瘀斑、肿胀，腰部活动受限，前屈时疼痛加重，腰肌紧张，腰骶关节处明显压痛。

X 线片：无异常表现。

诊断：急性腰部韧带损伤。

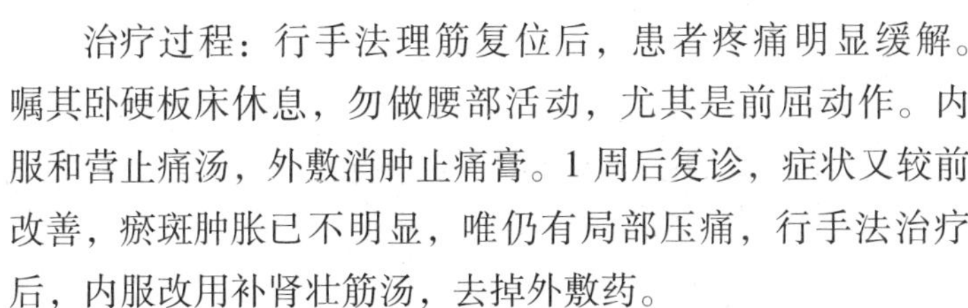

治疗过程：行手法理筋复位后，患者疼痛明显缓解。嘱其卧硬板床休息，勿做腰部活动，尤其是前屈动作。内服和营止痛汤，外敷消肿止痛膏。1 周后复诊，症状又较前改善，瘀斑肿胀已不明显，唯仍有局部压痛，行手法治疗后，内服改用补肾壮筋汤，去掉外敷药。

治疗结果：2 周后复诊，症状消除，已如常人，嘱其行腰背肌锻炼。

按语：本患者因不慎滑倒而两腿前伸、臀部着地，且有腰部撕裂样感觉，X 线片无异常表现，诊断不难。治疗施行手法理筋复位，更重要的是患者卧硬板床休息，避免做腰部的活动，这样才避免使理顺的筋脉移位，并通过静养休息加速愈合。

急性腰椎后关节滑膜嵌顿

本病亦称为腰椎后关节紊乱症或腰椎小关节综合征，中医称为“闪腰”或“弹背”。本病是引起急性腰痛的常见原因之一，其发病以 20～40 岁男性为多见。

【病因病机】

当腰部突然闪扭，或突然无准备地弯腰前屈和旋转，腰椎后关节后缘间隙张开，使关节内产生负压，吸入滑膜。若此时腰脊椎突然后伸，滑膜就可能来不及退出而被嵌夹在关节面之间形成本病。

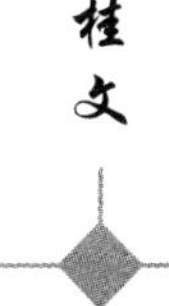

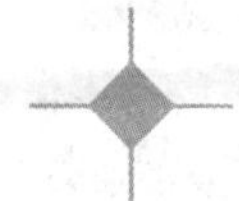

【诊断要点】

1. 病史　多有腰部扭伤、闪腰或弯腰后立即直腰的病史。

2. 症状　伤后腰部立即发生难以忍受的剧烈疼痛，腰部后突不敢伸直，惧怕他人的任何帮助移动。站立时髋关节半屈位，需两手扶膝以支撑。待嵌顿解除后，剧痛亦自行缓解或转为一般扭伤后的疼痛。

3. 体征　腰部呈僵直屈曲位，腰肌紧张，背伸活动明显受限，第4、5腰椎或第5腰椎与第1骶椎棘突和椎旁有明显压痛，但无棘突偏歪，棘突间隙无变化。

4. X线片　有时可显示后关节排列方向不对称，或腰椎后突和侧弯，椎间隙左右不等宽等。

【治疗】

一、手法治疗

手法能解除滑膜嵌顿，使关节位置恢复正常，肌肉痉挛缓解，疼痛迅速解除，活动恢复正常，是本病的有效治法。

1. 按摩手法　患者俯卧位，腹下垫一软枕，在腰部自上而下进行轻度按摩3~5分钟，放松痉挛的肌肉。

2. 斜扳手法　患者侧卧位，患侧在上，髋膝关节屈曲，健侧下肢伸直。术者立于患者背侧，令患者放松腰部，一手推臀，一手扳肩，两手相对用力，使上身旋后，骨盆旋前，活动至最大范围时，用力做稳定的推板动作，此时可听到清脆的弹响声，疼痛可顿时解除或减轻。本法在腰部可产生扭转力，借此裂开关节突关节，使嵌顿的滑膜得以解脱。

3. 牵抖法　可使小关节牵开，解除嵌顿。再以推摩手法 2～3 分钟，以舒筋活血，消肿止痛。

二、药物治疗

1. 外用药　可选用舒筋活络药膏、消肿止痛药膏、坎离砂合活血止痛散外敷，或外擦红花油、驳骨水、治伤水等，以祛瘀消肿止痛。

2. 内服药　急性期，治宜活血祛瘀，行气止痛，可选顺气活血汤、和营止痛汤，或选用成药七厘散、三七片等。后期宜舒筋活络，补益肝肾，可选用补肾壮筋汤等方剂。

三、其他疗法

急性期可用 1% 普鲁卡因 5mL 加泼尼松龙 12.5mg，封闭患椎小关节处。也可用针灸疗法（选肾俞、志室、气海俞、腰阳关等穴），物理疗法（超短波透热或音频疗法等）。

【体会】

本病预后良好，急性期宜适当卧床休息 3～5 天，有利于水肿消除。以后可下床活动，逐步锻炼腰背肌，以防复发。

【典型病例】

李某，男，44 岁，教师，1994 年 3 月 2 日就诊。

主诉：腰痛 1 天。

自述于昨日搬家抬物行走，不慎左脚踩上一小圆石，

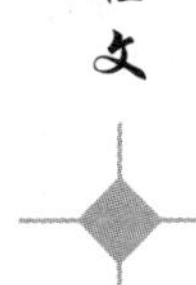

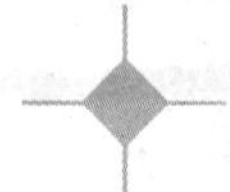

身体骤然向左侧歪斜，听到腰部有“喀哒”响声，随即感腰部疼痛，不能活动。咳嗽、喷嚏时疼痛加重，起卧时需人扶。

查体：痛苦面容，站立需人扶，身体向左前倾斜，腰椎向左侧稍弯，第3~5腰椎棘突有压痛、叩击痛，无传导放射痛。

X线片：腰椎向左侧稍弯，其他未见异常。

诊断：急性腰椎后关节滑膜嵌顿。

治疗过程：先以按摩手法揉按腰部，放松肌肉、缓解疼痛；继而采用背法，使错位的关节复位、嵌顿的滑膜脱出；最后复用按摩手法揉按患部，使经脉理顺、气血畅通。经治疗后，疼痛大减，腰能伸直，侧弯消失。次日步行来诊，自觉疼痛已十去八九，功能基本恢复，给予舒筋活血片。

治疗结果：第4天腰痛完全消失。

按语：本病例根据症状、体征即可诊断为急性腰椎后关节滑膜嵌顿。治疗采用背法配合按摩而获佳效。背法，也是治疗急性腰椎后关节滑膜嵌顿的常用方法之一。其具体方法是，医者用两肘由上向下挽住患者两肘将患者背起，医者两膝屈曲，运用自己尾骶部的力量抵住患者腰部，左右摆动患者的腰部及下肢，而后迅速使自己两膝猛然挺直，使患者腰部产生震动。这时患者的腰部如果有组织滑动感，其骨节错位即可纠正，嵌顿即可解除；如无组织滑动感，可再震动1~2次。

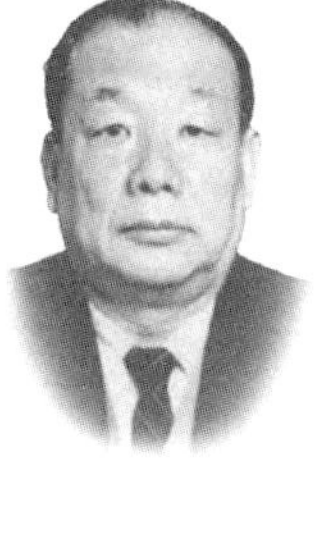

腰肌劳损

腰肌劳损是由于急性腰肌损伤未获得及时有效的治疗，或者由于反复多次的腰肌轻微损伤未能修复，而形成慢性腰肌创伤性疤痕及粘连，出现腰肌力量减弱、腰痛等临床症状的疾病。

【病因病机】

大多数患者腰肌劳损的发生与职业性体位有一定的关系，如长期坐位工作或固定性姿势工作者。李桂文教授认为，腰部用力过度或长期劳伤会使肝肾受损，进而导致肝肾亏虚，风寒湿邪乘虚而入闭阻经脉造成反复腰痛。

【诊断要点】

1. 症状　腰部疼痛多为酸胀痛或有沉重感，休息时减轻，劳累时加重，适当活动或经常改变体位时减轻，睡觉时用小枕垫于腰部也能减轻症状，有时叩击腰部可使疼痛减轻。症状与天气变化有关，阴雨、潮湿、风寒等因素可使症状加重。常觉弯腰工作困难，弯腰日久则疼痛加剧。

2. 体征　腰肌痉挛者可有脊柱侧突或后突改变。腰部压痛常位于棘突两侧骶棘肌处，髂骨嵴后部或骶骨后面腰背肌出点处，或腰椎横突的腰肌起点处。

3. X 线片　一般 X 线片无异常改变，有时见腰骶部先天性异常。老年患者可有脊柱退行性改变或骨质疏松，严

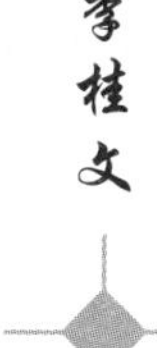

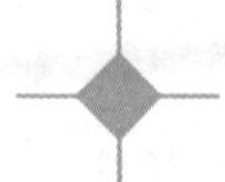

重者可有脊柱畸形。

【治疗】

一、手法治疗

局部用揉按、拿提、滚法治疗。如有椎体移位者，用腰椎旋转复位法，具体操作步骤：患者端坐在双连椅的一椅上，医者正坐在患者之后的另一椅上。医者首先查清侧偏最明显的棘突（或肌痉挛、压痛最明显的棘突旁），用一拇指固定，另一手自患者腋下伸出并把握颈肩部，然后让患者前屈 60°~90°、侧偏（同侧）45°，拇指向对侧外上方推按棘突，同时另一手向后上方旋转，常听到“咯”的一声，触之平复或好转，手法告毕。必要时，在相邻的上或下一棘突定位，同样步骤做另一侧下位腰椎的旋转复位。但对脊柱不稳者，不宜做旋转复位法。对年老体弱患者手法宜轻，切忌暴力。手法治疗隔日 1 次，10 次为一疗程，可治疗 2~3 个疗程。治疗期间要适当休息，避免受凉。

二、药物治疗

1. 中药辨证治疗　治法为舒筋活络止痛，内服筋骨伤胶囊、十一方酒外擦或烫疗药热敷。寒湿偏盛者可用独活寄生汤加减，肝肾阴虚者用左归丸加减治疗，气血虚衰者适用八珍汤。

2. 药物注射　可用当归注射液 2mL 做痛点注射，隔日 1 次，5~7 次为一疗程。深部压痛点可用 1% 普鲁卡因 1mL 加透明质酸酶 1500IU 注射，5~7 天做 1 次，2~3 次为一疗程。

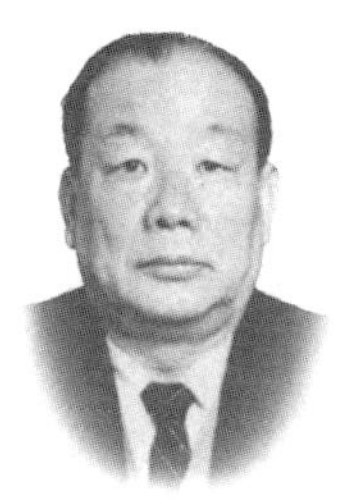

三、针灸治疗

取阿是穴并在其邻近部位取穴，如腰阳关、命门、气海俞、肾俞等，针刺后可加拔火罐以散瘀止痛，隔日 1 次，10 次为一疗程。

四、功能锻炼

疼痛消除或基本消除后，可做腰背肌功能锻炼，结合体育疗法，如太极拳、腰功操等。

【体会】

急性腰部损伤应及时合理地进行治疗。经常处于非生理性体位工作的修理工和固定姿势工作者，应注意合理操练，适当休息，防止积累性损伤。调整床的软硬度，即床不要过软或过硬，使腰部肌肉得到较好的休息。增强体质，提高腰肌耐受力，进行腰肌、腹肌的锻炼与其他体育疗法。

【典型病例】

王某，女，35 岁，机修工人。

主诉：腰部反复酸胀痛 10 年，加重 2 天。

患者腰部反复酸胀痛，无腰部外伤史。

查体：两侧骶棘肌压痛，第 2 腰椎棘突右侧压痛，无放射性及反射性疼痛，腰部活动度正常。

X 线片：第 3 腰椎椎体前上缘轻度骨质增生。

诊断：腰肌劳损。

治疗过程：用揉按、滚法、拿捏手法及腰椎旋转复位法，隔日 1 次，10 天为一疗程。

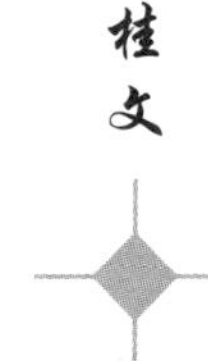

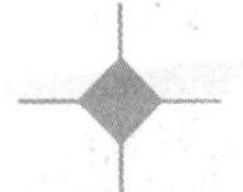

治疗结果：两疗程即愈，配合腰背肌功能锻炼两个月，随访未见复发。

按语：患者虽然较年轻但病史长，长期弯腰或蹲位工作，故治疗时间及疗程较长，且需配合腰背肌功能锻炼。若治疗时间短、不配合腰背肌功能锻炼，患者症状则易复发。

腰肌筋膜劳损

腰肌筋膜劳损是纤维结缔组织的多发病，又称腰肌筋膜纤维质炎。本病男女均常见，多发于体质较弱者，可见于青年、壮年及老年人。

【病因病机】

病因尚未完全了解清楚，一般认为此病与腰部微小外伤、过劳、潮湿、天气变冷、精神创伤或体内感染灶等有关。本病的发病机理尚待进一步研究，中医认为主要是风寒湿邪闭阻腰部经脉，而使筋骨失养，出现腰痛。

【诊断要点】

1. 症状　腰部疼痛，初起表现为腰部轻度不适、钝痛、酸痛，直至不能忍受。疼痛可因寒冷或不活动而加剧，久坐或晨起疼痛加重，但活动后一般可缓解。疼痛可放射至下腹壁或股前部，或放射至下肢后侧。典型症状还有腰部乏力。

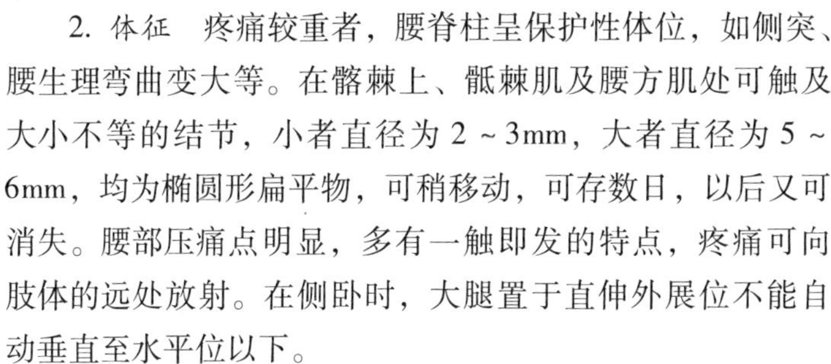

2. 体征　疼痛较重者，腰脊柱呈保护性体位，如侧突、腰生理弯曲变大等。在髂棘上、骶棘肌及腰方肌处可触及大小不等的结节，小者直径为 2～3mm，大者直径为 5～6mm，均为椭圆形扁平物，可稍移动，可存数日，以后又可消失。腰部压痛点明显，多有一触即发的特点，疼痛可向肢体的远处放射。在侧卧时，大腿置于直伸外展位不能自动垂直至水平位以下。

本病局部可有烧灼感、寒冷感等异常感觉，但皮肤感觉无减退。神经系统检查无异常改变。

3. X 线片　本病的重要特点是脊柱骨骼，包括脊髓造影检查，均可阴性。

【治疗】

一、手法治疗

手法治疗的目的是减轻疼痛，缓解肌肉的痉挛，舒筋活血，防止粘连。具体方法见腰肌劳损的手法治疗。

二、药物治疗

1. 中医辨证治疗　对寒湿偏胜者，治宜宣痹温经通络，可用羌活胜湿汤或独活寄生汤加减。对体质虚弱者，治宜补养气血、补益肝肾，可选用当归鸡血藤汤或健步虎潜丸。能服用药酒者，可用制川乌、乌梅、甘草、草乌、红花各 30g，浸泡白酒 1kg，1 周后早晚各服 1 匙。疼痛较严重者，可用吲哚美辛，每次口服 25～50mg，每日 3 次；或者用地塞米松，每次口服 10～20mg，每日 3 次。但应严格控制激素类药物的使用。

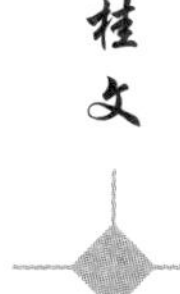

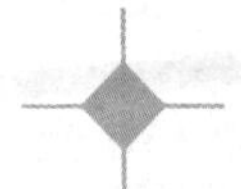

2. 封闭疗法　用0.5%～1%的普鲁卡因3mL加入1mL泼尼松龙做痛点封闭，每周1次，共2～3次即可。

三、针灸治疗

针刺肾俞、三焦俞、委中、气海等或阿是穴，留针10～15分钟，每日1次，10次为一疗程，1～2个疗程即可有明显疗效。

四、手术疗法

如果非手术疗法无效，可先切除已触知的结节。如仍不能完全解除疼痛，可施行受累肌肉松解术。

五、其他

腰痛剧烈时应适当休息，疼痛消失后做腰背肌锻炼，应循序渐进。具体方法参见腰肌劳损的功能锻炼。

【体会】

注意与其他腰腿痛疾病进行鉴别诊断。

1. 腰椎间盘纤维环破裂症　腰肌筋膜劳损的症状有时类似腰椎间盘纤维环破裂症。在腰腿痛患者中，有60%～70%为髓核突出，腰肌筋膜劳损占1/3左右。压迫神经根所致的疼痛与后者深部疼痛有区别，腰肌筋膜劳损的感觉改变、腱反射改变、疼痛部位、皮肤神经节段分布与腰椎间盘纤维环破裂症均不一致。

2. 脊柱骨关节退行性改变　该病患者年龄较大，腰部无结节，脊柱X线片多有阳性改变，可有神经系统体征，如感觉减退或腱反射改变。

3. 强直性脊柱炎　该病多见于青壮年男性，有肌肉萎缩，下肢明显。实验室检查显示血沉快、贫血，X 线片显示骶髂关节及腰椎关节突关节有明显改变。

治愈腰肌筋膜劳损并非最终目的，应注意预防复发。对于有反复发作史的患者，应注意防寒保暖，适当改善住房条件，避免潮湿。平时可参加一般体力劳动，坚持有规律的、较柔和的运动，如太极拳、广播操等，行走或散步亦有益处。精神不要过度紧张，劳逸结合。避免过胖，饮酒不要过量。

【典型病例】

刘某，男，30 岁，教师。

主诉：腰部钝痛 1 周。

患者无明显外伤史出现腰痛，近两天因天气较冷疼痛加重。

查体：右骶棘肌明显压痛，右腰方肌附近触及结节。左侧卧而右大腿置于直伸外展位时，不能自动垂直至水平位以下。

诊断：腰肌筋膜劳损。

治疗过程：用手法治疗 1 周，局部痛点封闭治疗 1 次，疼痛明显好转。再手法治疗 1 次，局封 1 次，疼痛消失，正常上班。

按语：患者病史较短且年轻，首先用手法及局封治疗，因手法治疗 3 次、局封 1 次后疼痛明显好转，再施手法治疗 1 次及局封 1 次以巩固疗效。

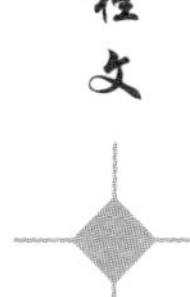

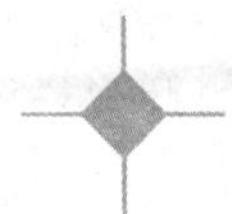

棘上韧带劳损

棘上韧带劳损为常见的慢性韧带损伤性疾病，原因是附着于某棘突上的棘上韧带慢性损伤。

【诊断要点】

1. 症状　腰痛或背痛，多为酸痛或刺痛，可向颈部或臀部放射，有时不能仰卧，疼痛可持续数日、数周或数月。

2. 体征　腰、背部外观肿胀，无畸形。压痛点多位于第2~4腰椎棘突上，压痛大多局限在1个棘突上，少数病例局限于两个相邻的棘突。压痛极为表浅，仅局限于棘突尖部。患者弯腰时局部疼痛加剧，伸腰时减轻，卧床时亦减轻，局部受压时加重。可有棘突偏歪。两侧椎旁肌无压痛。

【治疗】

1. 手法治疗　局部拇指分筋、理筋及揉按5分钟，每隔1日做1次，10天为1个疗程。若棘突偏歪，可用腰椎旋转复位法治疗。

2. 封闭疗法　在严格消毒下，将25mg醋酸氢化可的松加于1mL1%普鲁卡因中，在痛点进行封闭。将药液注射于棘突尖部及其上、下缘，针刺至骨皮质表面，轻轻用力推药，每周1次，2~4次即可治愈。

3. 药物治疗　可使用止痛剂，如吲哚美辛25mg，每日

3 次；或泼尼松 200mg，每日 3 次。

【体会】

患者多为 30 岁左右的男女，主诉腰痛，查腰椎棘突尖部压痛且局限，弯腰疼痛加剧，伸腰或卧床时减轻，腰椎两旁均无压痛，医者易做出诊断。若压痛在两个棘突之间，则为棘间韧带劳损，应注意鉴别。

要积极治疗急性棘上韧带损伤，防止其发展为慢性损伤。劳动时注意避免韧带的劳损，如保持合理体位、工间休息等。防止过度肥胖，减轻腰部软组织的负担，并进行科学的体育锻炼。

【典型病例】

韦某，男，28 岁，搬运工人。

主诉：腰部刺痛 3 周。

查体：腰部无畸形，无肿胀，第 3、4 腰椎棘突压痛明显，弯腰加剧，后伸减轻。无放射痛，腰椎两侧无压痛。

诊断：第 3、4 腰椎棘上韧带劳损。

治疗过程：用局部封闭疗法，每次局封后即用无菌方纱置于局部，再用拇指揉按局部 3 分钟，每周 1 次。

治疗结果：共治疗 2 次，疼痛消除。

按语：先局部封闭后，将无菌方纱置于局部，用拇指揉按局部，可使粘连组织分离，药液可充分渗到患处，效果较好。注意应严格消毒，揉按用力不宜过大，否则药液会从进针处溢出。

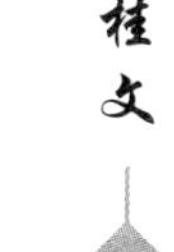

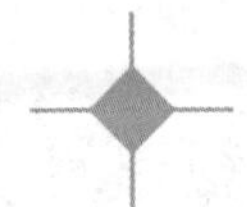

第3腰椎横突综合征

第3腰椎横突综合征又称腰椎横突间综合征，是腰部软组织损伤疾病中引起腰腿痛常见的原因之一。本病好发于青壮年体力劳动者，瘦长型人群发病率高，与腰部的活动度及第3腰椎的解剖特异性及生物力学特点有关。左侧发病多于右侧，其原因是一般人经常用右手弯腰取物，腰椎常向左旋转。

【病因病理】

腰部和腹部肌肉强力收缩时，第3腰椎横突受力最大，其上附着的肌肉易自附着点处撕裂致伤。肌肉损伤后肿胀、充血、渗出，之后可发生骨膜、纤维组织、纤维软骨等增生，致使腰背神经后支的外侧支受压，出现神经水肿变性，臀上皮神经受刺激而发生疼痛。中医学认为其病因病机主要是腰部外伤或劳损而致气滞血瘀，或风寒湿邪闭阻腰部经脉而致腰痛。

【诊断要点】

1. 症状　腰痛程度及性质不一，可反射至同侧下肢膝关节平面以上，腰部活动时或活动后疼痛加剧，有时翻身及步行困难。少数患者伴有腹胀痛。

2. 体征　早期病侧的腰肌紧张或痉挛，严重者脊柱突向健侧，晚期患侧腰肌松弛或不同程度萎缩。第3腰椎横突尖部明显压痛，有的可在第2或第4腰椎横突有压痛，并可触及可活动的肌肉痉挛结节。臀中肌后缘与臀大肌前缘可触及隆起的索状物，压痛明显，并向同侧大腿外侧反射。少部分患者出现大腿内收肌群及髂胫束的紧张度明显增高，此表现为闭孔神经反射性相应后支（第1~3腰神经后支）受刺激而引起股内收肌群紧张痉挛所致。直腿抬高试验可为阳性，但加强试验为阴性。

3. X线片　腰椎生理弯曲变直或侧突，或第3腰椎患侧横突较健侧长，尖端密度增高、变白。

【治疗】

1. 手法治疗　用拇指或肘尖在第3腰椎横突压痛点揉按、分筋、理筋。若髂胫束及大腿内收肌痉挛者，宜用滚法、推法及弹拨法。若腰椎棘突偏歪移位，用腰椎旋转复位法（见腰肌劳损）。

2. 封闭疗法　泼尼松龙1mL加1%普鲁卡因3~5mL或软骨素A 2mL行痛点注射，每5~7日一次，共做3~4次。

3. 药物治疗　安痛汤加减水煎内服，或热醋外敷。

4. 手术治疗　系统地非手术治疗无效或症状严重影响生活工作者，可考虑手术治疗。

5. 其他　可用电疗和理疗辅助治疗，亦可用针灸治疗。

【体会】

注意与腰部其他损伤的鉴别诊断。

1. 急性腰扭伤　有明显的外伤史。腰部疼痛剧烈，疼

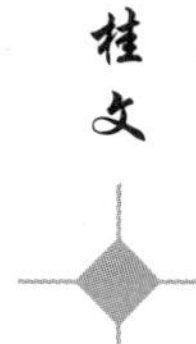

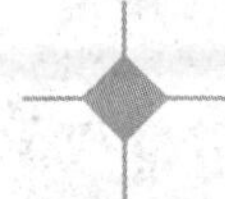

痛放射至臀部及下肢，腰部活动障碍，骶棘肌痉挛，局限性压痛。

2. 棘上韧带或棘间韧带损伤　急性棘韧带损伤有明显外伤史。压痛点局限在1个棘突或相邻棘突，压痛表浅，在棘突之间。棘上韧带及棘间损伤腰肌多无紧张及压痛，X线片无异常。

3. 腰椎间盘突出症　腰痛，放射性腿痛，大便、咳嗽等腹压增高时加剧，休息时减轻。查体有脊柱侧突，腰椎前突消失，椎旁压痛并放射至同侧下肢后侧或外侧，直腿抬高与加强试验阳性，有下肢神经系统的症状与体征，X线片报告脊柱侧突，腰椎前突消失，椎间隙变窄、左右不对称。

4. 臀上皮神经损伤　有急慢性骶部损伤史。一侧腰臀部与大腿后侧部有牵拉样疼痛，但多在膝关节平面以上。患者下腰部或臀部肌肉痉挛，髂嵴最高点内侧2～3cm处压痛明显，患者有酸、麻、痛感觉，多在臀上皮神经分布区内。

【典型病例】

案1：欧阳某，男，29岁，干部。

主诉：左腰反复疼痛两月余。

既往史：有腰部外伤史。

查体：腰部无肿胀及畸形，第3腰椎左侧横突尖端压痛，无反射痛，触局部有钝厚感。腰部活动度正常。

X线片：未见异常。

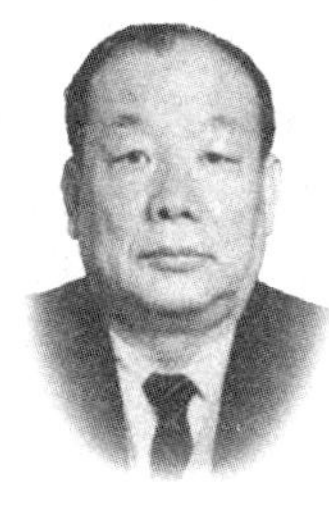

诊断：第3腰椎横突综合征。

治疗过程：用手法治疗，隔天1次。

治疗结果：治疗5次，疼痛好转。

按语：亦可用封闭疗法治疗，或手法、封闭治疗两者配合进行治疗。

案2：江某，男，32岁，医师。

主诉：右侧腰痛1年余。

患者右侧腰痛，位置固定，经常用手指在疼痛处按摩。

查体：第3腰椎横突右侧压痛，并易触及骨性突出，腰前屈无影响，腰左侧弯时，局部有牵拉痛。X线片示第3腰椎特别细长。

诊断：第3腰椎横突综合征。

治疗过程：经局部封闭治疗3次，疼痛好转，但1个月后疼痛又发作，经手法加封闭治疗，效果不好，后做局部软组织松解而愈。

按语：患者第3腰椎横突过长，病史长且自我按摩治疗，局部组织纤维化严重，做局封治疗只能暂时缓解疼痛，手术松解局部软组织收到良好疗效。

腰椎间盘突出症

腰椎间盘突出症是腰椎间盘退行性病变，或外力作用引起腰椎内外力平衡失调，使纤维环破裂，导致腰椎间盘髓核突出，压迫或刺激神经根、血管、马尾神经等，而出现腰痛伴下肢放射性疼痛为主要症状的临床综合征。临床

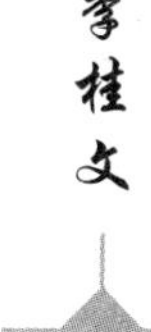

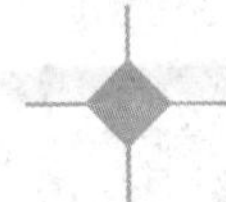

极其常见，好发于20～40岁青壮年人群，如不及时正确治疗可导致临床症状反复发作，病程缠绵，严重影响到人们工作和生活质量。李桂文教授认为，治疗本病首先对其病因病机、诊断、分型及分期要有明确深刻的了解，全面掌握，主张采用中西医结合方法综合防治。

【病因病机】

腰椎间盘突出症是人类特有的疾病，人类行走时，腰椎间盘组织承受人体躯干及上肢的重量，在日常生活及劳动中，劳损较其他组织为重。因其仅有少量血液供应，营养极为有限，从而极易退变。大约在20岁以后，随着年龄增长及不断受到挤压、牵引、扭转等外力作用，使椎间盘逐渐发生退行性改变，其纤维环弹性逐渐减弱，髓核含水量逐渐减少，而失去弹性，继而椎间隙变窄，周围韧带松弛，或产生裂隙，这是产生腰椎间盘突出症的内因。在外力作用下，如急性腰扭伤、慢性劳损（如长期弯腰工作、长期坐位工作等）或急性外伤，会使椎间盘后部张力增加，容易发生纤维环破裂，进而髓核突出。由于下腰部的活动度及其所承受的压力均较大，容易发生劳损及变性，故椎间盘突出的好发部位为下腰部，即腰4－腰5或腰5－骶1椎间盘。腰椎间盘后外侧为解剖薄弱点，而且人类弯腰活动比较多，故髓核突出的部位常在椎间盘的后外侧。

髓核突出会产生两种病理变化，一是突出物周围产生炎症性水肿刺激其相邻的硬膜囊或神经组织而产生腰部或下肢放射性疼痛，二是突出髓核直接压迫硬膜囊或神经根

而出现相应神经支配区麻木或肌力减退。

中医辨证应属“腰腿痛”“痹证”范畴。《诸病源候论·腰脚疼痛候》说：“肾气不足，受风邪之所为也。劳伤则肾虚，虚则受于风冷，风冷与真气交争，故腰脚痛”。可见外伤及风寒湿邪是导致腰椎间盘突出症的外因。李桂文教授认为，跌打扭伤致经脉受损、经络阻塞，或肾虚，风寒湿邪乘虚而入，闭阻经脉，气血运行不畅，而导致气滞血瘀，日久又可导致筋骨失养，肌肉萎软。腰为肾之府，肾之经络入脊内，贯脊至腰，络膀胱；膀胱经挟脊，抵腰，络肾，并经臀及股后侧，至小腿后行于足背外侧，止于足小趾，故本病可出现腰背部、臀部及下肢放射性疼痛，并可在承扶、委中、承山、昆仑等穴找到压痛点。

【诊断要点】

1. 病史　腰痛伴发坐骨神经痛。

2. 症状体征　腰椎旁压痛常伴有坐骨神经放射性疼痛，直腿抬高试验阳性；下肢肌力、腱反射和皮肤感觉改变；椎管内压力或张力增高试验可激发腰腿痛的再现，屈颈试验、挺腹试验、咳嗽征等阳性；腰部活动范围选择性受阻，病人喜欢采取保护性和选择性体位。

3. 影像学检查　一般拍腰椎正侧位 X 片，必要时行腰椎间隙 CT 扫描、MRI 成像，碘剂腰椎管造影以明确诊断。

【临床分型】

1. 单侧型　髓核突出和神经根受压仅限于一侧，腰腿

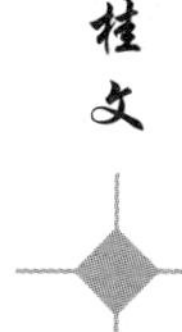

出现的症状体征与髓核突出一侧相一致。该型在临床上最为多见。

2. 中央型　髓核从后正中部突出，多刺激后纵韧带或硬膜囊，表现以腰胀痛为主，久站症状明显；少数压迫马尾、神经根，出现鞍区麻痹或左右坐骨神经痛交替出现。一般下肢直腿抬高试验为阴性，或出现马尾神经损害体征。临床上仅表现为腰痛者也很常见。

3. 后外侧型　髓核从椎间盘的后外侧突出，或左或右，压迫单侧神经根，出现单侧坐骨神经放射性麻木疼痛及损害体征，直腿抬高试验阳性。

【中医辨证分型】

1. 血瘀型　腰痛如刺，痛有定处，拒按，轻者俯仰不便，重者不能转侧。舌质暗紫或有瘀斑，脉弦涩。椎旁压痛并向下肢放射，直腿抬高试验阳性，脊柱常有侧弯改变。本型见于腰椎间盘突出早期或急性期。

2. 风寒型　腰痛拘急，或连脊背，或引脚膝，或见寒热，腰间觉冷，得温痛减，脉浮紧、苔薄白。腰痛常可放射至患侧下肢，直腿抬高试验大多阳性。

3. 肾虚型　腰痛以酸痛为主，喜按喜揉，腿膝无力，遇劳加重，卧则减轻，常反复发作。偏阳虚者，则少腹拘急，面色无华，手足不温，舌淡，脉沉细。偏阴虚者，则心烦失眠，口燥咽干，面色潮红，手足心热，舌红，脉弦细数。此型多见于老年性腰椎间盘突出症病人。腰痛可伴有患侧下肢麻痛，直腿抬高可呈阳性。

【治疗】

一、非手术治疗

以中西医结合综合治疗为原则。

1. 适应人群

（1）初次发作，病程短的患者。

（2）病程较长，但症状及体征较轻的患者。

（3）经特殊检查突出较小的患者。

（4）由于全身性疾病或局部皮肤疾病，不能施行手术者。

（5）不同意手术的患者。

（6）临床症状、体征与CT或MRI检查不符合患者。

2. 治疗方法

（1）卧硬板床休息：卧床休息是指病人需整天躺在床上，吃饭、洗漱、大小便均要求在床上进行。一般卧床2～3周，下床活动应在腰围保护下逐步进行。尽量避免弯腰活动。

（2）手法按摩：李桂文教授采用“腰部按摩十法”进行治疗，一般1～2天做1次。李桂文教授认为，一般腰椎间盘突出症患者会由于窦椎神经炎症刺激而出现腰部肌肉紧张、痉挛。通过手法按摩可以缓解血管肌肉的痉挛，改善患部的血液循环状态，促进代谢产物及瘀血的吸收，从而达到舒筋活络、行气活血、消肿止痛的目的。手法按摩能改变神经根的位置，松解神经使症状缓解。中央型、年老体弱、巨大型、游离型椎间盘突出症患者应慎用手法

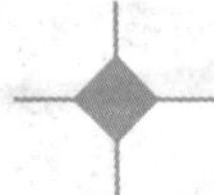

按摩。

（3）腰部烫疗：烫疗药为李桂文教授经验方，具有活血化瘀、祛风通络、消肿止痛功效，经烫疗能促进血液循环，利于炎症水肿吸收，解除痉挛。

（4）牵引：电动液压牵引床牵引，牵引重量从30～50kg开始，每天1次，逐步加大牵引重量，每次30分钟，10天为一疗程。李桂文教授认为，牵引能减轻椎间盘压力，促使髓核不同程度还纳，促进炎症吸收消退，解除肌肉痉挛及腰椎间后关节负载。但在急性期应注意观察患者反应，对中央型、游离型或巨大型髓核突出不宜采用或在严密观察下进行。

（5）中药辨证治疗

①血瘀型：以活血化瘀、行气止痛为治则。药用桃仁9g、红花9g、当归12g、赤芍12g、丹参12g、川芎9g、香附9g、延胡索15g、牛膝15g、两面针15g，加水煎服，每日1剂。

②外感型：以驱风散寒、行气活血为治则。药用乌梢蛇9g、独活9g、防风15g、薏苡仁15g、茯苓15g、桑寄生12g、当归12g、川芎9g、延胡索15g、牛膝15g，加水煎服，每日1剂。

③肾虚型：以补肾益肝、舒筋通络为治则。药用杜仲12g、川续断12g、枸杞子12g、熟地黄12g、山萸肉12g、当归2g、川芎9g、延胡索15g、牛膝15g，加水煎服，每日1剂。

（6）西药治疗：腰腿痛症状明显者宜酌情选用布洛芬、

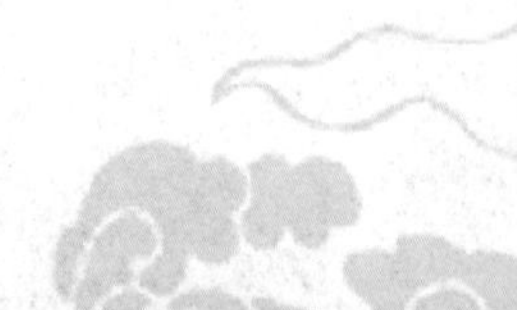

吲哚美辛或其他消炎镇痛药内服。

（7）封闭：根据不同病情选择痛点或神经根行腰椎管硬膜外封闭。常用药物有 1% ~2% 普鲁卡因加泼尼松龙、康宁克通、透明质酸酶、维生素 B_{12}、当归注射液、丹参注射液等。单纯腰痛可选用痛点、神经根封闭。合并腰椎管狭窄、腰椎退行性脊柱炎、病程较长、年龄较大、症状复杂患者宜选用腰椎硬膜外封闭，每 5 ~7 天做 1 次。

二、手术治疗

1. 适应人群

（1）腰椎间盘突出症病史超过半年，经保守治疗无效的患者。保守治疗时间至少 6 周，不超 3 个月。

（2）首次发作疼痛剧烈，坐、立、卧均难以忍受的患者。

（3）出现单根神经麻痹或马尾神经麻痹的患者，表现为肌肉瘫痪或出现直肠、膀胱症状。

（4）中年患者，病史较长，影响工作或生活者。

（5）病史虽不典型，但影像学检查示全盘退变或较大突出的患者。

（6）对保守治疗有效，但症状反复发作且疼痛较重的患者。

（7）腰椎间盘突出及其他原因所致腰椎管狭窄的患者。

2. 手术方法　传统后路开窗、全椎板手术、前路腹膜外椎间盘切除术、髓核化学溶解术、经皮腰椎间盘切除术、椎管镜等。

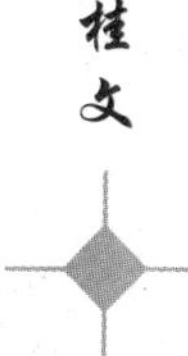

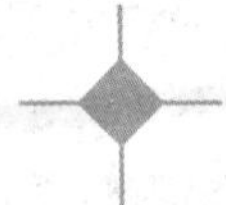

【体会】

李桂文教授特别强调早期、严格、持续的卧床休息，认为这是急性发作期或早期腰椎间盘突出症最有效的治疗方法。因为腰椎间盘突出症的主要病理是纤维环破裂、髓核被挤出，压迫或刺激神经而出现症状。腰椎间盘压力在坐位时最高，站位居中，平卧位压力最低，故卧位能最大限度减轻体重对腰椎间盘的压力。制动可以解除肌肉收缩与椎间盘各韧带紧张力对椎间盘所造成的挤压，使之处于休息状态，利于椎间盘营养，使损伤纤维环得以修复，突出髓核还纳，椎间盘高度得到一定程度的增高；还利于椎间盘周围静脉回流，去除水肿，加速炎症消退，并能避免走路或运动时，腰骶神经在椎管内反复移动所造成的神经磨损。因此，卧床休息可以说是非手术治疗法的基础。

李桂文教授对腰椎间盘突出症手术治疗的适应证要求严格，认为应结合病史、临床症状、临床体检、各项辅助检查等综合分析，同时要做好病人思想工作，使病人愉快地接受手术治疗，提高对手术治疗的信心。

【典型病例】

刘某，男，28岁，教师，1994年5月10日就诊。

主诉：反复腰痛伴左下肢放射痛两个月。

患者自诉1994年3月份上体育课做示范动作时，不慎扭伤腰部，当即疼痛、弯腰转侧困难，自用跌打酒外擦，症状好转。之后腰部疼痛时有反复，并向左下肢放射，小

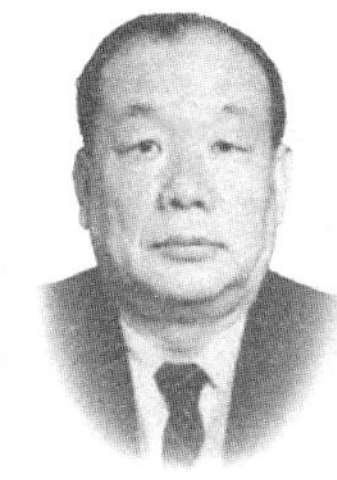

腿外侧及足背麻木，曾到某医院门诊接受手法、服药等治疗，症状时轻时重。5 月 2 日上课时腰痛加重，下蹲及打喷嚏时腰痛剧烈，行动翻身转受限，我院诊为“腰椎间盘突出症”收住院。

查体：腰部向左侧弯，站立、行走时明显，腰部活动功能障碍，左侧腰肌紧张，第 4、第 5 腰椎左侧压痛，并向左下肢放射。直腿抬试验：左 30°、右 70°，左下肢加强试验（+），左拇趾背伸力减弱，“4”字征（-），左膝跟腱反射存在但稍亢进，两下肢肌力Ⅱ级，挺腹试验（+），屈颈测验（+），颈静脉压迫试验（+），左小腿外侧及足背感觉稍迟钝，巴彬斯基氏征（-）。

X 线片：腰椎正位片示稍左侧弯，椎间隙左右不等宽、左窄右宽，侧位片示腰椎生理弧度变直，余椎体•附件未见异常。

诊断：第 4、第 5 腰椎间盘突出症。

治疗过程：入院后卧硬板床休息，每日电动骨盆牵引 1 次，每次 40 分钟；内服活血舒筋止痛中药，每日 1 次；每 2~3 天做腰椎按摩手法两次。两周后症状有所好转，但活动多时腰腿部仍痛。后加用硬膜外封闭疗法，每周 1 次，连用 3 次，症状基本缓解，腰腿部不痛，仅有足背轻度麻木感。

治疗结果：腰椎侧弯消失，行走正常，入院 40 天后出院。

按语：该患者为青年人，由于腰部外伤，根据临床表现、X 线片及 B 超检查，诊为第 4、第 5 腰椎间盘突出症，

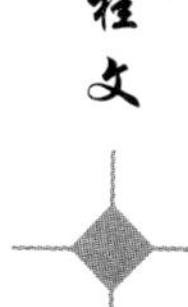

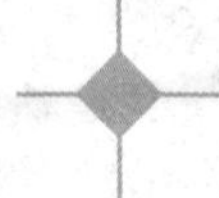

运用卧木板床休息、骨盆牵引、手法及硬膜外封闭等综合治疗，取得了满意治疗效果。

腰椎椎管狭窄症

凡因腰椎椎管、神经根及椎间孔变形或狭窄，而引起马尾神经或神经根受压，造成相应的临床症状者，称为腰椎椎管狭窄症。本病属于综合征，故又称腰椎椎管狭窄综合征。

【病因病理】

本病一般分为先天性和后天性两大类。先天性狭窄包括特发性、软骨发育不全性腰椎椎管狭窄，这种狭窄表现为椎管的前后径和横径呈均匀一致性狭窄，临床较少见。后天性狭窄最常见的原因是腰椎退行性变，如腰椎骨质增生、黄韧带及椎板肥厚、小关节突肥大、椎间盘退变等原因使椎管容积狭小。此外，陈旧性腰椎间盘突出、脊柱滑脱、腰椎骨折脱位复位不良、脊柱融合术后或椎板切除术后等也可引起本病。因椎管容积缩小，压迫马尾神经及神经根而产生腰腿痛，外伤炎症、静脉瘀血等还可使症状加剧。先天性发育异常与后天性变窄是相互联系、相互影响的。临床上一些患者常因椎弓根较短、椎管的横径和前后径较小，而致椎管容积狭小，再加之外伤、劳损或中年以后腰椎退行性变，致使狭窄的椎管因年龄、椎间盘变性、腰椎前凸加大及关节变性等原因而进一步变窄。因此说两者关系密切。

本病属中医“腰腿痹证”范畴。先天肾气不足、肾气虚衰以及劳役伤肾为其发病的内在原因；反复遭受外伤、慢性劳损以及风寒湿邪的侵袭为其发病的外在因素。其主要病机是肾虚不固，风寒湿邪阻络，气滞血瘀，营卫不得宣通，以致腰腿痹痛。

【诊断要点】

1. 症状　主要为腰痛、腿痛和间歇性跛行。腰痛主要在下腰及骶部，特点是多于站立位或行走久时痛，若躺下或蹲位、骑自行车时疼痛多缓解或自行消失，局部多呈酸胀痛，常强迫于前屈位姿势。腿痛主要为腰骶神经根受压所致，常累及两侧，亦可单侧或左右交替出现，腰后伸、站立或行走而加重，卧床休息可减轻或缓解。间歇性跛行为本病的重要特征。当患者卧床休息时无任何症状，在站立或行走时出现腰腿痛，患侧或双下肢麻木无力，若继续行走可有下肢发软或迈步不稳。当停止行走或蹲下休息时，疼痛亦随之减轻或缓解，若再行走时症状又重新出现。病情严重者，可引起尿急或排尿困难、双下肢不完全性瘫痪、鞍区麻木、肢体感觉减退。

2. 体征　本病常无明显体征，因卧床检查时体征已缓解或消失。病状与体征不一致也是本病的特点，有的患者表现类似椎间盘突出症，有脊柱生理前凸减弱或侧弯，但多较轻；部分患者可出现下肢肌肉萎缩，以胫前肌及伸拇肌最明显，小腿外侧针刺痛觉减退或消失，跟腱反射消失，

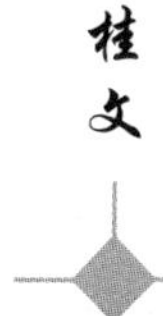

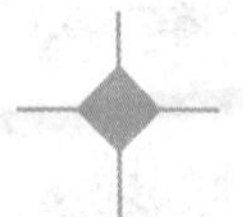

膝反射无变化。如有马尾神经受压者，可出现鞍区麻木、肛门括约肌松弛无力或男性阳痿。

3. X 线检查

（1）常规 X 线片：摄腰椎正、侧、斜位片，常在第 4、第 5 腰椎间或第 5 腰椎与第 1 骶椎之间见到椎间隙狭窄、椎体骨质增生、椎体滑脱、腰骶角增大、小关节突肥大、关节面硬化、椎间孔不同程度狭小等改变。

（2）椎管造影：可见椎管部分或完全梗阻，后伸时可以完全梗阻，前屈时又通畅，碘剂的前后径常小于 0.3cm。在椎间盘水平位和黄韧带处有较大的充盈缺损，主要表现在侧位有典型的切迹，表明压迫来自后方而不是前方的椎间盘。

（3）CT 扫描：做椎管横断检查可看出狭窄，尤其是对于小关节病变及隐窝的观察有独到之处，但对黄韧带等软组织难以分辨，只能看到骨组织造成的狭窄，而不能看到软组织所造成的狭窄，更看不到狭窄造成的梗阻或部分梗阻的情况，故也有其局限性。

【治疗】

一、手法治疗

腰椎椎管狭窄症运用手法治疗有活血舒筋、散瘀通络、松解粘连的作用，手法治疗时应轻柔稳妥，忌用暴力旋转手法，先用腰部按摩法、五部整腰法、屈腰伸腿法。此外，还可用下列手法：

1. 蹬腿牵引法　患者仰卧位，术者站于患侧，术者一

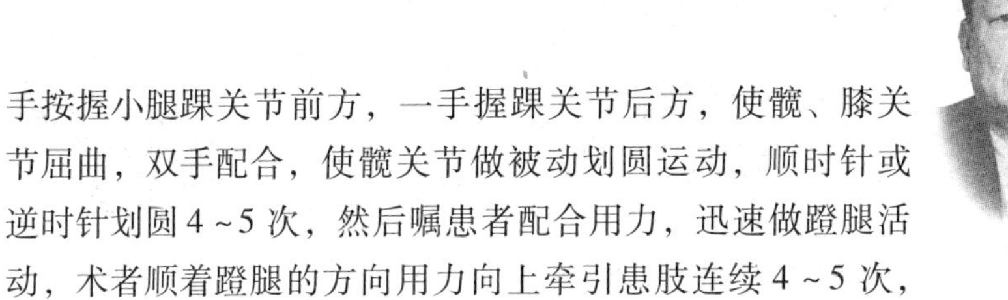

手按握小腿踝关节前方，一手握踝关节后方，使髋、膝关节屈曲，双手配合，使髋关节做被动划圆运动，顺时针或逆时针划圆 4～5 次，然后嘱患者配合用力，迅速做蹬腿活动，术者顺着蹬腿的方向用力向上牵引患肢连续 4～5 次，依上法操作另一侧。

2. *腰部牵抖法* 患者俯卧位，两手攀住床头，助手握住患者双踝做拔伸牵引，持续约 5 分钟，再用力摆动腰部数次，再突然用力一抖，连续 4～5 次。术者站在侧旁，两手重叠做按压抖动数次，术者用掌根揉按腰部 10～20 次。

3. *直腿屈腰法* 病人仰卧位，两下肢伸直，术者站于患者对侧足底部并用大腿抵住足底，术者两手握住患者两手，用力将患者拉向自己身前再放松回到原位，一拉一松，迅速操作，好似帮助患者仰卧起坐运动，重复操作 10～15 次。

二、骨盆牵引疗法

骨盆牵引使腰部肌肉松弛，腰椎间隙拉宽，腰椎管内松解粘连。腰前各部缚好牵引带每侧 15～20kg，也可用电动牵引床牵引。牵引时间为每次 30～36 分钟，每日 1 次，可持续 3～4 周。

三、药物治疗

1. *中医辨证施治* 腰椎椎管狭窄症，在临床上多数为劳损久伤，肾气亏损，真阴不足或风寒湿之邪侵袭。肾气亏损当益精补髓，风寒湿邪阻塞当温经祛湿并予补肾养血药物。

（1）肾虚：偏于肾阳虚应温补肾阳，可用右归丸、青

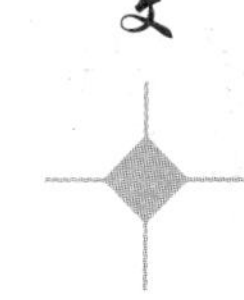

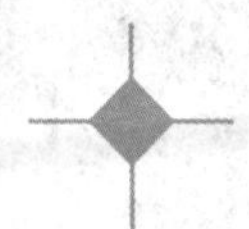

娥丸、龟鹿补肾丸、壮腰健肾丸；偏于肾阴虚宜滋补肾阴，可用左归丸、大补阴丸、六味地黄丸等。

（2）风寒湿腰痛：治以祛寒除湿、温经通络，用独活寄生汤；寒邪重，用麻桂温经汤；湿重，用加味术附汤；湿热重，用二妙汤加减。

2. 西药内服　可用吲哚美辛、吲哚拉新、泼尼松、地塞米松等。

3. 注射剂　①软骨素 A（硫酸软骨素）2mL，肌注，每天 1 次，连注 10～20 次。②肌生针 2mL，肌注，每天 1 次，连注 10～20 次。③维生素 B_1 100mL，合维生素 B_{12} 500U，肌注，每天 1 次，连注 10～20 次。④健骨针 2mL，肌注，每天 1 次，连注 10～20 次。⑤康宁克通 1mL，肌注，每月 1 次，可连注 2～3 次。⑥当归针 2mL 加 1% 普鲁卡因 4mL，做痛点注射。

四、封闭疗法

1. 痛点封闭　泼尼松龙 1mL 合 1% 普鲁卡因 4～5mL 做腰椎旁痛点封闭。

2. 骶管封闭　0.25% 普鲁卡因 30～40mL 加地塞米松 5mg 做骶管封闭（在麻醉师指导下操作）。

3. 硬膜外封闭　常用泼尼松龙 12.5mg 加 1% 普鲁卡因 10～20mL 做硬膜外封闭，每周 1 次，3 次为一疗程（由手术麻醉师操作）。

五、针灸疗法

取肾俞、志室、命门、腰阳关、环跳、委中等穴位每日或隔日 1 次，10 次为一疗程。

六、理疗

可用中草药熏洗或醋离子导入疗法。

七、手术疗法

手术的目的是解除腰椎管内对神经血管的压迫。手术指征：疼痛剧烈，影响日常生活工作，行走困难，经保守治疗无效。手术方式为椎板切除、黄韧带切除或行神经根减压术。

【体会】

本病多发于中年以上体力劳动者，表现为缓发性、持续性的下腰痛和腿痛，特点为站立或行走过久时疼痛加重，休息后减轻。间歇性跛行为诊断本病的最重要依据。腰部过伸试验阳性是本病的重要体征，部分患者无腰部任何症状或体征不明显，但有间歇性跛行。

本病一般预后良好。病情较为严重者可卧床休息，以半卧位休息最好。病情缓解后，应加强腹肌锻炼，增强腹肌的力量，减轻腰肌的紧张，使腰骶角减小，恢复正常姿势，以增宽椎管，缓解压迫，调整静脉回流，减轻疼痛。

【典型病例】

案 1：谭某，女，58 岁，1994 年 12 月 20 日就诊。

主诉：右侧腰腿疼痛半年余。

患者自诉从 1994 年 6 月初开始，出现右侧腰腿部疼痛、麻胀，无明显外伤史，腰痛牵扯右下肢，走路约 100 米就要停下来休息，然后才能继续。在我院门诊经手法、内服中

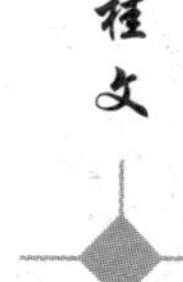

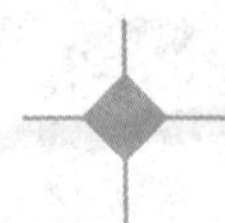

西药治疗后，病情时好时坏，反复不愈，遇天气变冷下雨症状加重。近日由于腰腿痛加重，并出现间歇性跛行、行走困难、右下肢足背部麻木感而再次就诊，收入院治疗。

查体：腰部两侧对称，腰椎稍向右侧突出，腰前屈正常，后伸受限并出现右下肢麻木，左右侧屈旋转正常，腰肌无紧张，第4、第5腰椎右侧深部压痛，直腿抬高试验右侧70°、左侧85°，拇趾背伸力正常，“4”字征（-），右侧梨状肌压痛，右下肢肌肉周长较左侧萎缩约1cm，膝、跟腱反射正常，足背动脉搏动正常，肢端感觉正常。

实验室检查：无异常。

影像学检查：腰椎X线正侧位片示腰椎向左突出，第3、第4、第5腰椎前缘呈唇状增生，第4、第5腰椎间隙变窄，骶椎隐性裂并见游离棘突。CT检查示第3、第4腰椎椎间盘和第4、第5腰椎间盘膨大，并向后膨出，第3、第4、第5腰椎和第1骶椎椎体骨质增生改变，部分侧旁韧带钙化，第5腰椎椎体两侧隐窝较窄。

诊断：腰椎椎管狭窄症，腰椎退行性改变。

治疗过程：入院后运用腰部按摩手法，每隔2天做1次；电动骨盆牵引每侧25kg，持续40分钟，每天1次。牵引后用中草药熨疗患部，每天1次。内服中药，辨证属于肝肾亏损型，用六味地黄汤加杜仲10g、川续断10g、牛膝10g、木瓜10g、五加皮10g、延胡索9g、姜黄9g、甘草6g，水煎服，每天1剂，连服20余剂。软骨素A 2mL，肌注，每天1次，连注20支。嘱早、中、晚做起伏动作练功各1次。

治疗结果：经上述治疗1个月，患者症状大有好转，行走步态如常人，唯小腿足背稍有麻木感，余均正常。

按语：该患者为中老年女性，腰椎退行性变，经CT检查为腰椎间盘退变膨出，由于黄韧带肥厚钙化，致使腰椎管径变窄而出现症状。运用手法及骨盆牵引松解粘连，加上注射软骨素A及内服温补肝肾、舒筋通络中药等综合治疗，取得很好疗效。出院后嘱患者继续功能锻炼以巩固疗效。

案2：王某，男，24岁，1987年2月9日入院。

主诉：腰部及右臀部疼痛半年余。

患者半年前无明显诱因出现腰部及右臀部疼痛，时有向右下肢后侧放射痛，无恶寒发热，行动不便，在县中医院进行手法及封闭治疗，均未见好转，上下床时疼痛尤甚，故到我院门诊就诊并入院治疗。

查体：脊椎向左侧偏歪，生理曲线消失，腰部活动障碍，腰部叩痛，无放射痛，第3、第4腰椎左侧旁压痛明显，左梨状肌压痛，骶部马鞍区感觉正常，直腿抬举左70°、右15°，“4”字征（-），屈拇肌力尚可，膝、跟腱反射存在、对称。

影像学检查：腰椎X线正侧位片示各腰椎骨质、关节、椎间隙生理曲度及附件均未见异常。B超检查提示第4、第5腰椎黄韧带肥厚前移。碘油造影示第4、第5腰椎间隙高度造影剂柱缺如，不能相连接，分上下两节，上节不规则，下节上缘呈水平状，部分造影剂沿神经根鞘分散，椎管可见少量滞留，提示第4、第5腰椎间隙平面椎管内占位

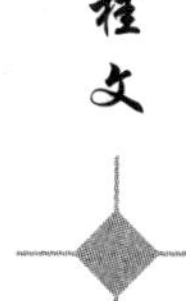

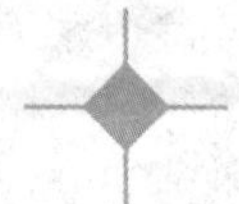

性变。

诊断：腰椎椎管狭窄症。

治疗过程：卧硬板床休息、手法、骨盆牵引、封闭、中西药内服等治疗均未见效，于4月29日在硬膜外麻醉下进行椎管探查术，切除部分椎板。术中见黄韧带肥厚，并与硬膜粘连，未见椎间盘突出。将肥厚的黄韧带切除，患者痊愈出院。

按语：该病例为青年男性，经综合治疗72天症状未见减轻而加重，经造影诊断为黄韧带肥厚致腰椎椎管狭窄。手术中见黄韧带肥厚且与硬膜粘连，未见腰椎间盘突出。切除部分椎板和肥厚的黄韧带，清除压迫粘连，使腰椎管扩大，症状消失，痊愈出院。

退行性脊椎滑脱症

退行性脊椎滑脱又称假性脊椎滑脱。本病多发生于50岁以上的患者，女性的发病率为男性的4倍。好发部位在第4、第5腰椎间，其发病率为相邻上下椎间隙的6~9倍，也可以同时发生在2~3个不同水平。

【病因病理】

退行性脊椎滑脱的主要原因是椎间盘退行性变引起关节突关节发生紊乱，椎体间不稳定。患者常伴有周围韧带松弛、关节突关节面不对称或其他脊柱畸形。其他如脊柱外伤、感染、老年性骨质疏松及肿瘤也可以使椎骨后移。

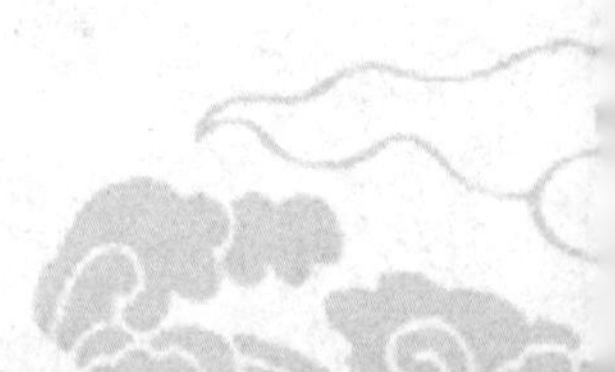

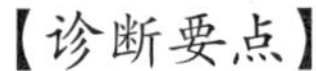

【诊断要点】

1. 症状　腰痛，可放射至臀部及大腿，一部分患者有不同程度的神经根刺激症状，如小腿、足部麻木及足部乏力等。疼痛可为酸痛、烧灼痛、牵引痛。极少数患者有马尾神经压迫症状。

2. 体征　患者腰椎前凸，臀部后凸，腰椎棘突向后突，有压痛，弯腰活动受限。

3. X 线片　正位片示关节突、关节面移位或关节间隙增宽。如为矢状位，则见间隙增宽；如为冠状位，则关节突重叠影像加宽。侧位片示脊椎棘突向后突出，多为 3 ~ 9mm，椎体前后缘连线失去自然曲度，椎体后下缘与其下面的椎体上关节突距离缩短，椎间孔前后径变小，椎间隙变窄。

【治疗】

1. 手法治疗　大多数患者用手法治疗可以缓解症状，一般采用滚法、拿捏法、分筋理筋法。不宜做腰椎旋转复位法。

2. 药物治疗　中药治以活血祛瘀或祛湿法，用桃红四物汤或二妙汤。出现下肢痿软麻木者，用金匮肾气丸或虎潜丸，以补肝肾、通经络。

3. 其他　理疗、针灸、拔火罐、骨盆牵引等。

4. 手术治疗　若保守治疗无效，可做后脊椎融合术。

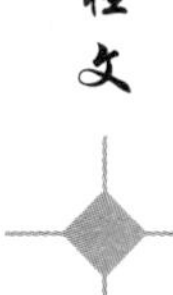

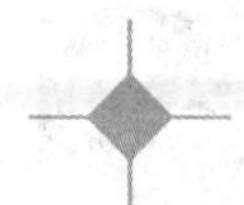

【典型病例】

张某，女，56 岁，退休工人。

主诉：腰部胀痛 2 周。

患者无腰部外伤史，无臀部及下肢反射疼痛。

查体：腰椎段生理弯曲前凸，第 4、第 5 腰椎棘突间压痛。

X 线片：第 4 腰脊椎棘突向后突出约 4mm，第 4、第 5 腰椎间隙变窄，无椎弓峡部裂。

诊断：退行性脊椎滑脱。

治疗过程：手法推拿按摩，配合骨盆牵引，隔日 1 次，共做 15 次，症状缓解。嘱患者做腰背肌锻炼，定期复诊。

按语：本病症状出现期间以对症治疗为主。手法推拿按摩及骨盆牵引的目的是活血化瘀，分离粘连组织，促进局部组织血液循环。做腰背肌锻炼是为了防止症状再复发。

梨状肌损伤综合征

梨状肌损伤综合征是由梨状肌本身直接受损伤或由于腰骶段软组织损伤影响，或盆腔炎症波及梨状肌而导致的症候群，亦称梨状肌综合征。其发病率占腰臀部软组织损伤的 15% ~25% 。

【病因病理】

本病多为梨状肌本身外伤、劳损、感受风寒湿邪所致，

也有因邻近组织脏器的病变牵涉或炎症蔓延等造成的。

在梨状肌本身病理变化的基础上，如果其体积增大，或炎症蔓延，或与周围组织粘连，或加上某些组织先天性变异的因素，常造成其周围的神经、血管受机械压迫或炎症刺激而出现较为复杂的临床症状。

【诊断要点】

1. 症状　臀部或腰骶部疼痛，跛行。急性损伤表现为牵拉样、刺割样疼痛；慢性损伤表现为酸胀麻痛，疼痛因活动或劳动后而增剧，休息后而减轻。有时疼痛向大腿后外侧或会阴部放射；有时会阴部坠胀感，或有排尿异常，或阳痿等；有时因梨状肌周围的血管受刺激引起血循环障碍，出现下肢发紫、发凉等症状。

2. 体征　若为急性期可有臀部肌紧张和痉挛，或局部肿胀；慢性期可有肌萎缩、松弛，或轻度弥漫性肿胀，在梨状肌投影区内上方有明显的深压痛，或疼痛反射至下肢及会阴部，局部可触及硬结或钝厚感或条索状，或有空虚感等。直腿抬高试验的内旋位比中立位的角度明显变小，外旋位比中立位的角度变大。有些患者的直腿抬高试验60°以前疼痛明显，超过60°后疼痛反而减轻。大腿内旋抗阻力试验多为阳性。一些患者可有神经分布区域感觉迟钝，个别出现生理反射异常。

3. X线片　梨状肌局部无异常发现，如为腰骶部疾病则可能有腰骶部骨关节异常改变。

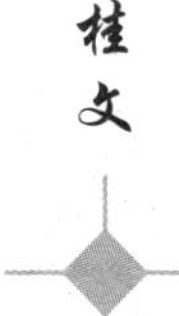

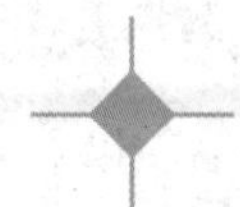

【鉴别诊断】

1. 腰椎间盘突出症　病变部位在腰部，腰部活动受限；腰椎棘突旁压痛与放射痛；直腿抬高试验阳性，与大腿内、外旋转位置无关；X线片示脊椎变直或侧弯，椎间隙变窄或左右不等宽、骨质增生等。

2. 骶髂关节错缝（位）　多呈歪臀跛行；压痛点在骶髂关节外；两侧髂后上棘不对称；单腿负重试验多阳性；直腿抬高试验多阴性或弱阳性；X线片可有两侧骶髂关节不对称，或病侧间隙模糊。

【治疗】

一、手法治疗

急性或慢性损伤均可使用，痉挛或血循环障碍者疗效较佳，炎症水肿者疗效较差。每次手法采用深部分筋理筋10～20次，然后痛点揉按松解1～3分钟，隔天1次，7～10次为一疗程，可做1～2个疗程。

二、药物治疗

1. 封闭治疗　常用1%普鲁卡因8～10mL加泼尼松龙1mL或透明质酸酶1500iu做梨状肌封闭，这对于炎症，特别是深部粘连者有良好的疗效。

2. 中药治疗　早期常用活血祛瘀之剂，如桃红四物汤；后期用补肝肾之剂，如虎潜丸、六味地黄丸等。

3. 西药治疗　用抗炎类药物，如吲哚美辛、抗炎松、布洛芬等。

三、其他治疗

针灸、理疗等。

四、功能锻炼

多做大腿内收、内旋、外展、外旋活动。

【体会】

本病绝大多数患者经非手术治疗可以缓解或完全消除症状。患者在生活、劳动和运动中做髋部内、外旋动作时，要注意动作的协调，避免髋部的扭伤，并根据个人情况科学安排工作与生活，积极参加体育锻炼，延缓肌肉的衰老，减少损伤机会。同时，尽可能不居住在潮湿的环境。

【典型病例】

刘某，男，40 岁，司机。

主诉：反复右臀部胀痛向右下肢后外侧放射 10 年，加重 1 周。

患者 10 年前开始反复出现右臀部胀痛，向右下肢后外侧放射，自用药酒及自我按摩后症状缓解。无明显外伤史。

查体：右臀部肌肉松弛，梨状肌投影区内上方有深压痛，反射至右下肢大腿后外侧，可触及条索，直腿抬高试验阳性，右大腿内旋抗阻力试验阳性。腰部、骶部均无阳性体征。

X 线片：梨状肌处无异常发现，腰椎正侧位片无异常。

诊断：右梨状肌损伤综合征。

治疗过程：手法治疗按摩右臀部，使局部有温暖舒适

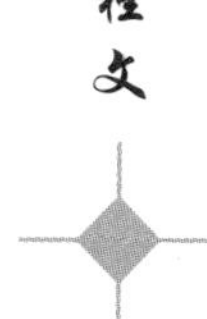

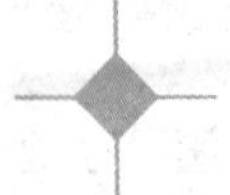

感，然后用双拇指或肘尖分理梨状肌 10～20 次，在痛点揉按 1～3 分钟。并用 1% 普鲁卡因 8mL 加透明质酸酶 1500iu 做梨状肌封闭。

治疗结果：连续 2 疗程，症状基本消除。嘱锻炼髋部肌肉。

按语：患者为司机，因职业特点梨状肌容易损伤，轻微的损伤积累导致本病。根据患者病史长、局部组织炎症粘连的特点，用手法分离粘连，用局封方法消除炎症。因臀部肌肉松弛，故要做髋内、外旋及后伸等动作以恢复松弛肌肉的正常紧张度。如果症状消除后不锻炼，很有可能日后复发。

尾骶部筋伤

骶尾部后面软组织较少，由一层皮肤覆盖，容易受直接外力的损伤。

【病因病机】

不慎跌倒，尾骶部触地，是造成尾骶部筋伤最常见的原因，如上、下楼梯或步行下坡时跌倒，最易引起损伤。轻者为尾骶部筋伤，重者可造成腰椎压缩性骨折或尾骶骨骨折脱位。尾骨与骶骨由微动的尾骶关节联系在一起，尾骨有一定活动度。当臀部着地，尾骨过度前屈时，可造成尾骶关节的脱位和半脱位，以及尾骶韧带的撕裂或挫伤。

【诊断要点】

1. *病史*　有明显的外伤史。

2. *症状*　尾骶部疼痛、肿胀，行走困难，尾骶部压痛明显，坐位或卧位时尾骶部不能碰压床面。

3. X *线片*　可以鉴别有无尾骶部的骨折和脱位。

【治疗】

1. *手法治疗*　患者俯卧位，骨盆部垫上高枕，医者两拇指在尾骶关节两侧自上而下施以点按法和揉捏理顺法。然后，由一助手拿住患者双踝部，另一助手扶住患者双腋下，做对抗牵引；医者一手握患者大腿，协同拉踝的助手向后上方牵引并夹住双下肢，另一手用大鱼际按压尾骶关节处，并向上推摩。最后让患者仰卧，双下肢屈膝屈髋，医者一手扶膝，一手大鱼际放在尾骶关节处，让助手拿住双踝，帮助患者将双下肢伸直，同时医者在尾骶部的手向上做托按法。

若患者尾骶骨骨折或脱位，先做尾骶部局部麻醉，然后医者戴上手套，涂上石蜡油，用食指或中指插入肛门内做按压推挤手法使之复位。

2. *药物治疗*　早期治以行气活血，内服活血止痛汤或定痛活血汤，外敷跌打膏；陈旧伤治以舒筋活络，内服舒筋活血汤或舒筋丸，或用海桐皮汤熏洗。

3. *固定与功能锻炼*　早期应适当休息，疼痛缓解后可进行腰部功能锻炼及行走活动。

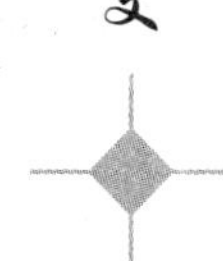

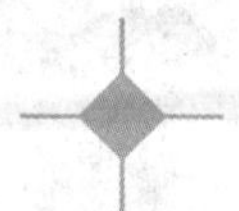

【预后与调理】

此病多为闭合性损伤，预后良好。症状未消除者不宜骑车（如自行车、摩托车等），以免影响局部软组织的修复。注意避免风寒湿的侵袭。治疗期间，保持大便正常，以免大便时间过久或便质干结不利于康复。

【体会】

骶尾损伤一般不会对肢体的功能造成太大影响，患者主要是局部疼痛。临床上有时并未见有骶尾明显骨折或脱位，但患者往往有较长时间的疼痛。所以，有明显外伤者早期要求注意休息，配合中药内服外用。

【典型病例】

卢某，女，39 岁，医生。

主诉：尾骶部肿痛 1 天。

患者雨天步行下坡时跌倒，臀部着地，尾骶部肿痛。既往无尾骶部外伤史。

查体：痛苦面容，尾骶部肿胀，压痛明显，行走困难，腰椎无压痛，肛门内指诊未见血迹，尾骶关节无脱位征，骨盆 X 线片提示无尾骶骨骨折与脱位。

诊断：尾骶部筋伤。

治疗过程：手法治疗每周两次，共两周。内服活血定痛汤加减 7 剂，日 1 剂。

治疗结果：经治疗症状消除，伤后 3 周正常上班。

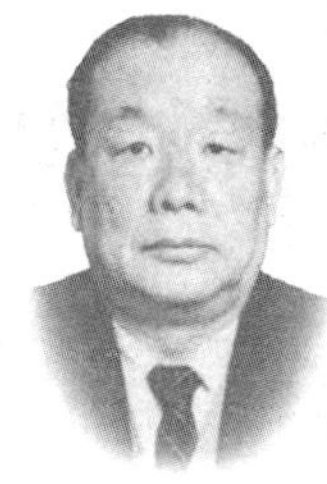

按语：患者为女性，手法不宜重。内服中药治疗第8天时，正遇上患者月经期，加上症状已好转，故停止药物治疗。

骶髂关节扭伤

骶髂关节扭伤是腰痛的主要原因之一。

【病因病机】

本病由外伤或长时间在不利姿势下劳动引起。妊娠期黄体酮的分泌使韧带松弛及体重增加，重力前倾亦可引起本病。

【诊断要点】

1. 症状　下腰部一侧疼痛，放射至臀部或腹股沟区，但一般不至小腿坐骨神经分布区。症状轻者，只为下腰部疼痛；症状严重者，不能下地或勉强跛行，卧床屈髋可缓解疼痛，但翻身困难。

2. 体征　骶髂关节处压痛，骶髂上韧带与肌肉附着处的髂嵴内侧最明显。直腿抬高试验：患侧受限，并有骶髂部疼痛。骨盆挤压与分离试验：患侧骶部疼痛。侧卧位屈髋以固定腰骶部，向下推挤患侧髂骨翼亦引起骶部疼痛。

3. X线片　骶髂关节大部分患者无阳性X线征，少数有密度增高或降低。

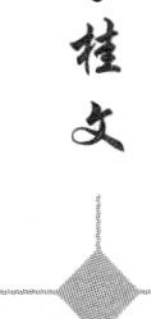

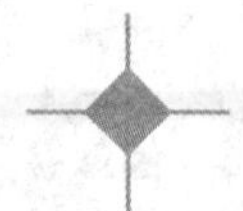

【鉴别诊断】

1. 腰椎间盘突出症　见“第3腰椎横突综合征”中“鉴别诊断”。

2. 骶髂关节结核　多为单侧受累，常见于青壮年女性。疼痛可局限于患侧臀部，也可沿坐骨神经向下放射。肿胀或窦道在臀部，少数在髂窝。实验室检查提示血沉升高。X线片检查示早期骨质疏松、脱钙，骶髂关节间隙变窄，周围软组织肿胀阴影等，晚期可见骶髂关节的骨质破坏。

此病预后良好。患者在治疗期间应避免重体力劳动、活动量大的体育活动，不宜久坐、久蹲，症状消除后逐步恢复正常的工作与生活，但应注意避免引起本病的因素，以防旧病再发。

【治疗】

1. 手法治疗　症状轻者，在局部用理筋及揉按方法治疗。

2. 封闭疗法　手法效果差或症状重者，用30mL空针抽取0.75%布吡卡因10mL加入20mL生理盐水摇匀，另用2mL空针抽取1.5～2mL泼尼松龙（浓度为25mg/mL），用20号长针注射骶髂关节痛点为中心，常规皮肤消毒，戴无菌手套，将上药注射。

【体会】

骶髂关节扭伤，主要是骶髂关节在失稳状态下受外力

作用引起损伤，早期要注意休息治疗，不然易造成后期反复发作的慢性炎症。

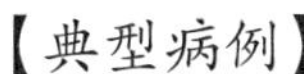

习某，女，28 岁，电视台演员。

主诉：右侧骶髂及臀部疼痛难忍 1 小时。

患者骑车扭伤下腰部，右侧骶髂及臀部剧烈疼痛。既往无类似病史。

查体：痛苦面容，勉强跛行。右侧骶髂关节处压痛明显，骨盆挤压征阳性。

X 线片：未发现右骶髂关节阳性 X 线征。

诊断：右骶髂关节扭伤。

治疗过程：按封闭疗法治疗，治疗 1 次后症状消失，1 周后参加演出。

按语：封闭疗法要严格消毒皮肤，遵守无菌操作规程。注射部位应在压痛点，如骶髂上韧带及骶棘肌附着处，针头触及骨质做准确局限性小区域注射，随意做皮下或肌肉注射将不能取得疗效。一般注射 1 ~ 2 次，不宜定期多次运用，以免类固醇的不良反应。

腰骶关节损伤

由于急性外伤使腰骶关节周围软组织扭伤或撕裂，甚则使关节错缝或关节突骨折，引起以腰腿痛为主症的情况称为腰骶关节损伤。

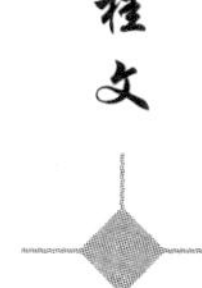

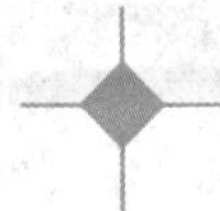

【病因病机】

当人体弯腰持重物，背伸肌和臀大肌用力收缩仍不能应付外力时，一部分外力可能被传达到腰骶关节的韧带，引起韧带扭伤或撕裂，甚至传达至关节造成关节错缝或关节突骨折。由侧面或斜面来的外力多不被吸收而传达到骶髂关节和下肢关节，亦可引起韧带的扭伤或撕裂等。

【诊断要点】

1. 症状　患者扭伤后突感腰骶部疼痛，范围局限，常能明确指出痛点所在。有时扭伤后感到一种弹响声或撕裂感，随即疼痛减轻；或损伤当时不甚疼痛，稍后或次日晨起方觉腰痛加剧，有时向大腿后部放射。

2. 体征　患者腰部活动度受限，腰肌紧张，腰骶关节有明显的、局限性的压痛点，并向大腿后部放射。腰骶关节试验阳性，即将患者置仰卧位，将双下肢极度屈髋屈膝，此时出现腰骶关节处疼痛，提示腰骶关节损伤。

3. X线片　一般无特殊临床意义，有时可见关节突骨折等。

【治疗】

一、手法治疗

在腰骶部施行分筋理筋、揉按拨络等方法，对无关节突骨折患者可用腰椎旋转复位法，解除腰肌紧张，减轻腰痛症状。

二、药物治疗

1. 中药辨证施治　损伤早期腰痛严重，瘀血明显，宜选用活血止痛汤加减以活血祛瘀止痛。损伤晚期腰痛绵绵，多肝肾亏损之证，治宜补益肝肾、活血强筋，方用补肾壮筋汤加减治疗。

2. 西药治疗　用 1% 普鲁卡因 5 ~ 10mL 加泼尼松龙 1mL 进行痛点封闭，每隔 3 ~ 5 天做 1 次，3 ~ 4 次为 1 个疗程。

三、其他疗法

可用针灸、理疗、拔火罐等方法治疗。

四、日常调护

多注意休息，保护腰部防止受外伤或风寒湿邪的侵袭，平时多做腰部保健活动（如腰功操等）。

【体会】

患者多有腰部外伤史，腰骶部有局限性压痛，并向大腿后部放射，腰骶关节试验阳性，X 线片检查可提示有关节突骨折等。

本症须与腰骶推关节突关节紊乱症相鉴别。腰骶椎关节突关节紊乱症是指第 5 腰椎峡部上受第 4 腰椎下关节突下压，下受第 1 骶椎上关节突上顶，致使关节突间关系发生紊乱。患者有慢性腰痛，间有阵发性急性发作，合并一侧或两侧坐骨神经痛。患者一般腰痛较腿痛严重，腰段脊柱生理性前凸存在，直腿抬高正常或接近正常。在斜位片中，

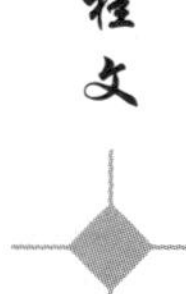

可以看到关节突关节关系紊乱，有时也可能出现假性滑脱，无峡部不连征象。另外，通过X线片和其他检查可鉴别骨病与结核等疾病。

【典型病例】

朱某，男，31岁，工人，1994年6月就诊。

主诉：腰部疼痛伴右下肢放射痛2天。

患者诉2天前因搬煤气罐不慎扭伤腰部，当即听到“咯”的响声，疼痛较轻不曾在意，次日起床时顿觉腰痛剧烈，并向右侧大腿放射，行走则加剧。

查体：患者腰活动度受限，腰肌紧张，腰骶关节处有明显压痛点，骶髂关节试验阳性。

诊断：腰骶关节损伤。

治疗过程：局部施用分筋理筋和腰椎旋转复位法，用1%普鲁卡因5mL加泼尼松龙1mL做痛点封闭，并给予中药活血止痛汤加减治疗，疼痛减轻。之后每天行手法1次，每3天痛点封闭1次，中药继服，并嘱患者多休息，勿做剧烈运动。

治疗结果：10天后症状完全消失，患者恢复上班。

按语：本病例是患者搬重物时扭伤腰部所引起，根据体征和各项检查可确诊为腰骶关节损伤。治疗采用标本并治法则，既用手法治疗缓解局部肌肉紧张痉挛，减轻疼痛，又内服中药调理，并嘱适当休息，则疾病逐渐痊愈。

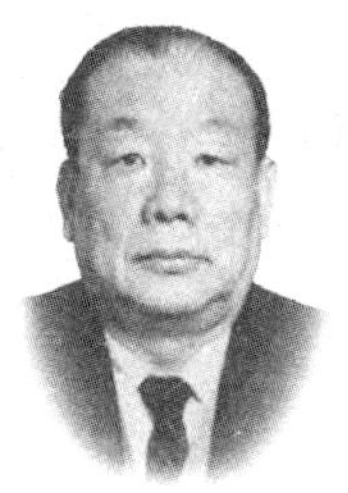

骶肌筋膜炎

骶肌筋膜炎是一种常见的疼痛性疾病，也称为肌肉风湿病，属中医痹证范畴。本病不分男女均可发病，多见于体质较弱者，有疼痛广泛、活动受限及无菌性炎症的特点。本病多发于冬春季节。

【病因病机】

骶肌筋膜炎的发病原因尚不十分清楚，一般认为与外伤、劳累、潮湿、寒冷等有关，如工作、生活中骶部肌肉损伤或劳损，使肌肉收缩和紧张。仅有一般的损伤性反应者症状较轻，若肌肉呈持续收缩或长期痉挛、紧张，可加重软组织损伤，使疼痛加剧，并且反射地引起肌肉更加紧张、痉挛，使损伤组织产生粘连、纤维化和瘢痕化。损伤组织的这种改变可刺激或压迫神经末梢及小血管，造成局部代谢障碍，而发生本病。

受凉或居住地潮湿也与本病的发作有关。一部分患者在发病前曾经受过寒冷潮湿，如野外作业、睡卧潮湿地面等，由于遭受寒湿侵袭，造成腰骶部循环障碍，气血通行不畅，痹阻不通而发本病。

【诊断要点】

1. 症状　骶部有广泛的疼痛，并牵引腰部和臀部。疼痛常因剧烈运动或寒冷而诱发，久坐久卧亦可使疼痛发生。

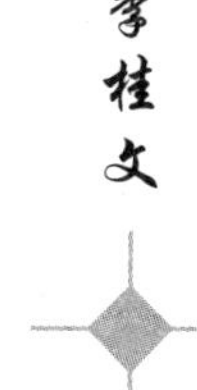

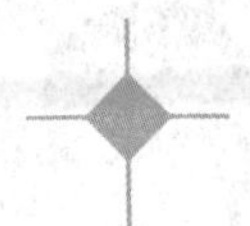

轻活动或休息可使疼痛缓解，活动过多或劳累可使疼痛加剧。疼痛严重、肌肉痉挛紧张者，往往有腰骶及下肢活动障碍，甚至行动困难。

2. 体征　局部有压痛和肌肉紧张，压痛点可以帮助明确诊断，决定治疗部位和范围。检查时，应用拇指进行滑动按压，但不可用力过大或过猛，以免增加患者痛苦或造成假象。有一部分患者在压痛的部位可触摸到小的痛性结节，为椭圆形扁平物，稍可移动，多位于髂嵴及骶髂关节附近，有明显的按压痛。中医学将此称为“筋结”，是经络闭阻，气血瘀滞所致。

3. X 线片　无阳性结果，对本病的诊断意义不大，但可帮助排除腰骶部是否有其他骨病的存在。

【鉴别诊断】

1. 骶部的骨性病变　如腰骶部的骨或关节结核、骨髓炎、强直性脊柱炎等，这些疾病都有不同程度和不同性质的骨质改变，通过 X 线片检查一般均可发现。

2. 椎间盘突出症　有腰痛，并有下肢疼痛麻木，椎旁压痛且有向患侧下肢的放射性疼痛，X 线片有椎体骨质增生等改变，椎管造影可确诊。

3. 风湿性疾病　通过血液化验等检查可与本病相鉴别。

4. 腰骶部扭伤　有明确外伤史，病程短，按摩治疗效果较好。

【治疗】

骶肌筋膜炎必须以预防为主，防治结合。要积极开展各种体育锻炼活动，如做广播操、打太极拳等以增强体质。正确合理地从事工作和劳动，改善居住条件，避免潮湿，注意防寒保暖。

一、手法治疗

目的是减轻疼痛，缓解肌肉痉挛，舒筋活络，防止粘连。因此，主要在病变部位进行推拿按摩，在压痛点上运用揉按、捏拿、点压、叩击、滚摇、拍打等手法，每日 1 次。待症状缓解后，相应地减少按摩次数。

二、药物治疗

骶肌筋膜炎的中药治疗可按痹证论治。风寒闭阻者，治以祛风散寒、活血通络，可用麻黄附子细辛汤加减。因损伤所致，属气血瘀阻者，宜活血化瘀通络，可用桃仁四物汤加减。因体质虚弱而气血不足者，宜补气血、养肝肾，可用健步虎潜丸内服。

中药熏洗也是治疗本病的常用方法，可用艾叶、荆芥、威灵仙、细辛、红花、乳香、没药、海桐皮、透骨草煎水熏洗，或用下肢洗方亦可。

三、其他治疗

1. 封闭治疗　局部痛点封闭对本病有较好的疗效。封闭部位要准确，深浅适宜，范围够大。此外，注射越早，效果越好。

2. 针灸治疗　通过刺激经络穴位行气活血，从而达到调整气血运行、解痉止痛的目的。常用穴位有肾俞、三焦俞、委中、环跳、气海、阿是穴等。

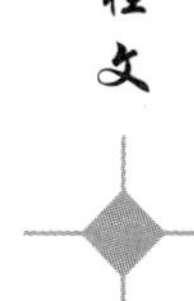

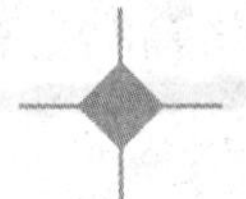

3. 其他　理疗、热敷可增加局部循环，减少组织充血及缓解肌肉痉挛，也是临床常用的治疗方法。

【体会】

松弛肌肉和改善肌肉协调功能在本病的治疗中占有重要地位，许多患者通过积极持久的锻炼使疼痛消失，疾病痊愈。但一些患者对体育活动的意义和作用不能正确理解，加上惧怕疼痛而不敢活动，或不能正确地掌握锻炼方法，造成疾病经久不愈。

【典型病例】

张某，男，19 岁。

主诉：左腰臀部疼痛，轻度跛行半年。

患者无明显外伤史，自觉左下肢伸直时大腿外侧及臀部牵扯感或疼痛，快步时加重。

查体：脊柱无畸形，左骶髂关节下缘、左臀及左大腿外侧明显压痛，X 线片示腰椎及左髋关节正常。

诊断：骶肌筋膜炎。

治疗过程：经手法治疗症状暂缓解，局封 3 次后症状消失。

按语：此病应仔细与骶髂关节错逢区别，如果误诊为骶髂关节错缝而复位，可能会引起治疗性创伤。

尾骨挫伤

尾骨为脊柱的最终点，常因不慎跌倒而致伤，一般预后较好。

【病因病机】

尾骨挫伤一般为直接暴力所致，如失足后仰坐倒，臀部先着地，骶骨背侧或尾骨斜行触地，或骶尾部撞击于家具边角，或骶尾部被踢致伤等，使尾部软组织挫伤或尾骨骨膜损伤，严重者可导致尾骨骨折或脱位。

【诊断要点】

1. 病史　患者有明显的外伤史。

2. 症状　伤后立即感尾部疼痛，坐凳时更甚，故患者多不敢正坐，往往仅一侧臀部着凳。由站立到坐位，特别是由坐位起立时，疼痛加剧。站立或俯卧时稍感舒适，翻身困难。局部无明显肿胀，触摸时有明显疼痛，挤压尾骨尖时疼痛加剧。肛门指检可触及疼痛部位。

3. X 线片　一般摄尾骨侧位片，无阳性发现，但对鉴别是否有尾骨骨折、脱位及其他疾病有帮助。

【治疗】

1. 手法治疗　患者取左侧卧位，髋、膝关节尽量屈曲。术者右手戴手套，右手食指伸入肛门内，直接至骶尾骨下部，然后左右方向按摩骶尾骨两侧及附着于尾骨两侧的肌肉，此法对缓解肌肉痉挛很有帮助。按摩手法起初宜轻，以后逐渐加重按摩力量。

2. 固定方法　适当休息数天，避免剧烈活动。

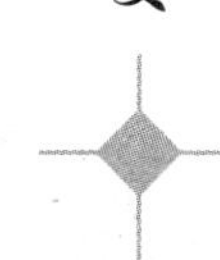

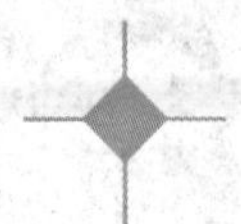

3. *药物治疗*　药物治疗宜舒筋活血、消肿止痛为主，可用桃仁四物汤加减服用，或内服骨折挫伤散、跌打丸等。同时，可用伤科洗方煎水熏洗尾骨部或进行坐浴，每天2次，每次30分钟。

4. *其他治疗*　封闭治疗可收到好的效果，常用1%普鲁卡因20～30mL，加氢化可的松50mg、泼尼松龙10mg，注射于尾骶部压痛明显处。注射时，注意进针不要太深，以防刺伤直肠。

【体会】

急性尾骨挫伤预后较好。患者要加强臀部肌肉的功能活动，防止发生慢性尾骨疼痛。

【典型病例】

李某，女。

主诉：尾骨部疼痛1天。

患者诉失足后仰坐倒，当即感尾部疼痛，不能正坐。

查体：局部轻度青肿、压痛，捻压尾骨尖更甚。

X线片：无异常。

诊断：尾骨挫伤。

治疗过程：手法治疗隔天1次，以舒筋活血中药方坐浴。

治疗结果：1周后症状消失。

按语：新鲜尾骨挫伤必须及早治疗，以免引起慢性尾骨痛。

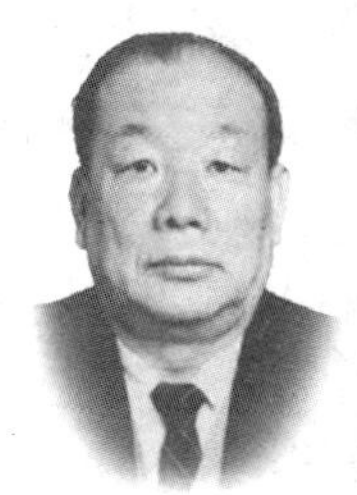

尾骨痛

本病临床较为常见，女性比男性的发病率高，男女之比约为1∶5.3。本节论述的尾骨痛的原因，不包括尾骨部挫伤、骨折、脱位及其他尾骨病变。

【病因病机】

引起尾骨疼痛的常见原因是外伤、尾骨骨折、脱位或挫伤，部分患者痊愈后遗有尾骨痛。这是由于尾骨损伤后，组织出血、水肿，形成纤维组织和瘢痕，尾骨周围的神经末梢受压，局部循环障碍，影响组织的代谢而产生疼痛，同时局部组织痉挛，牵拉尾骨，使疼痛增加。

久坐压迫尾骨周围组织，或慢性尾骨部劳损，同样使尾骨周围组织发生粘连或纤维化，并压迫尾骨附近的神经丛，导致疼痛产生。当活动时，尾骨周围的肌纤维收缩，可增加对尾骨的牵拉，产生尾骶关节的紧张及劳损，从而导致尾骨疼痛，这种疼痛在患者侧卧时可消失。

【诊断要点】

1. 症状　本病的主要症状是尾骨部疼痛，多为局限性，有时可有骶下部、臀上部、腰下部及沿坐骨神经分布区疼痛，坐硬板凳、咳嗽、排大便时疼痛更为显著。因此，患者喜欢用枕头或海绵坐垫，防止局部受压以减轻疼痛。卧床休息时，疼痛减轻或消失。

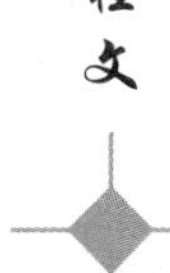

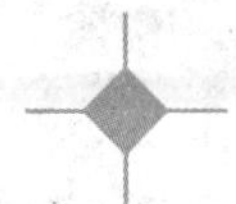

2. 体征　检查时，局部无肿胀，在骶尾联合处有明显压痛，挤压尾骨尖往往疼痛不增加。肛门指检是必不可少的。患者取左侧卧位，尽量将髋、膝关节屈曲，检查者用右手食指轻轻伸肛管内，抵住尾骨，前后移动尾骨。若尾骨活动而不疼痛，说明无病变；若活动时疼痛，说明为尾骨痛。然后，用食指触摸尾骨及其周围软组织，看是否有异常改变及触痛。

3. X线片　无异常发现，但可帮助排除尾骨的其他骨性病变。

【治疗】

1. 手法治疗　尾骨疼痛的按摩方法与尾骨挫伤的按摩方法相同，2～3天做1次，对缓解疼痛有较好的效果。

2. 固定方法　本病无需固定，但要注意适当休息、减少步行，以减少肛部肌肉痉挛对尾骨的牵拉。长期从事坐位工作者，要注意适当变换体位及活动。同时，宜使用橡皮圈或海绵坐垫改变坐的姿势，尽量用大腿部承担坐凳压力以减轻尾骨部受压。

3. 药物治疗　宜舒筋活血、缓痉止痛，可用舒筋活血汤加减内服。亦可用海桐皮汤煎水熏洗或坐浴，每天1～2次，每次约30分钟。外用麝香虎骨膏等贴敷。

4. 其他疗法　参考尾骨挫伤的治疗方法。热水坐浴对改善局部循环、缓解疼痛亦有一定的疗效，可每日做1～2次。

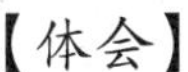

【体会】

诊断尾骨痛时，重要的是查出引起尾骨疼痛的原因，如尾骨感染、结核或肿瘤等。因此，详细地询问病史，细心而仔细地检查，包括直肠检查、X 线片检查等，是相当必要的。

要积极地进行体育锻炼，特别是姿势训练，锻炼臂肌以增强臀肌力量，可使骨盆向后倾，尾骨前移，减少尾骨的受伤机会。

【典型病例】

林某，男，34 岁。

主诉：尾骨部疼痛两个月。

患者诉尾骨部疼痛，咳嗽、排便时加重。否认外伤史及其他病史。

查体：局部无肿胀，骶尾联合处压痛，肛门指检（－），血象（－）。

X 线片：无异常。

诊断：尾骨痛。

治疗过程：每周两次手法按摩；麝香虎骨膏外敷患处，每日 1 次；陈醋加热水，热浴患处，每日 1 次；同时配合功能锻炼。

治疗结果：治疗两周后，患者症状消失。嘱其积极体育锻炼，半年后追访病人无复发。

按语：尾骨痛容易反复，可手术治疗。但手术要慎重，

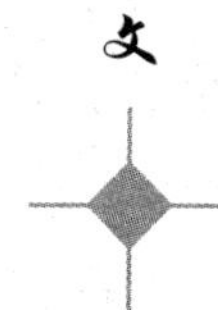

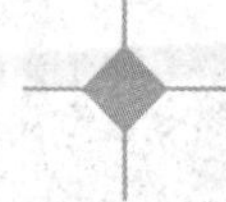

只有长期患有尾骨疼痛，症状较重而上述方法治疗无效者，才可考虑手术治疗。

骨　病

慢性化脓性骨髓炎

慢性化脓性骨髓炎属中医“附骨疽”范畴，是急性化脓性骨髓炎后正气虚弱、余毒未尽所致。本病的总病机是虚中挟实，以虚为主。

【病因病理】

慢性化脓性骨髓炎由急性化脓性骨髓炎转化而来，是由化脓性细菌经血液运行或直接创伤侵入骨内感染繁殖所致，其主要病理是骨坏死、骨增生硬化。

【诊断要点】

1. 病史　病人有急性化脓性骨髓炎病史。

2. 症状　该病可急性发作，出现全身不舒、寒战高热（体温达39℃ ~40℃）等中毒症状，其局部肿胀、疼痛，附筋着骨，推之不移。溃破后脓水淋漓，不易收口，形成窦道，并有死骨排出，疮口周围皮肤色素沉着，呈紫黑色。

3. X线片　可见骨硬化、增生或较大块死骨。

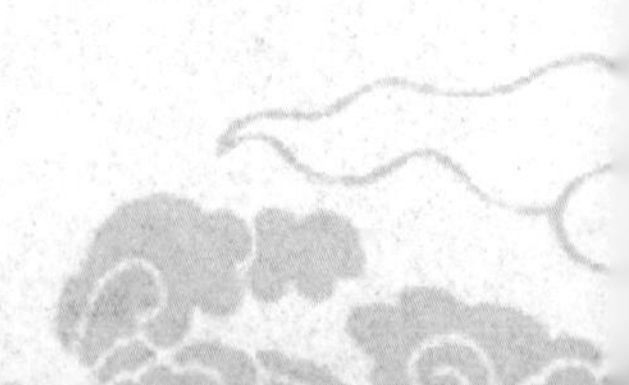

【治疗】

一、中药内治法

1. 若急性发作，高热、心烦、口干口渴，可服仙方活命饮合五神汤加减，药用金银花 10g、茯苓 15g、白芷 9g、穿山甲 9g、天花粉 10g、贝母 8g、赤芍 12g、野葡萄根 12g、当归尾 10g、皂刺 10g、牛膝 10g、甘草 6g。

2. 若脓已成，局部跳痛，红肿发热，内服透脓散加减，药用当归 12g、黄芪 20g、炒山甲 10g、皂刺 10g、桂枝 10g、贝母 8g、白芷 10g、川芎 6g、甘草 6g、金银花 12g。

3. 若疮口溃破流脓、身体虚弱者，可用八珍汤或十全大补汤，并增加营养。

4. 兼脾肾亏虚、风寒湿邪外侵者，可用独活寄生汤加减，药用独活 10g、桑寄生 10g、杜仲 10g、牛膝 10g、细辛 4g、秦艽 10g、茯苓 15g、肉桂 5g、防风 10g、川芎 6g、红参 10g、甘草 6g、当归 10g、白芍 10g、生地黄 15g。此外，还可以服三虫丸，即蜈蚣（去头足）10g、全蝎 5g、土鳖虫 20g，研粉装入胶囊，每日 3 次，每次 1 丸，连服 1～3 个月，若发现口干齿燥、胸闷心烦则停服。

二、抗生素治疗

若患者高热、白细胞升高，则应用青霉素和链霉素，或红氯霉素、氨苄西林等。在条件许可时，做细菌培养、药敏试验，选用最敏感的抗生素。

三、中药外治法

1. 局部肿胀热痛者，可外敷金黄散（胆南星 100g、陈

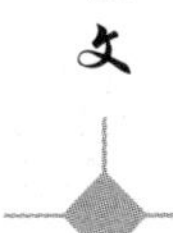

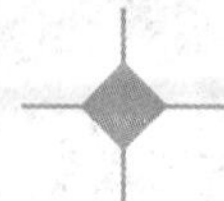

皮 100g、苍术 100g、黄柏 250g、姜黄 250g、甘草 100g、白芷 250g、花粉 500g、厚朴 100g、大黄 250g，共研细末备用）。用芙蓉叶和小叶一点红捣烂，调金黄散外敷局部，每日换药 1 次。也可用甘遂、大戟、商陆、甘草各 15g、大黄 30g、金银花 20g，煎水外洗，每日 1 剂。

2. 若伤口溃烂、脓水淋漓，用金银花 15g、甘草 10g、大黄 20g、黄柏 30g、五倍子 15g、大力王 15g、野葡萄根 20g，煎水外洗或用药水湿敷伤口。

3. 若伤口小，引流不畅，形成窦道，可用红升丹药条插入管道以去腐生新。

【体会】

慢性化脓性骨髓炎长期不愈合的原因是创口太小，引流不畅，伤口周围有广泛的瘢痕组织和局部血液循环不畅。所以，治疗主张采用中西医结合方法。本病手术指征：死骨形成，边界明显，包壳形成能起支架作用，有死腔，窦道流脓经久不愈。

【典型病例】

罗某，男，56 岁，1996 年 5 月 8 日入院。

主诉：右大腿反复流脓、肿痛 40 年。

查体：体温 38.5℃，右大腿稍红肿，下段外侧见 3 个窦道口，周围皮肤色素沉着，局部轻度压痛，软组织较硬，右膝关节活动稍受限。

X 线片：右股骨慢性骨髓炎并死骨。

实验室检查：血白细胞 $15\times10^{9}/L$。

入院诊断：右股骨慢性化脓性骨髓炎。

治疗过程：入院予红霉素抗感染，内服仙方活命饮合五神汤加减，外敷金黄膏。3 天后局部红肿痛消失，体温正常，在硬膜外麻醉下行病灶清除，死骨清除术。术后红霉素抗感染治疗，八珍汤内服。

治疗结果：两周后伤口愈合，血象检查正常，抗生素继续治疗两周出院。一直未复发。

按语：患者病程长，长期窦道，考虑主要原因为大块死骨未能排出，采用中西医结合方法，手术清除死骨，中药内服外用，治疗效果好。

类风湿关节炎

类风湿关节炎属中医学“骨关节痹证”范畴。西医学对该疾病的病因及病理了解尚未清楚，治疗仍属难题。李桂文教授治疗本病主张中医辨证及西医辨病相结合，采用中西医结合方法，以中医治本为主、西医治标为辅，标本兼治，疗效独特。

【病因病机】

“痹”首见于《内经》，《素问·痹论》曰：“风寒湿三气杂至，合而为痹也。”历代医家一般认为，痹证的病因病机主要是风寒湿邪乘虚袭入人体骨节，引起气血运行不畅，经络阻滞于骨节、经脉而发病。

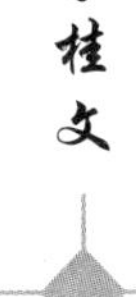

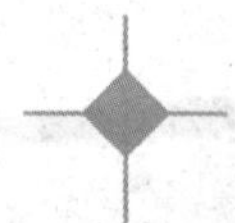

李桂文教授认为，本病的主要病因有虚、邪、瘀3个方面。虚，指正气不足，为病之内因，亦为主要病因。邪，指风寒湿等外邪，为病之外因，在正虚或相对正虚的情况下，外邪才能侵袭人体，使人得痹。正所谓“正气内存，邪不可干”“邪之所凑，其气必虚”。瘀为病理产物，后期也可成为直接闭阻经络，故痹证的主要病机为经脉气血闭阻不通。但其并非单纯外邪所致，正虚为病之基础，正虚则气血亏虚，经脉不荣则挛缩滞涩，气血运行无力，这也是导致其“不通”的原因之一。随着病程缠绵，正与邪相持，正虚日久，经脉不荣则愈加突出，故临床上常见类风湿关节炎患者有体质虚弱、脸色苍白、血色素低、肌肉萎缩等血气亏虚、血不荣筋表现。

【诊断要点】

痹证大体可分为风寒湿痹和风湿热痹两大类型，而风寒湿痹又因病邪性质不同而病情各异，在临床上有行痹、痛痹、着痹之别。

一、风寒湿痹

1. 行痹　肢体关节疼痛，痛无定处，关节屈伸不利，或有恶寒发热，舌苔薄腻，脉浮。

2. 痛痹　肢体关节疼痛较剧，痛有定处，得热痛减，遇寒痛增，局部皮色不红，触之不热，舌苔白，脉多弦紧。

3. 着痹　肌肤麻木，肢体关节酸楚，痛处固定不移，舌苔白腻，脉多浮缓。

二、风湿热痹

关节疼痛，局部灼热红肿，得冷稍舒，痛不可触，可累及1个或多个关节，多兼有发热、恶风、口渴、烦闷不安等全身症状，苔黄燥，脉滑数。热痹的发病较急，全身症状明显，且邪气极易内窜，以致病情多变。

【治疗】

一、中药辨证治疗

1. *方药* 药用雷公藤、黄芪、当归、甘草，本方为治疗痹证的基本方。方中雷公藤具有类免疫抑制剂作用，长时间应用可控制疾病活动，但雷公藤具有一定毒性，长期服用对人体有害，特别是肝功能损害，故需定期复查肝功能。李桂文教授认为，雷公藤用量在50g以下，先煎2～4个小时，一般对人体无太大影响。黄芪补气，当归补血活血，黄芪配合当归应用能补益气血、增强人体抵抗力，长期服用可以控制疾病复发或发展而达到治疗目的。

2. *辨证加减* 风偏盛者，疼痛游走不定，或呈放射状、闪电样，涉及多个关节，方中加防风、羌活、威灵仙。寒偏盛者，痛有定处，疼痛剧烈，局部欠温，得热则缓，苔薄白，脉弦紧，方加桂枝、细辛。湿偏盛者，疼痛如坚如裹，重着不移，肿胀不适或麻木不仁，下肢多见，苔白腻，脉濡，加茯苓、泽泻、萆薢、薏仁等。热盛者，疼痛剧烈，关节肿胀较明显，皮温较高，或全身低热，舌红苔黄，脉数，宜加生地、地骨皮、白芍、知母。后期瘀血较盛者，关节肿大，痛如针刺，压痛明显，局部皮肤紫黯，肌肤甲

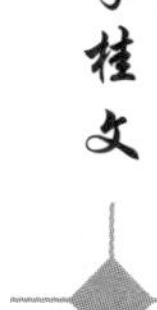

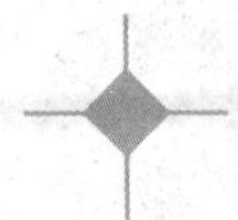

错，肌肉萎缩，舌紫有瘀斑，脉弦涩，加穿山甲、地龙、蜈蚣、土鳖虫。

二、西药应用

疾病活动期关节疼痛剧烈，肿胀明显，关节活动受限明显，血沉高。此时配合使用西药，常用水杨酸制剂（如肠溶阿司匹林）、消炎止痛药（如布洛芬、消炎止痛片）等。

李桂文教授一般在活动期症状明显时会中药西药联合应用，症状减轻或消失后则停用西药，应用中药基本方长期服用，并对于激素及免疫抑制剂非常慎用。

三、外治法

疾病活动期关节肿胀疼痛明显，应用烫疗药局部烫疗或熏洗关节，或抗风湿酊外擦，可长期应用，或于关节肿痛消失后停用。

【体会】

临床上类风湿关节炎症状有轻有重，病情有活动期和静止期，症状较重或活动期配合应用西药消炎止痛，症状较轻或无痛期可用中药调理，一般激素要慎用。

【典型病例】

陆某，女，38 岁，2004 年 3 月 6 日就诊。

主诉：双手、双膝等多关节反复红肿疼痛 1 年余。

查体：体温 37.8℃，双手关节红肿明显，活动受限，有压痛，双膝关节红肿、压痛、活动受限。

X 线片：双手、双膝关节无明显异常。

实验室检查：血常规检查正常，血沉 89mm/h，类风湿因子阳性。

入院诊断：类风湿关节炎（热痹）。

治疗过程：入院给予中药辨证内服，双氯芬酸钠内服，复方骨肽静脉滴注。

治疗结果：两周后症状基本消失出院。出院后仍定期复诊，中药内服治疗。随访 3 年未见关节明显变形。

按语：患者诊断明确，症状典型，病程较短，病情处在活动期，中西医结合方法治疗效果较好。

强直性脊柱炎

强直性脊柱炎是一种以脊椎关节为主的慢性炎症性免疫性疾病。其发病特点是病变从骶髂关节开始，逐渐上行蔓延至脊柱关节，形成关节骨性强直畸形，偶有从髋关节开始，但很少波及四肢关节。该病发病率为 0.1% ~0.5%，多见于男性青年，男女比例大约为 10∶1，多发生于 15 ~30 岁，其中以 16 ~ 25 岁发病率最高，家族史阳性率为 23.75%。

【病因病理】

强直性脊柱炎的病因，中医学认为是机体肾虚督空，感受风寒湿等六淫邪气。肾虚督空先天不足，后天失于调养，使肾经空虚，督脉失充，筋骨不得温养而发病。风寒

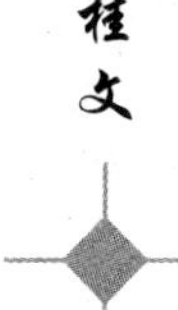

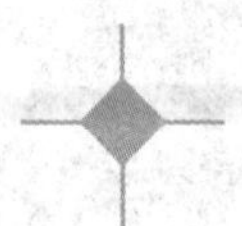

湿邪侵入机体凝滞于骨关节，阻闭气血致肢体失去濡养萎废变形。西医学对本病病因尚未明确，目前认为强直性脊柱炎是在遗传基础上受损伤或感染某些炎症致病菌导致异常免疫反应而发病。

【诊断要点】

本病约有80%的病人发病隐蔽，20%的病人发病急骤，有发高烧和其他全身症状。

1. *疼痛*　初起发病，患者腰旁、髋关节疼痛及活动不便，天气变化或劳累加重，休息或遇热减轻。之后病情发展，出现持续性腰部强硬感和深部钝痛、刺痛，影响睡眠，骶髂关节疼痛逐渐上升到腰椎、胸椎、颈椎，并且整个脊柱出现僵硬。

2. *畸形*　病变进一步发展，脊旁肌肉痉挛，由于屈肌较伸肌对抗强，患者为了减轻疼痛，被迫脊柱前屈位，形成脊椎驼背畸形。到了晚期，由于脊椎周围韧带、纤维环、关节突关节骨化形成永久性驼背畸形。

【治疗】

本病目前无根治良方。为了减轻疼痛、缩短疗程、预防畸形、改善功能，应取得病人的积极配合，一般采用综合疗法。

一、支持疗法

饮食选富于蛋白质和维生素食物，骨质疏松者应服用钙剂，保持良好的姿势，卧硬板床，做到劳逸结合，避免

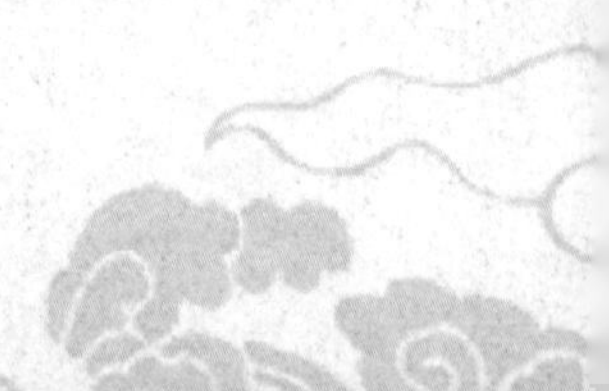

风寒湿邪侵袭和长期弯腰工作，积极参加轻柔的体育锻炼。

二、中医辨证治疗

1. 气血虚弱　头晕，体倦，乏力，气短，面色苍白，体瘦，舌淡苔薄，脉沉数。

处方：雷公藤（先煎 3～4 小时）30g，当归、地骨皮各 10g，黄芪 25g，秦艽 12g，甘草 6g。水煎服，每日 1 剂，10 剂一疗程，可连服 3～5 个疗程，并定期检查肝功能。

2. 肾虚督空　背脊酸痛，胸胁疼痛，周身酸困乏力，俯卧不利，腰脊强直，活动受限，舌质淡胖、苔薄白，脉沉细。

处方：独活、秦艽、防风、生地、当归、白芍、杜仲、牛膝、党参、川续断各 10g，细辛 4g，川芎 6g、茯苓 15g、肉桂（后下）3g，黄芪 20g，甘草 6g。水煎服，每日 1 剂，连服 20～30 剂。

3. 湿邪阻闭　腰骶部疼痛，背脊僵硬，屈伸不利，阴雨天气加重，得温舒缓，舌淡黄薄腻，脉沉弦。治疗以祛风除湿、温经散寒为原则。

处方：羌活、独活、当归、防风、秦艽各 10g，川芎、附子、炙甘草各 6g，黄芪 20g，赤芍 12g，生姜 3g。水煎服，每日 1 剂，连服 20～30 剂。

三、西药治疗

内服阿司匹林、保泰松、扶他林等，但可能发生胃肠道不良反应。病情严重者可考虑内服皮质激素药物如泼尼松、地塞米松，但药物不良反应多，不能长期使用。有条件者可注射白蛋白以增强抵抗力。

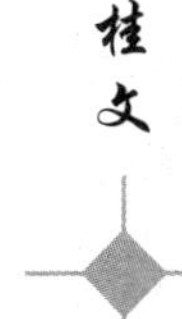

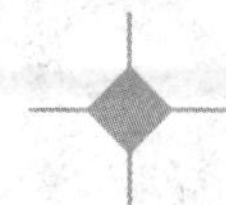

四、外治法

1. 中药外用　宽筋藤50g，桂枝、艾叶、威灵仙、秦艽、透骨草、千年健、防风、羌活、独活、姜黄各15g，细辛、川乌、草乌各10g。上药共研粗末，调三花酒用纱布热熨患处，每日1～2次。

2. 雷公藤酊外搽患处　雷公藤100g，75%酒精500mL，浸泡1个月，加入冰片5g，调匀外搽。

五、功能锻炼

做仰卧起坐和燕式锻炼，并用双手搓腰骶部至有发热感，早晚各1次。有条件者可温水浴，忌洗冷水。

【体会】

本病与类风湿性关节炎相比，主要是颈肩腰背骶部疼痛，随着脊柱关节的融合，强硬后疼痛减轻。所以，临床上以中药辨证治疗为主，症状较重可配合内服消炎止痛药治疗。平时坐姿、睡姿要尽量使脊柱平直。

【典型病例】

刘某，男，20岁，2003年4月3日就诊。

主诉：腰骶部、背部疼痛3年。

查体：一般情况可，腰变直，稍驼背，腰部活动明显受限。神经系统检查无异常。

X线片：强直性脊柱炎。

实验室检查：血常规正常，血沉45mm/h。

诊断：强直性脊柱炎。

治疗过程：门诊中药辨证内服治疗，同时指导患者适当体育活动，保持正确的坐姿和睡姿。

治疗结果：随访 3 年，一直无明显疼痛及明显的驼背畸形。

按语：患者诊断明确，症状较轻，治疗主要以中药辨证治疗为主，配合体育活动，就可以达到治疗目的，同时可以减少西药应用带来的不良反应。

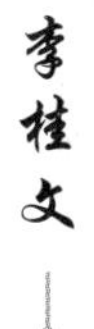

诊余漫话

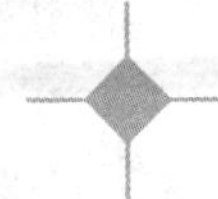

如何促进骨痂生长加快骨折愈合

一、治疗原则

在骨折治疗中，要在中医辨证论治指导下贯彻几项原则。

1. 抓住整体观念　注意局部与整体的辨证关系，注重筋骨并重。

2. 内外相关　外因与内因互相关联，注重阴阳表里、寒热虚实的特点。

3. 综合治疗　综合内治与外治。

4. 动静结合　坚强的固定和积极的功能锻炼相结合。

5. 医患合作　调动病人的主观能动性，积极配合医生进行功能锻炼。

根据前人经验"医骨先知骨理长，先用活血后补良，医骨容易理筋难""诸筋者皆属于节，理骨先治本（治病必求其本），本强骨自生，理筋先理血，血行筋自松""血少易生风，血行风自灭，筋硬温洗按，按后动而增"，我们知道治疗骨折应当理解骨折的病理变化，早期运用活血化瘀法去瘀生新的道理，然后运用滋补肝肾壮筋骨。骨折必伤筋，要用舒筋通络的治法，骨折后期关节出现强直，影响活动，用药物熏洗、按摩推拿手法，加强功能活动，使骨折愈合和功能恢复齐头并进。

二、了解骨折愈合的过程

骨折愈合大体分为三期。

1. 纤维愈合期（血肿机化期）　骨折后局部形成血肿，之后血肿逐渐机化，被纤维组织代替，同时骨外膜和骨内膜在骨折后发生反应，产生成骨细胞或成软骨细胞，向骨折部延伸，一般在伤后两周骨折断端就为纤维组织所连接而比较稳定，局部肿胀已消退。如果瘀血长期不散，则影响局部血液循环，阻碍细胞生新，故为了促进生新，此期宜活血化瘀治则。

2. 骨痂愈合期（原始骨痂期）　骨膜生成新的细胞向骨折血肿部位延伸，由骨外膜形成外骨痂，骨髓腔内膜形成内骨痂。二者合于骨折端间，血肿经机化过程形成桥梁骨痂。外骨痂和内骨痂骨化快，桥梁骨痂骨化慢。内外骨痂基本骨化后，骨折即达到临床愈合，随着年龄、体质、骨折部位和治疗方法不同，时间有较大差别，多在4～8周。

骨痂生长与气血有关，肾主骨、肝主筋，筋骨的营养生长与这两脏关系密切，此期的治疗宜和血调气、滋补肝肾。

3. 骨合期（骨痂改建期）　骨折断端间的桥梁骨痂逐渐完全骨化，重新恢复了骨组织的连续性，肢体能够负重劳动，X线片示骨折线逐渐消失，骨合期需要6～10周左右。骨折愈合后，随着肢体的运动和负重，骨折部位进行改建，非负重部分多余骨痂通过破骨细胞的作用和吸收，逐渐恢复原来的骨结构，需历时1年左右。

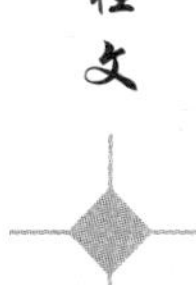

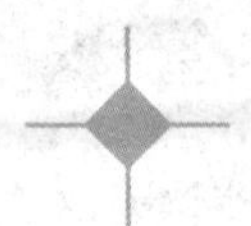

三、促进骨折愈合的措施

1. 早期正确的复位　骨折后应及时诊断，X线片有骨折移位者应及早复位。

2. 有效的局部固定　根据骨折情况，可采用外固定和内固定的方法。

3. 合理的功能锻炼。

四、辨证施治

1. 内治法

（1）早期（活血化瘀）：由于筋骨损伤，血离经脉，瘀血不散，气血凝滞，经络受阻，气血不宣通，筋骨不能得到气血濡养，故此期以活血化瘀为重点。代表方剂是复元活血汤、桃红四物汤、伤科七厘散。药用当归、桃仁、红花、赤芍、川芎、穿山甲、天花粉、柴胡、牛膝、三七等。

（2）中期（接骨续损期）：此期肿痛减，但瘀血未尽，疼痛未止，以活血化瘀、和营止痛、接骨续筋为主。代表方剂是正骨紫金丹、新伤续断汤。药用当归、红花、赤芍、川芎、苏木、陈皮、续断、乳香、没药、桃仁、丹参、骨碎补、泽兰叶、延胡索、龙骨、自然铜等。

正骨紫金丹（医宗金鉴）：丁香10g、木香10g、血竭10g、儿茶1g、熟大黄10g、红花10g、丹皮10g、甘草10g，共研末，炼蜜为丸，每服10g，黄酒送服。

新伤续断汤（中医伤科学讲义经验方）：当归尾12g、土鳖虫6g、乳香3g、没药3g、丹参6g、自然铜（醋）12g、骨碎补12g、泽兰叶6g、延胡索6g、苏木10g、川续断10g、

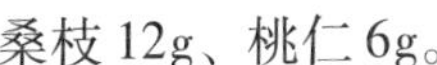

桑枝 12g、桃仁 6g。

经上海伤科研究所实验，骨碎补、川续断、自然铜、土鳖虫这 4 种中药有促进骨痂生长作用。

骨愈胶囊（经验方）：降香 15g、乳香 15g、没药 15g、血竭 10g、地龙 15g、松节 15g、制川乌 10g、自然铜 15g、苏木 15g、龙骨 15g、三七 20g、土鳖虫 15g、当归 20g、川续断 20g、骨碎补 20g、延胡索 20g、杜仲 20g、陈皮 10g、甘草 10g，共研细末，装入胶囊内，每服 3 粒，日服 3 次。

（3）后期（强壮筋骨期）：此期达到临床愈合，久伤必虚，虚则补之，此期应以补益肝肾、强筋健骨为主。代表方剂有六味地黄丸、虎潜丸、龟鹿补肾丸等。

2. 外治疗法

（1）外敷跌打接骨膏：大黄、泽兰、桃仁、红花、乳香、没药、当归尾、土鳖虫、川续断、无名异、杜仲、骨碎补、牛膝、苏木、自然铜各等份，研粉，调凡士林成膏外敷。

（2）中药外洗：骨折解除外固定后，用中药外洗。药用宽筋藤 50g、威灵仙 15g、桂枝 15g、艾叶 15g、山栀子 10g、苏木 15g、刘寄奴 15g、桃仁 10g、红花 10g、千年健 15g、防风 15g、土鳖虫 10g、当归 10g，水煎加酒少许，洗患部，每日 1 次。

五、其他

若遇到骨折延迟愈合和不愈合可采取以下措施。

1. 电刺激　能促使骨折端生长，促进骨折愈合，比如

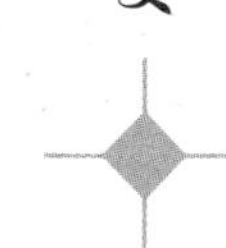

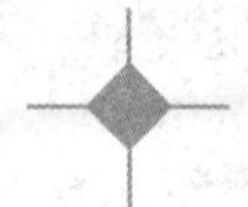

运用电磁夹板。

2. *高能震波* 可以击碎硬化骨端，使其产生微裂隙，增加骨折局部血循环，刺激成骨，焕发静息状态骨细胞，促进骨折愈合。

3. *低强度脉冲超声* 通过机械效应、温热效应和病理效应，促进骨折愈合。

4. *局部注射自体红骨髓* 红骨髓内含有大量的骨细胞和基质细胞，还可诱导分化为软骨和骨细胞，诱导刺激骨不连和其他组织细胞转变为成骨细胞，大大提高成骨能力。也可运用骨肽注射液全身用药法。

5. *微创手术治疗* 手术清除骨折端疤痕组织断端，植入松质骨。可在关节镜下进行。

中药四气五味有何实践意义

中药的四气五味是历代医家长期与疾病做斗争的经验总结，它在临床实践中有很大的指导意义。

中药四气，即寒、热、温、凉四性，凉次于寒，温次于热，药性的寒热温凉是与病性寒热相对的，人们生长在自然环境中，需要一定的条件，如气候、饮食等，一年中有春夏秋冬季节区别，天气有寒暑的变化，人体必须适应，否则就会生病。生病的原因是很多的，有外感六淫、内伤七情、饮食起居等，这些因素都致使人体阴阳不平衡，形成偏胜而生病，如《素问·阴阳应象大论》所说：“阴胜则

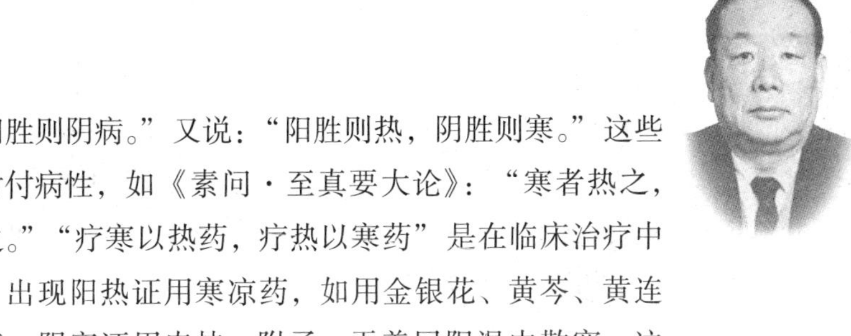

阳病，阳胜则阴病。”又说：“阳胜则热，阴胜则寒。”这些药性能对付病性，如《素问·至真要大论》：“寒者热之，热者寒之。”“疗寒以热药，疗热以寒药”是在临床治疗中常用的，出现阳热证用寒凉药，如用金银花、黄芩、黄连清热解毒，阴寒证用肉桂、附子、干姜回阳温中散寒，这是所谓正治法。但有热病用寒药热不退，在寒凉药中适当加些温热药热才退，这是反佐法，取其同气相求之意。还有在辨证施治中应该注意不被假象所蒙蔽，《伤寒论》中有真寒假热、真热假寒的辨证，这时医者需谨慎。我在临床中治疗过一例吐泻证（中毒性消化不良），患者腹痛喜按，吐泻交作，吐泻物清稀并有不消化食物，但患者烦躁，发烧38℃。经过详细辨证，是内真寒外假热的证候，投以附桂理中汤，1剂烧退腹痛吐泻均止而病愈。所以说在临床治疗中，必须掌握中药寒热温凉的性能，加上辨证清楚，才能药到病除，迎刃而解。

中药五味，就是药物的辛、甘、酸、苦、咸五种味道，此外还有淡味，一般淡味入甘味中。先辈在生活体验中，按照中医五行的道理，认为五味与五脏有着密切的联系，如《灵枢·五味》说：“胃者，五脏六腑之海也。水谷皆入于胃，五脏六腑，皆禀气于胃，五味各走其所喜。”又说：“心气，通于舌，心和能知五味，脾气通于口，脾和能知五谷味。”这说明人体饮食五味（中药五味包括在内）能维持人体脏腑、经络气血等正常功能。若饮食不节，过食五味，就会发生病变，如《灵枢·五味》说：“酸走筋，多食之令

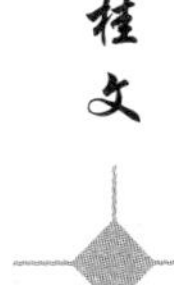

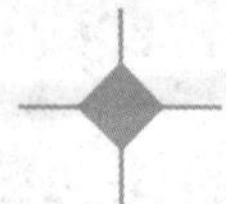

人癃；咸走血，多食之令人渴；辛走气，多食之令人洞心；苦走骨，多食之令人变呕；甘走肉，多食之令人悗心。”《素问·生气通天论》说：“味过于酸，肝气以津，脾气乃绝。”所以，在饮食方面应该注意有所节，不可过食五味，身体才能平和健康。

根据上述五味与五脏的关系，药物味道不同，亦有各种不同的作用。在临床治疗中有着这样的体会，辛味能散能行，多用于治疗表证或气血阻滞的病证，如紫苏祛风散寒，木香行气，川芎行血；甘味能补能和，多用于治疗虚证，如天冬、党参、甘草滋补和中；淡味能渗能利，多用以治疗湿邪或水气为患病证，如薏苡仁、滑石；酸味能收能涩，多治疗虚汗、泄泻等证，如五味子敛阴止汗，五倍子涩肠止泻；苦味能泻能燥，多用以治疗热证或湿证，如黄连泻火，苍术燥湿；咸味能下能软坚，多用于便秘、痞块等证，如芒硝泻下，牡蛎软坚散结。这是从药味的作用来治疗疾病的。

再有从中药四气五味综合性来看，在处方用药上的应用是更广泛的。举例说明一下，“风淫于内，治以辛凉”，患风温用辛凉平剂的双菊饮等；“热淫于内，治以咸寒”，热入血分的用犀角地黄汤主之；“湿淫于内，治以苦热”，脾湿证用平胃散；“寒淫于内，治以甘热”，如为寒厥证用四逆散。

总的来说，中药有不同的性味，也有着不同的作用。疾病是变化的，只要我们掌握病情和患者具体情况进行辨证处方用药，就能取得一定的疗效。

方剂组成的君臣佐使及加减变化在临床应用的体会

中医治疗疾病是根据阴阳五行、脏腑、经络学说，通过四诊八纲综合分析，进行辨证论治。所谓“论治”就是处方用药，“用药如用兵”，如若用药不对证，不但治不好病，而且要犯医疗错误，故方剂组成是论治中重要一环。

方剂是由数味药组成，在组合过程中必须遵守一定的原则，那就是君臣佐使的配伍。君臣佐使的名字是按照以前的官衔命名的，君药是方中治疗主病的药物，臣药是协助君药治疗主病主症的药物，佐药是协助君药治疗兼症或制约君药和反佐的药物，《素问·至真要大论》说：“主病之谓君，佐君之谓臣，应臣之谓使。”李东恒说得具体一些：“主病之谓君，兼之何病，补以佐使药分制之，此制方之要也。”根据君臣佐使的配伍，有大、中、小方的区别，如《素问·至真要大论》说：“君一臣二，制之小也；君一臣三佐五，制之中也；君一臣三佐九，制之大也。”小方药物可治疗单纯的病证，中方、大方药物较多，治疗比较复杂的病证，这是一般规律，在临床治疗时根据具体情况灵活运用，现以四君子汤为例说明。四君子汤是补益剂中的补气方，方中人参（临床上多用党参）为君，能补气、益

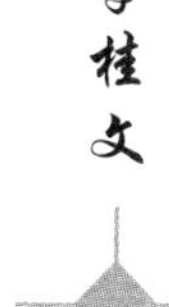

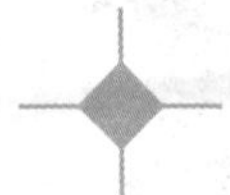

脾肺；白术为臣，健脾益气；茯苓为佐，安神益气，健脾渗湿；甘草为使，和中补土，调和诸药。四君子汤补气养心、益脾胃，主治脾胃气虚、消化不良、腹胀食少、肠鸣泄泻、面色苍白、气弱音低、四肢无力、脉象细软等，或作为病后虚弱调养剂。“百病生于气”，气是人体生命的根本，分先天之气和后天之气，先天之气靠后天之气来营养，后天之气的来源是饮食经脾胃运化而成。脾胃健强，消化旺盛，五脏六腑、四肢的骨骼得以营养，体气强壮，人体就不易生病而长寿延年。

在临床治疗上，四君子汤加减变化很丰富，加陈皮名异功散，能温中散寒，治呕吐泻下，不思饮食；加上半夏、陈皮名六君子汤，治脾胃不健，胸胁不利，腹部胀满，大便稀烂；六君子汤加木香、砂仁名香砂六君子汤，治气虚肿满，痰饮结聚，脾胃不和；若四君子汤去茯苓加黄芪、当归、陈皮、升麻、柴胡名补中益气汤，可调补脾胃、升阳益气，治中气下陷证，如妇女子宫下垂、脱肛；四君子汤合四物汤名八珍汤，能大补气血，治疗妇女产后或大病之后气血俱虚，面色苍白，精神萎靡，四肢无力，语声低沉，跌打损伤造成流血过多；八珍汤加黄芪、肉桂名十全大补汤，治虚劳喘嗽，遗精失血，妇女崩漏，经候不调等；四君子汤加附子、芍药，去甘草，可温经回阳、祛寒除湿，治风寒内侵，四肢骨节疼痛，背部恶寒，手足冻冷，苔白，脉沉微无力；四君子汤去茯苓，加干姜，名理中汤，可补气健脾、温中散寒，治中焦虚寒，脾肾阳衰。

总的来说，君臣佐使是方剂组成的法则，处方用药时在此法则指导下根据病人具体情况灵活运用、加减变化，才能达到预期效果。

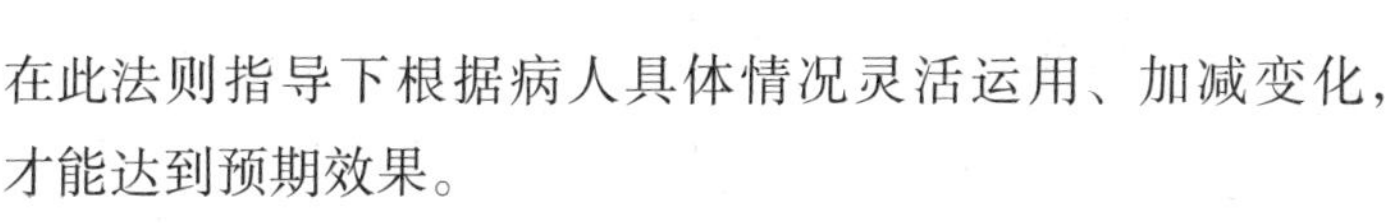
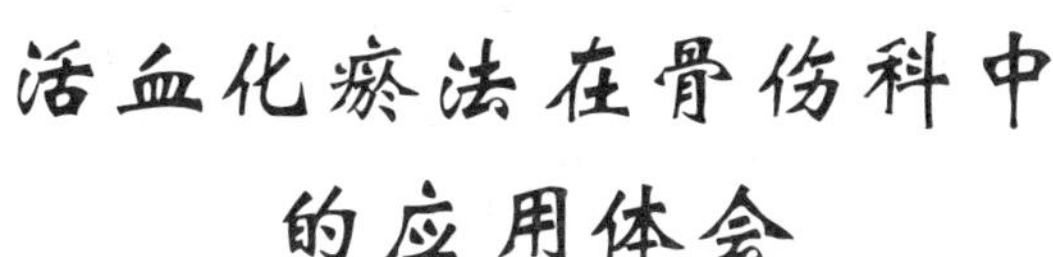

活血化瘀法在骨伤科中的应用体会

李桂文

活血化瘀法在中医学书籍中有如下记载。《灵枢·邪气脏腑病形》：“有所堕坠，恶血留内。”《素问·至真要大论》：“谨守病机，各司其属……疏其血气，令其调达，而致和平。”说明气血因凝滞阻塞，用疏其气血的治疗方法。

张仲景《金匮要略》中对于虚劳血痹、癥瘕、疟母、经闭及产后腹痛等瘀血证，运用大黄䗪虫丸、鳖甲煎丸、下瘀血汤、抵当汤等活血化瘀方剂治疗。

巢元方指出“热于久瘀……此为血瘀，宜下之”；王涛《外台秘要》指出“从高堕下，内损瘀血”用“消血散方”（生蒲黄、当归、干姜、桂心、大黄、虻虫）。

朱肱《南阳活人书》：“伤寒吐血……结于五脏……瘀血甚者，抵挡丸；轻者，桃仁承气汤。”

唐容川《血证论》把活血化瘀列为治疗血证的四大法之一。王清任《医林改错》中活血化瘀方剂有22首，其中血府逐瘀汤、身痛逐瘀汤、膈下逐瘀汤、少腹逐瘀汤在临床运用取得很好效果。

活血化瘀是中医治疗的一个法则，根据气血学说理论

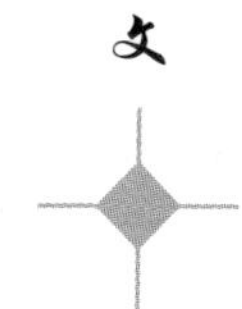

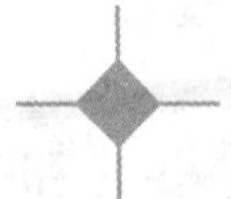

运用活血化瘀药物达到治疗目的。这一治疗法则经历代医家的不断总结，形成一套完整理论，目前中西医结合运用活血化瘀法治疗内科心血管疾病、外科跌打损伤、急腹症、妇产科、皮肤科等疾病，都取了很大效果。李桂文教授善用活血化瘀法治疗骨科疾病，现将其运用此法的一些临床体会总结如下。

一、病因病理

气血的功能是外而供养皮肉筋骨、温煦肢体，内而灌溉五脏六腑、涵养全身。气血的关系是“气为血帅，血为气母”“气行则血行”“伤气则血滞”“伤血则血凝”。气滞能使血瘀，血瘀能阻气行，以致病变瘀血。凡是离经之血，溢于脉外，不能排出体外，凝于体内组织之间，或未离经之血，即未溢出管之外之血，停滞或凝滞脉之中，都称为瘀血。瘀血的原因有很多，大致有如下几个方面：跌打、闪挫、虫兽咬伤、外感风寒热邪、情志内伤或脉络病变。

二、症状

1. 疼痛　其特点为痛处拒按，可发生在任何部位。疼痛的性质有钝痛、刺痛、游走性痛、放射痛。疼痛一般在晚上或午后发作，伴有寒热、麻胀等感觉，尤其是跌打患者瘀血证较为多见。

2. 肿胀、瘀斑、包块　跌打损伤引起的骨折、脱位、软组织损伤，因恶血内积，出血肿胀，出现瘀血斑，数日后还会出现硬结包块。也有瘀血兼气滞夹痰、湿、虫、食邪，形成痞块癥瘕等。

3. 发热、口渴　瘀血在腠理肌肉之间，阻遏气血，使营卫失调，引起恶寒发热，体温在38℃以下（西医学叫吸收热）。若患者身体壮实为实热，失血致阴津亏损则出现虚热。若有口渴，唐容川称之为“血渴”，表现为“但欲漱水不欲咽”，瘀血引起的口渴不能多饮。

4. 神志改变　瘀血可引起神志改变，《金匮要略》和《伤寒论》中有“下焦蓄血发狂”“热入血室如狂”“产后瘀血发狂”等论述。唐容川在《血证论》中云：“心有瘀血，亦令健忘。”又云：“血虚则神不安，有瘀血亦怔忡。”

三、诊断要点

1. 问诊　询问失血和外伤史，如外科手术、妇人经带产病史。

2. 望诊　面部或其他部位皮肤晦滞或灰暗古铜色，皮肤有大小不一的点状或片状瘀斑，红疹。舌质的边、尖、底部常有紫黑瘀斑。

3. 闻诊　疼痛者可闻及呼叫声，气血两伤、阳气欲脱者则气息低微，或呓语狂乱，严重则昏迷不语。

4. 按诊　伤处按之硬实疼痛，腹部扪到包块，癥瘕肿痛，脉络中可扪到条索状、结节状瘀阻硬物。

四、常用药物

根据药性大致分两类。

1. 活血化瘀类　桃仁、红花、当归尾、赤芍、丹参、川芎、苏木、泽兰、牛膝、穿山甲、乳香、没药、郁金、延胡索、五灵脂、生蒲黄、鸡血藤、牡丹皮、刘寄奴、王不留行。

2. 破血化瘀类　三棱、莪术、水蛭、虻虫、干漆、土

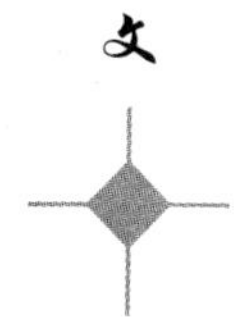

鳖虫、姜黄、血竭等。

五、药物机制探讨

1. 镇痛作用　疼痛是瘀血的一个重要症状，即所谓的“不通则痛”，故镇痛可作为反映活血化瘀药作用的一个例证。用醋酸注射小鼠腹腔后，记录机体痛阈反应次数，证明化瘀药加止痛药物的镇痛作用最强（止痛药有延胡索、芍药、沉香、降香、乳香、没药、罂粟壳），可抑制50%疼痛，活血化瘀药加破血药可抑制25%疼痛。

2. 增加外周血流量作用　用电磁流量计记录狗的腹部动脉血流量，证明23种化瘀药中绝大多数对外周血管壁有直接扩张作用。

3. 抑制血小板凝集作用　现代研究显示，川芎的药理作用为改善软脑膜与外周微循环，抗血小板凝聚集，抑制血栓素，增加前列环素的浓度，增加脑血流量，作用优于罂粟碱，还能保护实验性脑缺血，减轻脑水肿和微血管内纤维蛋白的沉淀，增加颅内中小动脉的顺应性和减轻脑血管的特性阻抗等。

临床上，川芎对缺血性脑血管偏头痛有显著预防作用，可预防短暂性脑缺血，治疗突发性耳聋。

4. 对毛细血管通透性的影响　给小鼠静脉注射靛蓝明脂红，并立即腹腔注入醋酸，15分钟后冲洗腹腔，分析靛蓝量，证明活血化瘀药对血管通透性有双向作用。五灵脂、血竭可增加血管通透性，当归、红花可减少血管的通透性。血管通透性增加可增强吞噬功能，促进炎症吸收。

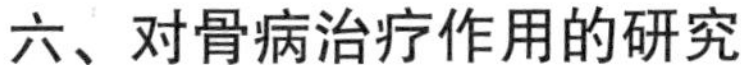

六、对骨病治疗作用的研究

1. *对骨折愈合的研究*　骨折治疗中，除小夹板固定和强调功能锻炼外，内服和外敷中药使用的都是活血化瘀药，除促进血微循环对炎症的吸收外，又能调节氮负代谢合成，促进骨痂新生。活血化瘀药能改善局部和全身的血液循环，缩短骨折局部早期机化过程，从而促进骨折的修复。动物实验证明，活血化瘀药可使机体内氮的代谢发生有利机体方面的变化，使动物因损伤而引起氮的负平衡很快转为平衡状态，并可使损伤动物的氮分解代谢减低、合成代谢增加，有利于创伤愈合。

2. *对微循环的研究*　当机体受到感染时，体内产生强烈反应，使某些血管活动物质的分泌增加，引起微小动脉痉挛，微循环的灌流量因而减少，造成组织缺氧，局部组织胺产生较多，而使原属关闭的毛细血管开放，造成毛细血管和静脉扩张，血液瘀滞。久之，毛细血管因缺氧通透性增加，血浆渗出，组织水肿，毛血管内的血液浓缩，从而黏度增加，红细胞聚集，严重的造成血内凝血。这种情况久不改善可使脏器功能障碍，发展到脏器组织局灶性坏死，如银屑病、硬皮病都是循环受损造成的，而活血化瘀药有显著改善微循环的作用。

3. *对血液循环的影响*　活血化瘀汤（牡丹皮、赤芍各25g，元胡、当归、桃仁、红花各15g）有增加狗游离肠血流量的作用。进一步用离体兔耳灌注，观察到活血化瘀药有明显的扩张血管作用，证明此方有减少毛细血管通透性作用，能防止炎症的发展和扩散。

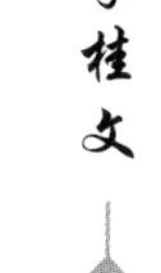

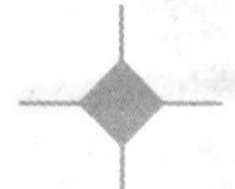

4. 对炎症的研究　活血化瘀药能通过影响毛细血管通透性，减少渗出，改善局部血液循环，促进渗出物的吸收，并能抑制炎症性肉芽肿的形成。现代研究显示，川芎对宋氏痢疾杆菌和伤寒杆菌有抑制作用，丹参、赤芍对金黄色葡萄球菌、大肠杆菌、痢疾伤寒杆菌有不同程度的抑制作用。

5. 对肿瘤生长的抑制作用　适于治疗的疾病包括骨肿瘤及转移性骨肿瘤。经药物筛选，具有抗癌或抑癌作用中草药有赤芍、川芎、当归、莪术、桃仁、红花、元胡、丹参、三棱、土鳖虫、水蛭等，其中有明显抗癌作用的有土大黄、牡丹皮、全蝎、蜈蚣、僵蚕、土鳖虫、水蛭等。

七、按部位辨证应用

1. 颈部软组织损伤用桃仁、红花、当归尾、赤芍、羌活、钩藤、葛根、陈皮、甘草。

2. 上肢软组织损伤用当归、桂枝、川续断、何首乌、桑枝、威灵仙、姜黄、甘草。

3. 下肢损伤用当归、红花、赤芍、当归尾、牛膝、五灵脂、独活、杜仲、木香、三七。

4. 背部损伤用桃仁、红花、赤芍、当归尾、木香、桂枝、羌活、甘草。

5. 胸部挫伤用当归、红花、赤芍、归尾、牛膝、五灵脂、独活、枳壳、桂枝、木香、三七、瓜蒌皮、甘草。

6. 腹部软组织损伤或胁肋部损伤用桃仁、当归、红花、赤芍、大腹皮、枳壳、郁金、炮山甲、大黄、木香、甘草。

7. 腰部瘀血作痛、弯腰转侧痛剧者用桃仁、当归、红花、赤芍、杜仲、狗脊、川续断、肉桂、独活、羌活、姜黄、甘草。

八、在骨病中的应用

1. *肋软骨炎*　桃红四物汤加减，药用黄芪、桑寄生、牡丹皮、桃仁、红花、当归、赤芍、三棱、莪术、乳香、没药，水煎服。

2. *骨肿瘤和转移性骨肿瘤*　茯苓30g、赤芍20g、白芍20g、半枝莲12g、蜈蚣5g、白花蛇舌草12g、全蝎5g、丹参12g、当归尾10g、黄芪15g、甘草6g，水煎服。

3. *当归注射液*　治疗腰腿痛，类风湿关节炎。

4. *当归红花注射液*　治疗坐骨神经痛。

5. *红花注射液*　治疗腰椎间盘突出症，颈椎病等。

6. *复方丹参注射液*　治疗急、慢性腰挫伤，腰椎间盘突出症，腰椎管狭窄症等。

7. *溶髓处方*　治疗腰颈椎间盘突出症，药用乳香、没药、骨碎补、当归、白芍、鸡血藤、自然铜、三七、土鳖虫、红花、牛膝、秦艽、甘草。

【典型病例】

案1：黄某，女，12岁，钦州县（现钦州市）钦州镇第二小学学生，1972年5月就诊。

主诉：双下肢红疹瘙痒刺痛两年。

其母代诉患者于1970年4月开始，每到夏季则两下肢起红疹，瘙痒刺痛，头晕心烦，口渴但不多饮，曾经本县医院诊治，服药打针（药物名称不详）未愈。后到南宁市

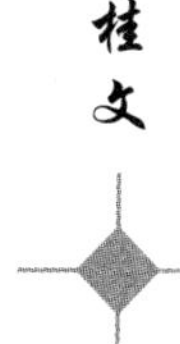

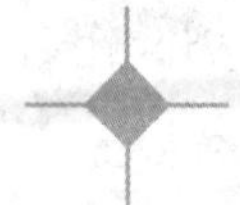

各医院诊治，皮肤科医生诊断为“结节性红斑”，多方治疗未效。患者于1972年5月初来诊，来诊时头晕心烦、口干口苦、大便干而黄。

查体：发育中等，五官端正，面部及皮肤暗红色，心肺听诊（-），肝脾肋下未触及，双下肢内外侧有散在大小不一的红疹，颜色鲜红，红疹高出皮肤，按之不褪色，压痛，手触皮肤有热感。苔白厚，舌质红，舌尖边有暗红瘀点斑，脉细。

诊断：双下肢结节性红斑（湿热下注证）。

治疗过程：治以活血化瘀兼清热祛湿。药用生地12g、桃红9g、红花3g、牡丹皮9g、当归尾9g、紫草9g、泽泻9g、车前子9g、土茯苓15g、牛膝9g、甘草4g，水煎服，日1剂。服4剂后，红疹疼痛、痒感减退。再连服4剂，红疹完全消退，瘙痒止，唯皮肤红疹处遗留下黑屑斑。

治疗结果：1974年初到钦州县医院教学，其母述患儿之后未复发。

案2：莫某，男，19岁，南宁冶矿厂工人，1974年4月就诊。

主诉：胸部疼痛3个月。

患者于1973年12月开始胸部隐痛，劳动后尤甚，活动双上肢时疼痛亦加剧，深呼吸及咳嗽痛增，影响睡眠。经本厂医务室及其他医院诊治，诊为“肋软骨炎”，治疗未愈，故来我院门诊治疗。过去有外伤史。

查体：神志清醒，发育中等，五官端正，心肺未闻及病理性杂音，肝脾肋下未触及，胸廓左侧第3～4肋及胸骨上端肿胀，皮肤色暗红，无皮温升高，局部压痛，按之有明显硬突感，舌苔黄厚质红，边缘有瘀点，脉弦数。

诊断：肋软骨炎（胸肋骨痹）。

治疗过程：治以活血化瘀止痛。药用柴胡 9g、天花粉 12g、穿山甲 9g、乳香 3g、没药 3g、当归 9g、丹参 9g、枳壳 6g、桃仁 6g、赤芍 9g、红花 3g，水煎服，每日 1 剂。

治疗结果：遵上法加减服药 1 个月，症状消失，无复发，能正常上班。

中西医结合治疗骨折的意义

中医和西医治疗骨折各有一套方法，如西医重视现代科技设备，高度要求骨折对位对线，治疗以手术、牵引固定、石膏固定等方法为主，骨折对位对线较好，但骨折愈合时间长、功能恢复差、并发症较多。我国传统中医方法治疗骨折，有着独特的治疗方法和一套完整理论，依靠长期积累的丰富临床经验，应用巧妙的手法整复骨折，骨折复位后用小夹板固定，而不固定上下关节，病人可早期活动，使骨折愈合快、治疗时间短、功能恢复好，且并发症少。但对一些复杂的骨折，手法整复和固定比较困难，骨折对位对线较差，易造成骨折畸形愈合而造成功能恢复不理想。

中医和西医的治疗方法都各有长短，那么什么样的治疗方法才是最理想的？根据几十年来的临床实验，我认为

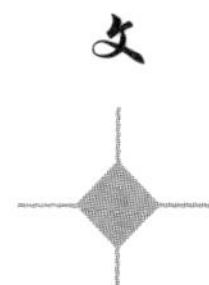

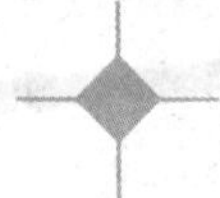

中西医结合方法是比较好的治疗方法，它吸取了中医和西医治疗骨折的精华部分，并加以提高和发展，克服了西医和中医治疗骨折方法所存在的一些缺点，具有骨折对位对线良好、愈合快、疗程短、功能恢复好、病人痛苦少、并发少等优点。

中西医结合治疗骨折的指导思想是动静结合。骨折复位后必须固定，但固定势必限制肢体的活动，而活动又是保持肢体功能、促进血液循环、增强组织代谢和加快骨折愈合的重要因素，但活动也影响骨折端的稳定性。因此，如何解决固定与活动的矛盾，正确处理两者之间对立统一的辨证关系，是骨折治疗的关键所在。西医治疗骨折多遵循“完全休息、广泛固定”原则，一处骨折必须固定骨折处的上下关节，但这样会广泛限制肢体的活动，不符合肢体功能要求，造成骨折愈合慢、疗程长，最关键是存在肢体功能恢复差、并发症严重等缺点。中医治疗骨折在固定骨折的同时重视肢体的功能活动，故比较重视骨折的局部固定，而不固定骨折周围的关节。

固定与活动在骨折治疗中是一对矛盾，但对骨折疗效同样重要，不能强调一方而忽略一方，要两者并重，动静结合。中西医结合治疗骨折全面认识到生理规律，吸取了中医和西医的优点，重视固定和活动在骨折治疗中的作用，把固定与活动相结合，将“动静结合”作为治疗骨折的指导思想。固定是以肢体能活动为目标，而活动又以不引起骨折部移位为限度。坚强有效的固定是肢体能以活动的基础，而合理的功能活动又是加强固定的必要条件。如此密

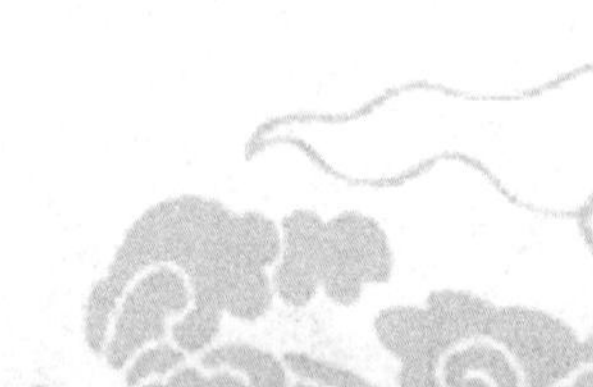

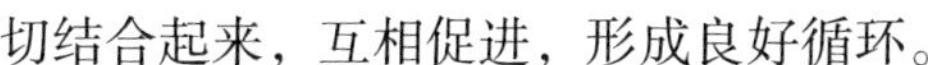

切结合起来，互相促进，形成良好循环。

中西医结合治疗提高了骨折的整复技术。西医整复骨折是借助对解剖知识认识和 X 线片比较直观，对骨折整复的要求比较高，强调骨折解剖复位，过多采用手术切开复位内固定，而忽视手法闭合整复。中医手法整复骨折是根据经验积累所提出来的正骨八法，但对人体解剖认识不足或对解剖不重视，对不同部位、不同类型的骨折复位原理、方法掌握不足，往往复位不满意、可重复性较差。中西医结合治疗骨折是以现代解剖学为基础，正确认识到骨折的病理生理以及发病机制，吸取中西医原有的经验，根据具体的骨折部位和骨折类型，采取不同复位方法及固定方法。它解决了西医和中医对某些骨折不能解决的复位问题，使治疗效果大大提高。

骨折复位后必须固定，以维持骨折复位后的位置，为骨折愈合创造条件。西医治疗骨折是从骨折的局部出发，主张“全面休息、广泛固定”，采用长时间的、广泛的石膏外固定，将骨折上下关节一并固定。从表面上看，这种固定方法似乎稳固可靠，而实际上石膏固定是通过固定上下关节来固定骨折，对骨折端并没有直接固定作用，只是通过限制肌肉的收缩活动来防止骨折移位，这是一种消极的被动固定，不符合肢体生理功能，会破坏肌肉协调活动的维持固定作用，增加骨折部的剪力，对骨折愈合造成不良影响。而中医治疗骨折是从整体出发，重视活动在骨折治疗中的作用，采用局部固定，骨折的上下关节能活动，但固定不够稳定。中西医结合的固定方法是以中医局部固定

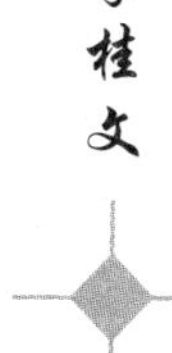

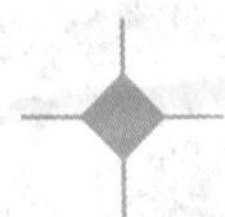

方法为基础，按肢体运动学原理，利用小夹板加压垫固定骨折部，形成三点挤压杠杆作用，不但保证骨折端的稳定，而且通过功能锻炼，利用肌肉的收缩产生内在压力，在外固定的限制下，对于轻度的侧方、成角或分离移位进行矫正，使骨折端可紧密嵌插。如此有利于骨折的愈合，是一种积极能动性固定。

功能活动是骨折治疗的一个重要环节。西医主张“完全休息、广泛固定”，患者固定期间伤肢关节几乎完全固定，对骨折愈合极为不利。中医治疗骨折虽然强调功能活动，但由于仅固定骨折端，外固定欠牢靠，尤其是较靠近关节部位骨折，还不能充分进行功能活动。中西医结合治疗骨折主张“动静结合”，采用坚强合理的固定，为肢体功能活动创造更好的条件。

中西医治疗骨折适用于全身多处常见骨折，解决了一些西医和中医难以解决的问题，取得了较好的效果。但对于关节内骨折、开放性骨折、多发骨折、股骨颈骨折以及一些难以整复的骨折，仍要行手术切开复位等治疗。目前摆在我们面前的难题是找出一种方法，既不用手术切开复位内固定，又能很好地固定骨折端，这是我们骨科医生所追求的目标。

谈谈骨伤科手法

人体是统一体，是由皮肉筋骨、脏腑经络、气血津液

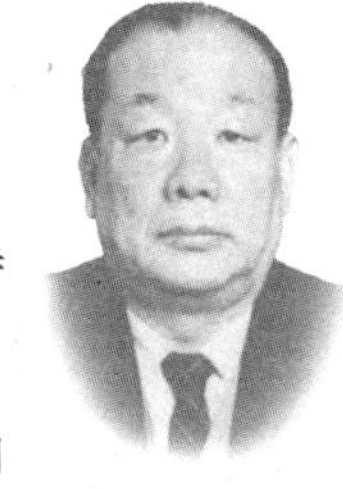

共同组成的，它们构成了复杂的生命活动，互相之间保持着相对平衡。人体一旦受到损伤，某部位结构发生变位，就要进行手法整复，恢复原来的解剖和生理功能，正如《医宗金鉴·正骨心法要旨》说："手法者，诚正骨之首务哉！"因此，手法是骨伤科治疗上重要一环。

一、手法的源流

1. 中医骨伤科手法　中医古籍记载为"导引按摩"，"导"就是功能锻炼，"引"就是牵引，包括手法牵引及机械牵引，"按"就是现在的按摩推拿手法。《黄帝内经》记述了肝主筋、肾主骨、脾主肌肉等理论，以及针灸、敷贴、按摩等治疗方法，按摩就是指手法。汉代华佗用麻沸散麻醉进行手术，并创立体育功能锻炼方法。汉代医学家记载有牵臂法、胸外心脏按压复苏术。晋代葛洪《肘后备急方》记载了颞颌关节脱位口内整复法，这是世界最早的颞颌关节脱位整复方法。唐代蔺道人的《仙授理伤续断秘方》是我国现存最早的伤科专书，它阐述骨折治疗原则为复位、固定、练功、药物治疗，指出复位前应手摸伤处，识别移位情况，记述了拔伸捺正等手法。宋代张杲在《医说》中介绍采用脚踏转竹管以搓滚舒筋的练功方法。元代危亦林《医世得效方》记载用悬吊复位法治疗脊柱骨折。明代永乐年间编著的《普济方》强调手法整复的重要性，并介绍用"伸舒揣捏"法整复前臂骨折和胫腓骨骨折，桡骨下端骨折伸直型用将掌曲向外捺正的复位手法。清代吴谦等编著《医宗金鉴·正骨心法要旨》，把正骨手法归纳为"摸、接、

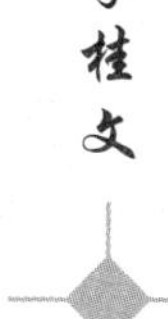

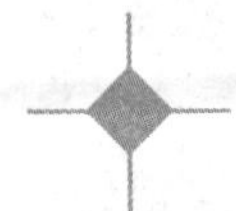

端、提、推、拿、按、摩”八法，一直应用至今，是正骨手法的正宗。

2. 国外手法医学史　1784 年 Harrison 自爱丁堡医学院毕业后，打破重重障碍，极力推广手法，1820 年首先关注韧带疾病手法治疗。国外最早系统使用手法的是瑞士的医生及其学生，使用强力脊椎手法使肋椎体阻滞的病人能在吸气时增加胸廓活动幅度数厘米。国外第一个接骨者 Still 于 1899 年正式开展手法治疗并对手法技术分类。Davenport 的手法学派曾认为所有疼痛均起源于寰椎的变化。Mennell 系统地介绍了不在麻醉下做脊椎手法，当时大多数手法都是在麻醉下进行的。Timbrell 和 Fisher 阐明手法可以解除粘连。近代法国学者根据骨关节的生理病理及其解剖特点来分析和改进手法治疗的指征和技术，使这门学科进一步提高，更为科学化。

二、传统正骨手法及手法分类

（一）诊断手法

摸，手摸心会。

（二）正骨手法

接、端、提，即拔伸牵引、端提挤按、旋转屈伸、摇摆触碰、夹挤分骨、折顶回旋。

（三）理筋手法

北方称按摩，南方称推拿。

1. 按　用掌根或手掌向下压体表部位，单手或双手按。

2. 摩　用手指或手掌在体表做回旋摩动（又称揉法）。

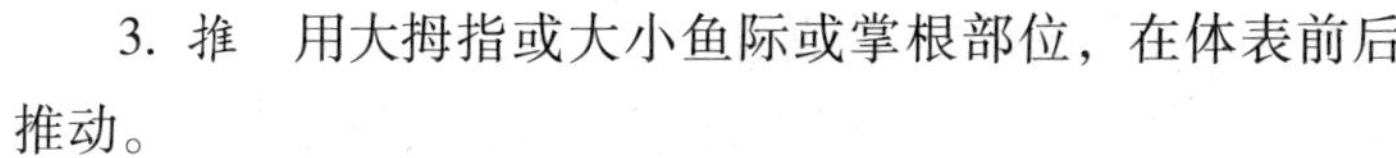

3. 推　用大拇指或大小鱼际或掌根部位，在体表前后推动。

4. 拿　有三指拿、四指拿和五指拿。

5. 滚　以手背掌指关节突出部位在体表上滚动。

三、手法效能

1. 行气活血，消肿止痛，舒筋活络。“按其经络，以通郁闭之气；摩其壅聚，以散瘀结之肿”。

2. 整复移位，正骨理伤。“或推之就而复位，或正其斜，或完其阙”。

3. 宣通散结，剥离粘连，解除关节拘挛强直。

4. 行气血，健脾胃，加速血液循环和淋巴循环，调节脏器活动，促进新陈代谢，增加组织营养。

四、施行手法原则

“知其体相，识其部位，一旦临证，机触于外，巧生于内，手随心转，法从手出”“法之所施，使患者不知其苦”。

1. 早　早期恰当及时施行手法。

2. 稳　手法要有力而稳妥。

3. 准　局部解剖和伤病性质要清楚，移位方向准确。

4. 巧　动作轻巧忌粗暴。

五、骨折复位手法原则

1. 复位越早越好，伤后 7 小时肿胀达高峰期，如能在严重肿胀出现以前复位较容易，且创伤后的反应性肿胀对复位的骨折起到稳定作用。若肿胀严重（局部发硬、水肿），先内服中药，抬高患肢或悬吊牵引，待肿胀消失后进

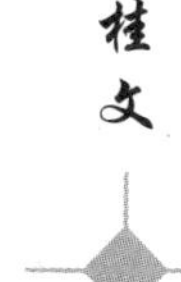

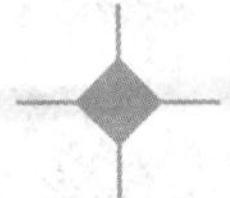

行复位（小儿3~5天，成人7~12天）。

2. 整复尽量在无损伤情况下进行，鼓励患者配合，并选用麻醉剂。

3. 整复时远端对近端，采取相应体位。上肢骨折取坐位或仰卧位，下肢骨折取仰卧位，屈膝160°~170°。

4. 骨折合并关节脱位者，先整复脱位后整复骨折。

5. 尽量要求解剖对位。

六、骨折手法整复要求

1. 解剖对位　对位对线完全恢复解剖关系。对位指骨折端的接触面，对线指两骨折端在纵轴上的关系。

2. 功能对位　骨折复位尽最大努力，其某种移位仍未完全纠正，但骨折在此位置愈合后，对机体功能无明显障碍。但旋转和成角分离一定要纠正。

功能复位的要求：①旋转最多不超过5°，成角移位与关节活动方向一致，长骨骨折成人不超过10°，儿童不宜超过15°。②侧方移位纠正1/3以上，干骺端对位3/4，肢体力线基本正常。长管骨不稳定性骨折缩短不超过1cm，儿童不超过2cm，且骨折端严格复位。③老年人不能强求严格整复，注意尽量恢复功能，解决生活自理问题。④关节内骨折尽量解剖对位，否则影响关节功能，日后出现创伤性关节炎。但允许有0.2cm以内的错位，愈合后通过功能锻炼可得到纤维软骨再造作用代偿。

七、常见骨折的整复要求

1. 肱骨髁间骨折　可有0.2cm内的不平整，用纤维软骨再造作用代偿。X线正位片示肱骨外髁、肱骨小头、桡骨

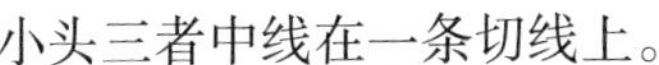

小头三者中线在一条切线上。

2. *孟氏骨折* X线正位片注意尺骨轴线需完全恢复，否则将形成向掌侧、桡侧（伸直型）或背侧（屈曲型）成角，导致桡骨小头脱位或半脱位。

3. *前臂双骨折* 若有成角畸形将影响前臂旋转功能。前臂骨间宽度可间接说明桡骨有无旋转及错位情况，成人骨间隙宽达2cm，说明整复基本良好。还需注意上下尺桡关节是否复位，若前臂骨折缩短畸形，未能完全纠正，日后将导致下尺桡关节脱位。

4. *胫骨骨折* 胫骨有5°～10°向前外成角弧度，应注意恢复小腿生理弧度，若胫骨成角小于5°即会出现畸形。

5. *踝关节骨折* 踝关节正常间隙为0.2～0.3mm，复位差0.2mm以内可通过纤维软骨再造作用代偿。内踝正侧位片若提示向前张口，将远端骨折片后推，否则踝关节背伸受限。

八、常见骨折脱位的整复手法

1. *伸直型桡骨远端骨折* 患者取坐位或仰卧位，局部血肿内注射0.5%利多卡因10mL。麻醉满意后，患者屈肘，前臂中立位，助手固定前臂，术者站于患者侧旁，两手拇指并列于骨折远端背侧，其余四指置于腕掌部，紧扣大小鱼际肌，两人沿纵轴方向做对抗牵引3～5分钟，重叠移位及旋转移位即可纠正。纠正后，术者两手拇指向上移，扣紧骨折远端背侧及桡侧，其余四指上移到骨折近端掌侧，维持牵引或加大牵引力度，其余四指以食指为支点将近端向背侧端提，同时拇指向掌侧挤压骨折远端，使腕关节掌

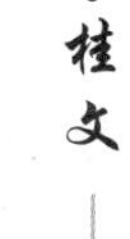

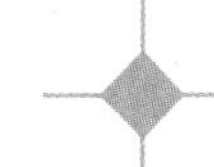

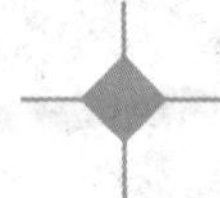

屈、尺偏达最大活动度。复位成功的关键是牵引力量、时间一定要足够，使重叠移位先纠正，再掌屈腕关节使背侧移位纠正、掌倾角恢复。

2. 伸直型肱骨髁上骨折　麻醉满意后，患者取坐位或仰卧位，助手固定上臂，术者立于患者前面，一手握住掌腕部，另一手握住前臂中段，与助手对抗牵引数分钟使重叠牵开。若骨折端有侧方移位，用拇指扣住鹰嘴，其余四指压近端，在牵引下，拇指及四指推按使之徐徐屈肘即可复位。拇、食指尖指向内外髁，稍做摇晃而无异常活动，同时沿内外髁往上推按，无隆突而平整便是复位成功标志。

3. 尺桡骨骨干双骨折　麻醉满意后，患者坐位或仰卧位，屈肘，前臂中立位，一助手固定肘关节，另一助手紧握腕关节做相对拔伸牵引。术者站于患者侧，两手做挟挤动作，嘱助手持续牵引。握远端的助手做旋转活动，即旋前30°和旋后60°，术者根据移位情况做挤压捺正手法。若横断，可做折顶手法复位，但动作应轻柔，防止加重移位而使骨折进一步不稳定。

4. 肩关节前脱位　患者俯卧于检查床上，胸部垫软枕，肩部取前屈90°轻度外旋位，屈曲肘关节，助手托起前臂在前臂维持3～6kg牵引力。术者将患者肩胛骨下角向内（脊柱）方向推移，或向上推按，同时使肩胛骨的上部向外旋转，如感到“咔嗒”响声，说明已复位。此时让患者坐在检查床上，如果方肩畸形消失，Dugas征阴性，X线片示肩肱关节恢复正常，则确定关节已复位。

5. 小儿桡骨小头半脱位　将患肘轻轻屈曲90°，如为左侧脱位，术者左手握小儿腕部，右手第2～4指扶肘后，拇指压迫桡骨头，左手将前臂充分来回旋转即可复位。一般可以感觉到桡骨小头复位的弹响声，或复位后患儿疼痛立即消失，停止哭闹，患肢能上举抓物。复位后不需固定，但要避免肘部牵拉。

骨伤科按摩手法

中医骨伤科按摩手法源远流长、门派众多，李桂文教授早年从师叶思贤教授，后在临床上不断实践摸索，总结出一套完整的按摩手法而自成一家，临床应用效果独特。

一、手法适应证

1. 头部　偏头痛，正头痛，脑震荡综合征，颈部劳损引起的头晕、头胀等。

2. 颈部　颈部扭伤，落枕，颈椎间盘突出症，颈椎综合征，斜颈。

3. 肩部　肩部扭伤，肩关节周围炎，创伤性关节炎。

4. 肘部　肘部扭挫伤，肱骨外上髁炎，创伤性关节炎。

5. 腕指部　腕部扭挫伤，桡骨远端骨折，手部骨折后遗症，狭窄性腱鞘炎，手指屈肌腱鞘炎。

6. 腰部　腰肌劳损，腰部软组织急性损伤，腰椎间盘突出症。

7. 膝部　膝关节扭挫伤。

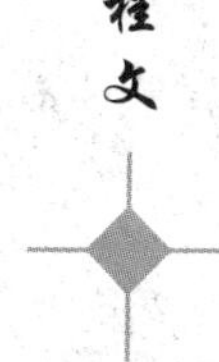

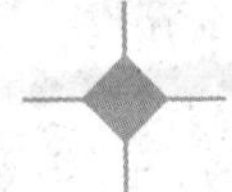

8. 踝部　踝部扭挫伤。

二、手法禁忌证

1. 皮肤擦伤，渗血渗液。

2. 骨折脱位固定期。

3. 各种骨折、骨结核、骨肿瘤、骨髓炎。

4. 有严重的心、肝、肺等脏器疾病。

5. 有血友病、再生障碍性贫血、白血病。

6. 有传染病。

7. 妇女月经期、妊娠期。

三、各部位按摩手法

（一）头部按摩

1. 手推眉间（印堂）　患者端坐，术者站在患者前面，用两拇指指腹平推眉间，反复2～3次。

2. 开天门　术者两拇指指腹左右交叉揉搓患者前额，反复2～3次。

3. 下推太阳穴　术者两拇指下推太阳穴，反复2～3次。

4. 揉按太阳穴　紧接上一步，术者两拇指放于前额，两食指屈曲，用两食指揉按太阳穴，反复2～3次。

5. 封耳　术者两拇指从太阳穴下按到外耳道，两中指按压两食指做封耳弹耳动作，反复2～3次。

6. 梳头推按　术者右手手指微分开做梳头状，从前额推向头顶，反复2～3次。

7. 轻叩头部　术者两手各指微分开，沿头部轻轻叩打，反复2～3次。

8. 指按眉间与迎香穴　术者两拇指指掐眉间及迎香穴，反复2～3次。

（二）颈部按摩

1. 揉按颈项部　患者端坐，术者站于背后，用拇指指腹沿颈部正中线两侧肌肉做揉按动作，反复2～3次。

2. 捏拿颈部　术者用左手按住头部，右手拇指及余四指相对做颈部捏拿动作，反复2～3次。

3. 指掐风府、风池穴　术者用右手指端掐风府穴，再用拇指与食指分别掐风府穴，反复2～3次。

4. 旋转提按头部　术者站于患者侧旁，左手按压额部，右前臂放于后枕部，用杠杆原理，沿正中线提牵头颈部，然后做左右旋转提牵，反复2～3次。

5. 揉搓颈背部　术者用拇指揉按颈背部，然后用两手掌揉搓斜方肌，反复2～3次。

（三）肩部按摩法

1. 揉肩　患者端坐，术者站于侧旁，一手掌根部晃动于肩部周围做揉按动作，反复2～3次。

2. 捏肩　接上步，术者以拇指及余四指相对分开，做肩部和上臂捏拿动作，反复2～3次。

3. 搓臂　患者患侧上肢摆于术者大腿上，术者以两手掌根部做肩部揉搓动作，反复2～3次。

4. 旋肩　术者一手虎口扶持患侧手腕，做肩关节旋转揉搓动作，另一手同时固定肩部，反复2～3次。

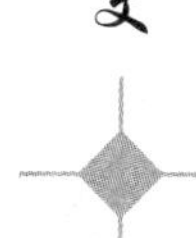

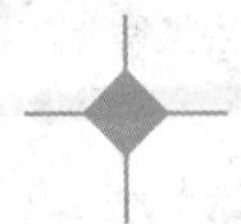

5. 提肩　术者一手握住手腕部，另一手扶持肘关节，做上下活动2~3次；然后术者膝关节顶住腋窝，双手轻轻牵拉患侧上肢2~3次。

6. 摇手　术者站于患者前，双手紧握患者两手掌上提，然后上进一步，两肘尖压住两肩作支点，继续将两手上提，随后放平，做抖臂动作2~3次。

（四）肘部按摩手法

1. 揉按肘部　术者站于患者侧旁，一手握住手腕，一手拇指指腹做肘关节周围揉按动作，反复2~3次。

2. 捏拿　术者一手拇指与余四指相对分开，做肘关节捏拿动作，反复2~3次。

3. 指掐曲池穴　接上步，术者拇指指端掐按曲池穴，反复2~3次。

4. 牵拉屈伸肘关节　术者一手握住患者手掌，一手扶持肘关节做屈伸牵拉2~3次。

（五）腕部按摩

1. 揉按腕部　术者站于患者前面，一手托住腕部，一手拇指指腹做腕部周围揉按动作，反复2~3次。

2. 环揉腕背部　术者两拇指放于患者腕背部，两手余四指抵掌部，两拇指指腹环揉腕背部，反复2~3次。

3. 尺桡侧提拉腕关节　术者一手握住患者腕部尺侧，另一手握住桡侧，做上下提拉动作，先轻轻提拉2~3次，最后做过度牵拉1次。

4. 背伸掌屈腕关节　术者一手托住手腕部，一手将腕关节做背伸、掌屈动作 2 ~ 3 次。

5. 牵拉手指　术者用食指和中指屈曲挟持患者手指，分别牵拉各个手指，有时可听到手指关节响声，反复 2 ~ 3 次。

（六）腰部按摩

1. 揉腰　患者俯卧于手法床上，术者站于侧旁，术者以一手掌根部做腰两侧肌肉及棘突正中揉按动作 2 ~ 3 次，之后两手掌交替做背部腰部按压 2 ~ 3 次。

2. 捏腰　术者两手食指和中指按肾俞穴，先向下压，再分开后向中间靠拢并向上提，反复 2 ~ 3 次。然后，以一手掌根做肾俞穴揉按动作 2 ~ 3 次

3. 搓腰　患者俯卧位，术者一手掌根沿脊柱两侧肌肉由上到下做推按，反复 2 ~ 3 次。

4. 搬腰　术者一肘托下肢，一手按压腰部，做搬按动作2 ~ 3次，再用同样方法搬按对侧下肢 2 ~ 3 次。

5. 抖腰　患者双手攀住床头，术者双手紧握双踝，用力做牵拉摇晃腰部动作 2 ~ 3 次。然后顺势牵抖腰部 2 ~ 3 次。紧接着，术者一手握住双踝，一手按住腰部做牵抖 2 ~ 3 次。

6. 斜搬　患者侧卧，上肢屈曲、下肢伸直，术者站于患者面前，一肘关节抵按住肩腋部，另一肘关节抵住臀部做前后斜按，摇抖 2 ~ 3 次后极度用力一抖，有时可听到腰椎关节响声。按同样方法斜搬对侧。

7. 弹腰　患者俯卧位，术者双手指伸直，掌指关节微

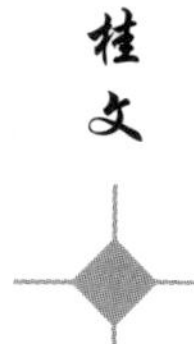

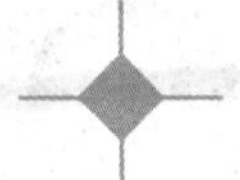

曲，从上到下轻轻叩打腰背部，反复2~3次。

（七）膝部按摩法

1. 揉按膝部　患者仰卧位，术者坐于患者侧旁，术者以手指从膝关节内外侧揉按2~3次。

2. 指掐膝眼穴　术者以两拇指指端对准膝眼穴掐按，以酸痛为度，反复2~3次。

3. 掌揉膝部　术者手掌分别揉按膝关节内外侧及后侧，并以手掌揉按至小腿部，反复2~3次。

4. 屈伸牵拉膝关节　术者一手握住踝关节，一手抵住腘窝部，做屈伸牵拉动作2~3次。

（八）踝部按摩法

1. 指揉踝部　患者平卧位，术者立于床脚，一手抵住足跟，一手拇指揉按踝关节及足背部，反复2~3次。

2. 背伸跖屈踝关节　术者一手托足跟，一手推足远端，将踝关节做背伸跖屈动作2~3次。

3. 指牵足趾　术者食、中指屈曲，夹住患者足趾，分别逐个用力牵拉，以趾关节拉响为度。

腰功操

腰腿痛可由很多疾病引起，如腰部扭伤、腰肌劳损、腰椎间盘突出症、腰椎管狭窄症、脊椎骨折脱位后遗症、先天性畸形、强直性脊柱炎、退行性脊柱炎等。通过腰功

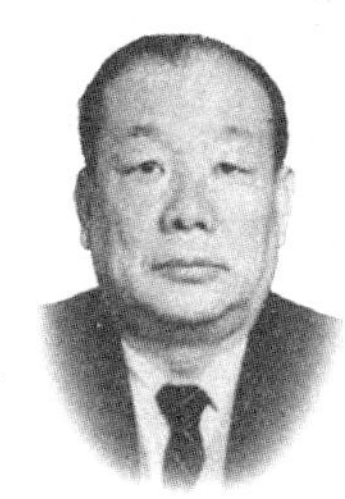

操的练习，可促进气血循环，强壮筋骨，加强全身肌肉，尤其是腰背肌锻炼，有健身、防病、增强体质作用。练功方法与步骤如下。

第一步“起势运手”：练功者站立，两足稍分开，平肩宽，膝微屈下蹲，挺胸抬头，两目平视，两上肢向前举，平胸，微屈肘关节，两掌心向下，顺时针或逆时针方向划圆4~6次。

第二步“抱球”：身体微向左转，左右手抱球状，左手在下，右手在上，划圆4~6次；紧接着身体向右转，左手抱球状，右手在下，左手在上，划圆4~6次。

第三步“推手”：身体左转，双手平胸，两掌背伸90°向左推手4~6次。向右同理。

第四步“下压”：练功者站立，两膝微屈下蹲，两手向后，两掌心向下，自腰部沿臀部向下压4~6次。

第五步“搓腰”：练功者站立，双手叉腰，沿腰肌由上而下做腰肌搓摩4~6次。

第六步“踏步收势”：全身肌肉放松，两手自然放下，两足原地踏步4~6次。

以上动作可做2~3遍。此法不受场地限制，不分春夏秋冬均可进行练习。

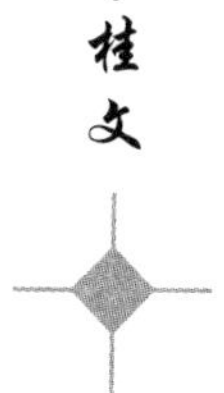

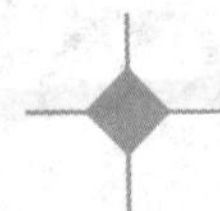

谈谈手法在腰椎间盘突出症治疗中的应用

腰椎间盘突出症是西医学病名，是由于损伤、退行性病变、受凉等因素引起腰椎间盘纤维环破裂，髓核突出，压迫或刺激神经根，引以腰腿痛为主要症状的综合征。中医称为腰腿痛或痹证。随着医学的发展，中西医对此病的病因、病理、诊断有着较丰富经验，在治疗上也有多种方法。临床上有非手术治疗方法，如手法推拿按摩、正骨、中药内服外用、针灸、牵引、功能锻炼、封闭等，很多病人应用上述方法进行治疗都能解决问题，只有少数病例需进行手术治疗。现将运用手法治疗腰椎间盘突出症做简要概述。

一、手法治疗方面

《医宗金鉴·正骨心法要旨》指出："夫手法者，谓以两手安置所伤之筋骨，使仍复于旧也。"

手法是中医治疗腰椎间盘突出的重要手段，手法操作简便，疗效独特，具有很大的优越性。从辨证和辨病相结合出发，中医认为腰椎间盘突出症是一种"脱位"征象，最早介绍中医手法治疗腰椎间盘突出症的教科书《简明伤科学》介绍的治疗手法，有归挤法、提端法、棚吊法、提

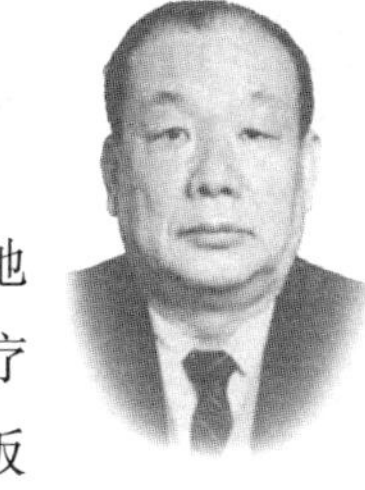

拨法、攀索法、振颤法、搓法，还有推拿整复法，包括弛缓按摩法、拿法、捏法、压法。1965 年黄名新用扳法治疗肩肘腰颈痛，使扳法在全国风行一时。上海祝波认为用扳法手法是治疗腰椎间盘突出症的最重要手法之一。20 世纪 70 年代中期，冯天有在学习北京罗有明正骨经验基础上，创造了脊柱旋转复位法，在全国办学习班推广。此法结合西医学解剖学的理论，调整脊柱内外平衡，改变突出物与神经根的关系。

由于各学派的不同，还产生了很多组合手法。60 年代叶希贤总结四步十法，即抒背、封腰、放通、搬按、牵抖、斜搬、滚迭、宣泄、压牵、起伏。论文发表后，全国各地派学员进修学习，并在全国推广。北京积水潭医院应用手法治疗腰椎间盘突出症使用按压、揉、摇、抖、搬、盘等八法；浙江中医院的手法是采用单腿牵引法、压腿法、脊柱扭转法、双腿后抬法；苏州市中医院分三步法。此外，还有刘柏龄氏三步八法，以青岛为代表的重力牵引过伸抖腰法。各家拓宽了腰椎间盘突出症手法治疗的前景，使手法治疗腰椎间盘突出症得到深入发展。

二、手法机理研究方面

探讨手法治疗腰椎间盘突出症机理，能使手法更具科学性。20 世纪 60 年代初期，很多学者认为手法能使突出的椎间盘回纳。刘春生认为推拿治疗腰椎间盘突出症的作用机制是复合，其中以回纳突出物及松解神经根为主要两种机制；曲氏认为手法治疗的机理，一是手法迫使突出物重

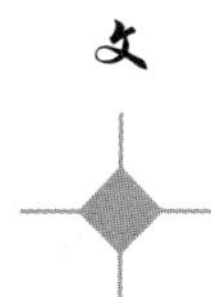

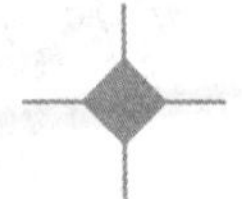

新回到椎间盘的中心腔中，二是迫使其到“空隙区”，三是使其更突出而成为碎片最后被分解。最近谢氏在运用CT扫描量化分析手法治疗腰椎间盘突出症的机理时，发现传统手法使突出物还纳率为14.3%、形变率为85.7%。这说明手法作用大多数以改变突出物与神经根关系为主，而使突出物还纳是少数的。

手法疗效机理除髓核—神经根学说外，很多学者还从其他方面进行探讨，如经过推拿按摩，血液中5－羟色胺、胆碱酯酶、儿茶酚胺等与疼痛有关的物质运转发生改变，使血液中的镇痛作用物质增加，致痛物质减少，并由此产生镇痛效应。此外，还有应用手法对改善血液、淋巴循环障碍的研究。张氏总结近年来的研究成果，认为手法通过机械力作用于体表，可以改善病变部位的血液淋巴循环及微循环障碍，促进病变部位水肿、血肿和各种代谢物吸收，改善组织缺血、缺氧状态。韦贵康通过分析影响腰椎间盘突出症的相关因素，认为手法作用在于通过椎体位移，调整腰骶椎力线结构，重建椎体间代偿机制，从而恢复脊椎内外平衡，消除缓解对神经根的压迫和刺激。李业甫利用X线测定，证实牵引能松解腰部软组织，解除肌肉痉挛，消除体重对椎间隙的挤压，改善血液循环，促使无菌性炎症消退和纤维环裂隙的愈合。侯氏运用后伸手法可以造成关节突重叠，无论前后或上下方向上，神经管的容积均有所减少，对原有椎管和神经根管狭窄的病人应慎重，但俯卧后伸能松动小关节突之间粘连，改善局部血液循环，对缓

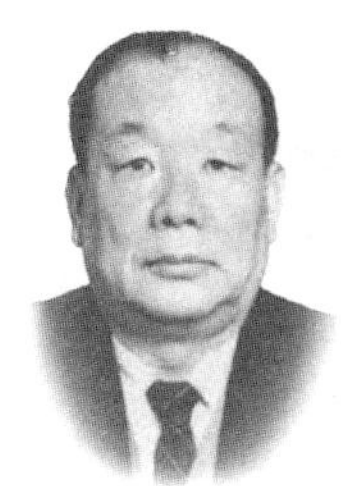

解症状有利。也有人认为，如在后伸位进行快速弹压，可使椎间盘由前宽后窄，经过瞬间的前窄后宽恢复到等宽，前后缘如此反复多次的张开与合拢可揉捏挤压椎间盘，使突出的髓核通过破裂口逐渐向中央移动。郑氏术中发现，斜扳手法使腰椎移动，此时紧压神经根的突出物可远离 1cm 左右。冯氏认为脊柱旋转复位法可使脊柱产生弹性回缩力，促使错动的关节突和关节面对位，使突出的髓核变形还纳。张显崧利用磁共振成像扫描，发现此法并不能使突出的髓核还纳，而可能是因改变突出的髓核与受压神经根的位置而产生疗效。

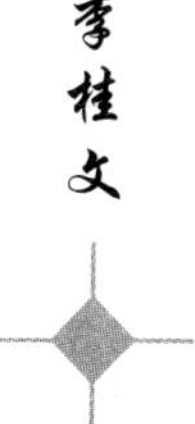

经验方

骨伤科内服方

上肢伤汤

【组成】当归头 25g、桂枝 12g、川续断 15g、防风 15g、何首乌 18g。

【功效主治】散瘀止痛。主治上肢损伤引起的血滞不通。

【用法】水煎服，每日 1 剂。

【加减应用】积瘀而发热者，加金银花 20g、黄芩 10g、蒲公英 12g、紫花地丁 10g、白芷 6g、夏枯草 12g、土茯苓 20g、穿山甲 15g、皂角刺 12g、陈皮 15g、甘草 12g。

下肢伤汤

【组成】桃仁 12g、红花 12g、当归尾 15g、赤芍 12g、牛膝 15g、五灵脂 12g、独活 15g、杜仲 20g、木香 12g、三七 12g。

【功效主治】散瘀止痛。应用于下肢各种损伤。

【用法】水煎服，每日 1 剂。

【加减应用】积瘀而发热者，加金银花 20g、黄芩 10g、蒲公英 12g、地丁 10g、防风 10g、白芷 6g、夏枯草 12g、土茯苓 20g、穿山甲 15g、皂角刺 12g、陈皮 15g、甘草 12g。

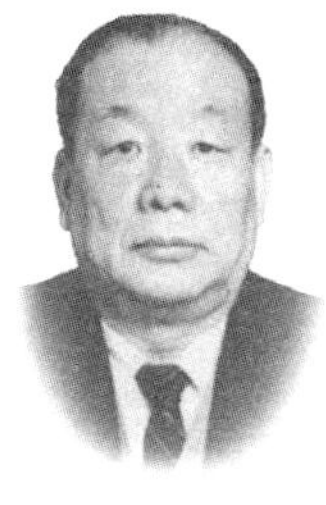

胸部损伤汤

【组成】桃仁 12g、红花 12g、当归尾 15g、赤芍 12g、木香 12g、枳壳 12g、五灵脂 12g、桔梗 12g。

【功效主治】散瘀止痛，开胸行气。适用于胸部挫伤。

【用法】水煎服，每日 1 剂。

【加减应用】胸部外伤严重、积瘀胸痛明显兼有热者，加紫苑 15g、瓜蒌仁 18g、柴胡 12g、延胡索 12g；挫伤胸闷不适去桃仁、红花、归尾、赤芍、五灵脂，加瓜蒌仁 15g、丹参 15g、佛手 12g、郁金 12g、桔梗 15g、柏子仁 12g。

背部损伤汤

【组成】桃仁 12g、红花 12g、当归尾 12g、赤芍 15g、木香 12g、五灵脂 12g、桔梗 15g、羌活 12g、泽兰 12g、丹皮 12g。

【功效主治】散瘀止痛。适用于背部挫伤。

【用法】水煎服，每日 1 剂。

腰伤汤

【组成】当归头 25g、牛膝 18g、川续断 15g、杜仲 25g、独活 15g、狗脊 20g。

【功效主治】腰部血瘀作痛。

【用法】水煎服，每日 1 剂。

腹部伤汤

【组成】桃仁 12g、红花 12g、当归尾 15g、赤芍 12g、

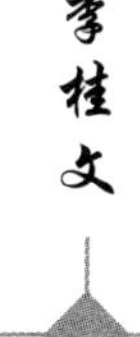

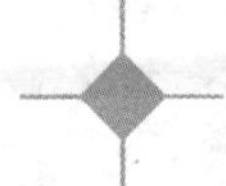

木香12g、枳壳12g。

【功效主治】散瘀止痛。适用于腹部损伤。

【用法】水煎服，日1剂。

【加减应用】腹部外伤有肝瘀血肿大者，加紫苑15g、瓜蒌仁12g、石斛18g、川地骨皮18g、郁金12g、鹿衔草15g、桔梗20g。

外伤感染汤

【组成】金银花20g、黄芩10g、蒲公英12g、地丁10g、防风10g、白芷6g、夏枯草12g、土茯苓20g、穿山甲15g、皂角刺12g、陈皮15g、甘草12g。

【功效主治】清热解毒，消肿。用于外伤积瘀而发热者。

【用法】水煎服，每日1剂。

骨伤科外用方

活血药

【组成】红花、大黄、无名异、乳香、栀子、白芷、黄柏、刘寄奴、泽兰、桃仁、当归尾、樟木皮、土鳖虫。

【功效主治】活血化瘀，消肿止痛。用于各种跌打肿痛。

【制法与用法】以上共为细末，凡士林或麻油或花生油

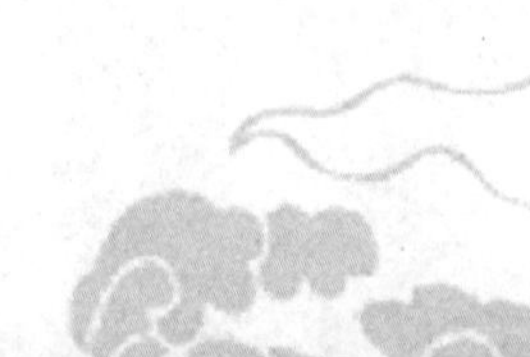

调成膏，酒煮或蜜煮，热敷。

白药膏

【组成】煅石膏（用坚炭火煅透）。

【功效主治】清热凉血。用于外伤积瘀，伤口红肿热痛，全身发热。

【制法与用法】用坚炭铺在炉的底层，然后在炭面上铺一层生石膏，再铺一层坚炭和一层石膏，往上依次铺叠，最后铺一层坚炭，总之坚炭要比石膏多一层。煅好后把石膏放凉研成细末，并放置一段时间去火毒。需要时用凡士林或麻油调膏即成白药膏。

驳骨药

【组成】三七、红花、龙骨、栀子、荆芥、没药、黄柏、大黄、醋制自然铜、乳香、血竭。

【功效主治】长骨祛瘀。主治骨折、脱臼肿痛。

【制法与用法】共为细末，用凡士林或麻油或花生油调成膏敷患处。

止血水（桃花散）

【组方】大黄、煅石灰。

【功能主治】外伤出血。

【制法与用法】共研细末，以湿纱布浸湿填塞伤口，压迫止血。

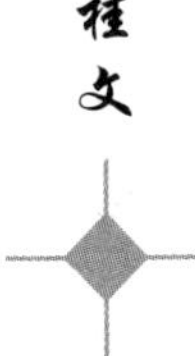

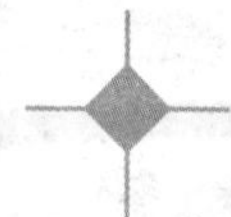

双柏散

【组成】大黄1000g、薄荷500g、黄柏500g、泽兰500g、侧柏叶1000g。

【功效主治】消肿，抗炎，止痛，去瘀。主治骨折，脱位，闪挫，扭伤及疮痈疡症初起。

【制法与用法】共研细末，水酒各半或加蜜糖调煮，患部外敷。

止血散

【组成】血余炭100g、炮姜150g、三七150g、土鳖虫250g。

【功效主治】止血，止痛。主治金刃刀伤出血。

【制法与用法】煅制，共研细末，外敷患处。

跌打散

【组成】羌活、独活、荆芥穗、薄荷、苍术、生大黄、黄柏、当归尾、蒲黄、防风、白芷、刘寄奴、紫荆皮各等份。

【功效主治】消肿，抗炎，止痛，去瘀。主治跌打外伤，瘀肿疼痛。

【制法与用法】共研细末，用酒煮热，外敷患处。

按摩油膏

【组成】松节油10份、冬青油10份、冰片5份（可用人造冰片）、石蜡油 25 份（最好改用药油，用金不换、两面针等份煎花生油）。

【功效主治】祛风定痛。供按摩时使用。

【制法与用法】凡士林适量做成稠浓油膏，按摩时使用。

甘硼水

【组成】硼砂 250g、炉甘石 250g。

【功效主治】解毒，化腐，祛瘀。用于清创。

【制法与用法】以 10 倍之水，煎汁滤净，去渣候冷贮存于玻璃瓶。临用以药棉蘸水，洗涤伤口污血及脓秽。

炮火外洗方

【组成】白矾 10g、黄连 50g、荆芥 12g、金银花 12g、甘草 12g、老生姜 12g、芙蓉叶、墨旱莲 12g。

【功效主治】凉血，止痛，化腐，解毒。主治炮火枪伤。

【制法与用法】加水 10000mL 煎汤外洗。

骨科散

【组成】威灵仙、川续断、五加皮、木瓜、骨碎补、生栀子、补骨脂、牛膝、白芷、生南星、菖蒲、红花、羌活、独活、生半夏、赤芍、生草乌各 15g，大黄 200g，姜黄 100g，姜粉 100g，防己 100g。

【功效主治】舒筋活络，祛风除湿，化瘀止痛。主治损

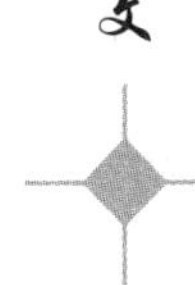

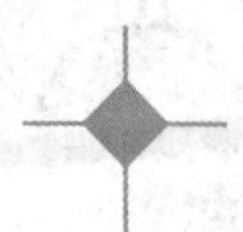

伤骨折肿痛，经久未愈，或风湿痹痛。

【制法与用法】共研细末，密封备用，外敷。

肿胀不舒外用方

【组成】桃仁、红花、细辛、当归尾、栀子、姜黄、桂枝、白芷、血竭、白芥子、生草乌各50g。

【功效主治】消肿，止痛，行血，散瘀，抗炎。主治跌打损伤引起的各种肿胀疼痛。

【制法与用法】共研细末，密封备用。用时以鸡蛋调药末敷患处。

六虎散

【组成】生南星、生半夏、生川乌、生附子、野芋各等份。

【功效主治】祛风胜湿止痛。主治伤后风湿性痛，局部酸胀痛如风湿。

【制法与用法】共研细末，酒面炒敷患处。

伤科药酒

腰部扭伤药酒

【组成】川续断100g、川杜仲100g、独活50g、骨碎补50g、当归尾100g、生地100g、熟地黄250g、巴戟天100g、自然铜100g、虎骨胶（用狗骨胶代）50g、没药150g、泽兰100g、防风100g、乳香100g、当归身150g、乌枣50g。

【功效主治】腰部损伤后肿痛或积伤疼痛。

【制法与用法】用上好三花酒15斤浸泡3～6个月备用。每次服1～2钱，每日服2～3次。

胸部药酒

【组成】三七200g，血竭200g，洋琥珀200g，生大黄200g，桃仁、泽兰、红花、当归尾、乳香、没药、秦艽、川续断、川杜仲、骨碎补、土鳖虫、自然铜、苏木、无名异各15g。

【功效主治】活血散瘀止痛。主治胸部跌打损伤，瘀血凝滞作痛。

【制法与用法】用上好三花酒10斤浸泡3～6个月。每次服3～6g，每日服2～3次。

祛风活血酒

【组成】熟地黄15g、当归身6g、枸杞子8g、羌活8g、防风12g、党参8g、木瓜6g、千年健5g、生半夏6g、川乌6g、独活6g、川杜仲8g、虎骨（用狗骨代）6g、鹿筋5g、茯苓15g、秦艽15g、白芍15g、补骨脂10g、乌药6g、生芪20g、大枣6g。

【功效主治】祛风，活血，止痛。主治伤后气血虚弱。

【制法与用法】用上好三花酒20斛浸泡3～6个月备用。每服3～6g，日服2～3次。

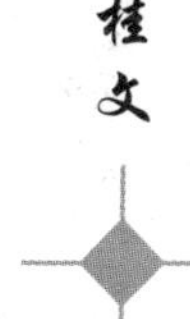

风湿病类方

蠲痹汤

【组成】羌活15g、独活15g、桂心15g、秦艽5g、当归身15g、川芎20g、甘草15g、海风藤15g、桑枝15g、乳香2g、没药2g。

【功效主治】祛风除湿，活血通络。主治痹证。

【用法】水煎服，每日1剂。

【加减应用】风胜者加防风；寒胜者加附子；湿胜者加防己、萆薢、薏苡仁；痛在上者减去独活，加荆芥；痛在下者加牛膝；寒久变热者去桂心，加黄柏。

壮腰汤

【组成】当归25g、白芍30g、川芎15g、薏苡仁30g、龙眼肉20g、蕲蛇30g、熟地黄30g、牛膝30g、三七20g、僵蚕20g、杜仲30g、补骨脂30g、巴戟天30g。

【功效主治】养血补肾，强筋健骨。主治老年性骨质疏松，腰椎增生，腰肌劳损。

【用法】三花酒20斤泡3~6个月。每次服10mL，每日3次。

骨质增生方

【组成】川木瓜15g、血竭6g、桂枝5g、延胡索10g、杜仲 12g、鹿衔草 12g、牛膝 12g、葛根 15g、赤芍 12g、秦艽 10g、当归 10g、甘草 6g。

【功效主治】活血，舒筋，通络，止痛。主治颈腰骨质增生。

【用法】水煎服，每日 1 剂。

风湿酒方

【组成】熟地黄 15g、白芍 12g、何首乌 12g、钩藤 15g、甘草 15g、防风 15g、茯苓 15g、石斛 15g、威灵仙 15g、川杜仲 50g、陈皮 15g、菟丝子 20g、远志 12g、秦艽 15g、川芎 20g、羌活 50g、黄精 15g、巴戟天 12g、白术 15g、防党参 15g、五味子 50g、枸杞子 20g、肉苁蓉 10g、川木瓜 15g、川续断 50g、当归身 10g、金樱子 15g、黄芪 15g、锁阳 20g、五加皮 10g、独活 20g、乌枣 25g。

【功效主治】补气血，养肝肾，驱风湿，止痹痛。主治风湿骨痛，身体虚弱。

【制法与用法】用上好的三花酒 10 斤浸泡 3 ~6 个月备用。每次服 10mL，每天 1 次。

单方验方

马钱子

【主治】外伤截瘫的脊骨休克期或后期软瘫，四肢风湿

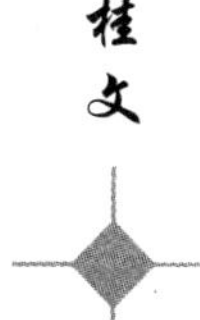

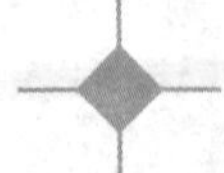

痹痛。

【禁忌】外伤截瘫表现为硬瘫、体质虚弱或有神经内科疾病的患者禁用，误用后有呼吸困难或抽搐等不良反应。

【用量】每次75~250mg，研粉内服，每日3次。

【体会】用药后有四肢抽搐者停药。

雷公藤

【主治】类风湿关节炎，风湿病关节炎。

【禁忌】肝肾功能不全者慎用。

【配伍】雷公藤30g配黄芪30g、当归10g、甘草6g，治风湿性关节炎。

【用量】30~50g。

【体会】出现肝功能损害应立即停药。本品对类风湿关节炎有特效，尤其是停用解热镇痛药后症状反复者，用本药效果尤佳。

三　七

【主治】外伤引起的瘀血肿痛。

【禁忌】孕妇慎用，以免导致流产。

【配伍】三七9g配桃仁12g、红花8g、川芎6g、赤芍20g、甘草6g，治疗外伤，水煎或与冰片调成膏药外敷患处。

天　麻

【主治】风湿痹痛，颈痛，偏头痛。症见腰膝酸痛，四肢关节痹痛，肢端麻木，或伴头晕目眩。

【配伍】天麻6g配制附子3g、荆芥3g、木香3g，治头晕偏头痛；配牛膝15g、杜仲15g、附子2g，治腰膝酸软、四肢麻木；配炮草乌5g、玄参10g、半夏8g、藿香8g、甘草6g，治四肢关节疼痛。

【用量】3～10g。

【体会】本药可提高睡眠质量，减轻四肢麻木和头晕。

川　芎

【主治】头痛，偏头痛，头晕，外伤性软组织损伤性疼痛，四肢关节疼痛。

【禁忌】阴虚阳亢体质者必须慎用。

【配伍】川芎5g配天麻6g、茶叶6g，治头痛或偏头痛；川芎6g配防风10g、羌活10g、独活10g、制附子2g，治四肢关节疼痛；川芎6g配桃仁12g、红花8g、丹参15g、三七8g，治外伤性软组织损伤。

【用量】3～9g。

【体会】本品有一定降颅压作用，对寒性关节痛者效佳。

骨伤科中成药

筋骨伤胶囊

【组成】当归25g、苏木25g、乳香8g、没药8g、血竭

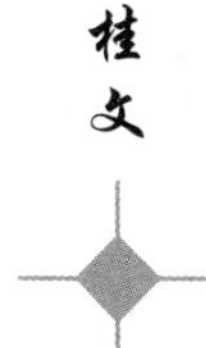

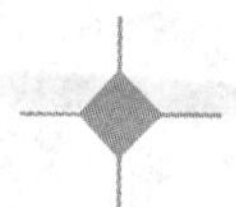

10g、川续断15g、骨碎补30g、延胡索25g、杜仲30g、陈皮25g、三七30g，研粉装胶囊，每次服5粒，每日3次。

【主治】骨折脱位，软组织损伤早、中期，腰椎骨质增生，腰椎间盘突出症等。损伤早期局部瘀血明显并疼痛者，用药效果显著。

【禁忌】血虚、体质虚弱、腹泻者忌用，孕妇禁用，误用后可加重原病情，出现头晕、腹痛。

跌打膏

【组成】当归、桃仁、红花、泽兰、乳香、没药、川续断、苏木、土鳖虫、自然铜、无名异各等份，研成细末，调凡士林加冰片成膏外用。

【主治】骨关节、软组织损伤，早期瘀血肿痛明显者。

【禁忌】有伤口或感染者禁用，儿童慎用，易致接触性皮炎。

【体会】本方消肿止痛效果显著，一般3天换药1次，1周后肿痛即可消退。儿童慎用或每天换药1次。腰椎压缩性骨折外敷效果更显著。

烫疗药

【组成】宽筋藤50g、威灵仙15g、桂枝15g、艾叶15g、姜黄15g、防风15g、独活15g、千年健15g，研粗末，布包，酒湿润，煮热外敷用，每次20～30分钟。

【主治】风湿痹痛、跌打损伤中后期关节软组织肿痛，关节强硬。

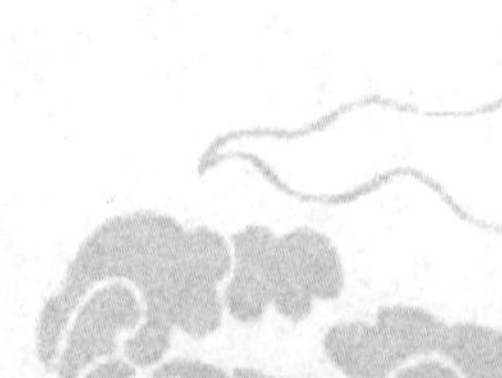

【禁忌】关节损伤早期（24 小时内）不用，用后加重肿痛。局部有恶性肿瘤病灶不用，否则可加快肿块生长。

【体会】外用不可太热，以免烫伤。

抗结核胶囊

【组成】蜈蚣、全蝎、土鳖虫、三七、百部、白及，研粉，装胶囊，每次服 1～2 粒，每日服 2 次。

【主治】骨结核，慢性骨髓炎。

【禁忌】阴虚火旺、口干咽燥者慎用或停用，身体虚弱、有习惯性便秘或大便溏者慎用。

【体会】慢性骨髓炎有长期窦道或慢性广泛性皮肤溃疡者用本方效果显著。

白药油膏

【组成】煅石膏 500g、花生油 100mL、冰片 5g，凡士林适量调膏外敷，2～3 天换药 1 次。

【主治】骨折脱位后软组织损伤早期、骨化性肌炎早期的关节红肿、疼痛、功能障碍。

【禁忌】局部有伤口不用，用后可引起感染。

【体会】必要时本方可配合消炎止痛药。本方亦可用于烧烫伤。

肋软骨炎解痛汤

【组成】柴胡 6g、天花粉 12g、穿山甲 9g、乳香 5g、没药 5g、当归 9g、丹参 9g、枳壳 6g，桃仁 9g、赤芍 9g、红花

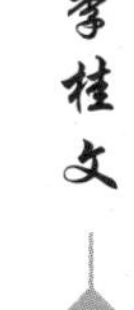

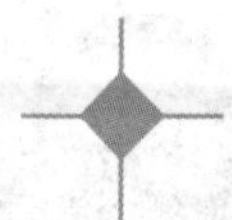

3g、甘草6g。水煎服，每日1剂，分3次温服。

【主治】活血化瘀、行气止痛。主治肋软骨所致胸胁部疼痛，症见胸肋交界处肿胀、疼痛、压痛，日久不愈，痛有定处，但无化脓等感染征，深吸气、挤压或劳累疼痛加剧；或伴有头晕、头痛、胸闷、心烦、健忘、少寐等症，舌质紫暗或有瘀斑，脉涩或脉弦。

【加减应用】胸胁痛伴有胸闷、气短者，去乳香、没药，加郁金8g、陈皮7g；伴头晕、耳鸣、心烦、健忘、少寐、腰膝酸软者，加女贞子15g、墨旱莲15g、桑椹15g。

【体会】肋软骨炎为外伤或不明原因引起的胸肋交界处软骨无菌性炎症，属中医学“骨痹”范畴。临床上以胸肋肿胀、疼痛、压痛为主要表现，病程较长，缠绵难愈。临床辨证以气滞血瘀为主，治疗以活血化瘀、行气止痛为原则，本治疗方以桃红四物汤合四逆散加减而成。

年谱

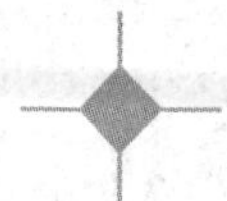

1936 年 9 月　出生于广西壮族自治区贵县木格乡村。

1942 年 9 月　在本村小学读书。

1947 年 9 月　在木格中心学校读书。

1950 年 9 月　在木格小学读书。

1952 年 9 月　在木格中学读书。

1955 年 9 月　在家务农，并参加共青团，参加扫盲工作，出席县扫盲先进代表大会得到表扬。

1956 年 9 月　在广西中医专科学校读书（学制 5 年）。

1958 年 3 ~4 月　参加茅桥农场劳动。

1958 年 4 ~5 月　参加苏圩三联医院大炼钢铁劳动。

1959 年 3 月　赴凭祥、龙州、大新县、天等县等地采集中草药，制成标本，并编写《广西药物志》。

1959 年 6 月　到田林县旧州公社平林大队参加除害灭病工作，治疗浮肿病人，消灭疟疾病。

1960 年 3 月　加入中国共产党，成为一名中共党员。

1960 年 7 月　出席广西共青团代表大会。

1960 年 8 月　到天津中医学院骨伤科进修班学习。

1963 年 3 月 ~1964 年 3 月　到广州中医学院骨伤科进修班学习。

1965 年 4 月　到武鸣县罗波公社蓉定村与农民三同劳动并参加四清工作，参与巡回医疗工作。

1966 年 5 月　到武鸣县明秀园与武鸣卫生学校合办的培训基础中医师班担任教学工作。

1966 年 6 月　被选为教师代表赴北京接受毛主席接见。

1971 年 4 月　参加开门办学活动，到钦州县人民医院任教学分队队长。

1974 年　晋升主治医师，到广州中医学院编写中医骨伤教材。

1978 年　晋升讲师。

1987 年　晋升副教授。

1988 年　参加编写中南三省《骨伤科系列教材》及大专本科教材，任副主编。参编《中医内伤学》任主编。参加编定骨伤科系列丛书，《腰骶部筋伤》任主编。撰写多篇骨伤科论文，在《广西中医药》及全国多本刊物发表。

1989 年　任广西中医学院第二附属医院党总支副书记。带教多名国内骨伤科硕士生，带教新加坡、马来西亚硕士研究生 30 多名，带教法国、澳大利亚本科留学生。

1991 ~ 1994 年　两次赴俄罗斯依尔库茨克进行医学考察和讲学。

1991 ~ 1996 年　先后 3 次到新加坡、中国香港讲学。

1993 年　晋升为教授。

2007 ~ 2008 年　参加医科协组织的银龄行动，到灵山中医院、浦北人民医院、宁明人民医院、象州县人民医院、象州中医院进行义诊及学术讲座，被评为先进工作者并得到奖励。

1997 年 7 月　被评为全国名老中医专家学术经验继承指导老师，带徒 1 名。

1997 年至今　医院返聘继续出骨伤科专家门诊，并到病房查房。

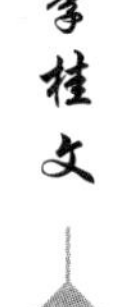